本 书 获

2013年贵州省出版发展专项资金
资　助

彩色药图

神农本草经

古籍整理之本草彩色药图系列

主 编　杨卫平　夏同珩

原 著　不 详

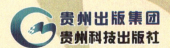

贵州出版集团
贵州科技出版社

图书在版编目（CIP）数据

神农本草经彩色药图 / 杨卫平，夏同珩主编. -- 贵
阳 : 贵州科技出版社, 2017.2（2025.1重印）
（古籍整理之本草彩色药图系列）
ISBN 978-7-5532-0429-1

Ⅰ. ①神… Ⅱ. ①杨… ②夏… Ⅲ. ①《神农本草》—
图集 Ⅳ. ①R281.2-64

中国版本图书馆CIP数据核字（2015）第261889号

神农本草经彩色药图
SHENNONGBENCAOJING CAISE YAOTU

出版发行	贵州出版集团　贵州科技出版社	
地　　址	贵阳市中天会展城会展东路A座（邮政编码：550081）	
网　　址	http://www.gzstph.com　　http://www.gzkj.com.cn	
出 版 人	熊兴平	
经　　销	全国各地新华书店	
印　　刷	北京兰星球彩色印刷有限公司	
版　　次	2017年2月第1版	
印　　次	2025年1月第2次	
字　　数	320千字	
印　　张	14.75	
开　　本	889 mm×1194 mm　1 / 16	
书　　号	ISBN 978-7-5532-0429-1	
定　　价	88.00元	

天猫旗舰店：http://gzkjcbs.tmall.com

《古籍整理之本草彩色药图系列》
编 委 会

《神农本草经彩色药图》

编 委 会

主　编　杨卫平　夏同珩

副主编　陈　芳　刘　明　袁维真

编　委　（以姓氏笔画为序）

刘　明　刘绍欢　李晓刚　杨卫平

宋胜武　陈　芳　陈天琪　张　洁

周　静　袁维真　夏同珩　梅　颖

前 言

　　治病之药，古来有之，我国人民使用中药的历史延绵上千年。历代的医药人员在治疗疾病的过程中，经过无数实践和努力，积累了大量的用药经验，为我们防病治病提供了大量的原始资料。中华中医药学会曾经在全国范围内发起了"学经典，读名著"的大型读书活动，希望通过专业人士对大量中医药经典文献的整理和普通民众的阅读，能够普及中国传统文化和中医药知识，培养更多优秀的中医药人才，以更好地促进中医药的发展和进步，为人类的健康事业做出贡献。

　　中药、本草典籍中，前人留下了大量的宝贵文字材料。但是，大多文字艰涩，且描述粗略，难窥全貌和细节，更难以被今人利用。历史证明，要认真继承、应用和发扬中医药的理论和知识，必须认真阅读"经典"。

　　我们选择在中药发展史上具有代表性的本草类著作进行文献整理、现代研究内容补充和药物原植物（动物、矿物）的识别等工作，形成了《古籍整理之本草彩色药图系列》丛书。本丛书整理的本草典籍共有《神农本草经》《名医别录》《新修本草》《救荒本草》和《珍珠囊补遗药性赋》5本，其内容设置有【古籍原文】、【来源】、【形态特征】、【性味功效】、【古方选录】、【用法用量】、【使用注意】、【现代研究】等板块，并在每本书后面设有中文药名索引、方剂名索引、拉丁学名索引等，方便读者查询和阅读。

　　本丛书的文字编写以贵阳中医学院的教师杨卫平、冯泳、陈芳、云雪林、周静为主，部分其他院校的教师和学生参与；书中彩色图片的筛选参考了大量的医药文献，具体的拍摄工作主要由夏同珩、杨卫平、刘绍欢、宋胜武和尹武燕等人完成。同时，原文中涉及的部分动物药材如犀角、虎骨等，来源于珍稀动物，按照国家的法律，目前已经不再使用。

　　本丛书立足于保留古代本草典籍的原貌以及选择有价值的古代用方，力求符合现代药物的使用规范，具有内容丰富翔实、层次分明、文字通俗易懂、图文并茂等特点，可供中医药专业人士和中医药专业学生以及部分中医药爱好者使用。

　　本丛书编写过程中，参考了国内外大量医药文献和相关书籍，在此，向所有参考用书和文献的原作者表示谢意。

　　由于编者的学识水平有限，书中难免有疏漏和不足，敬请广大读者批评指正。

编　者

2015年10月

目　录

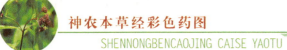
神农本草经·中品

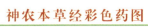

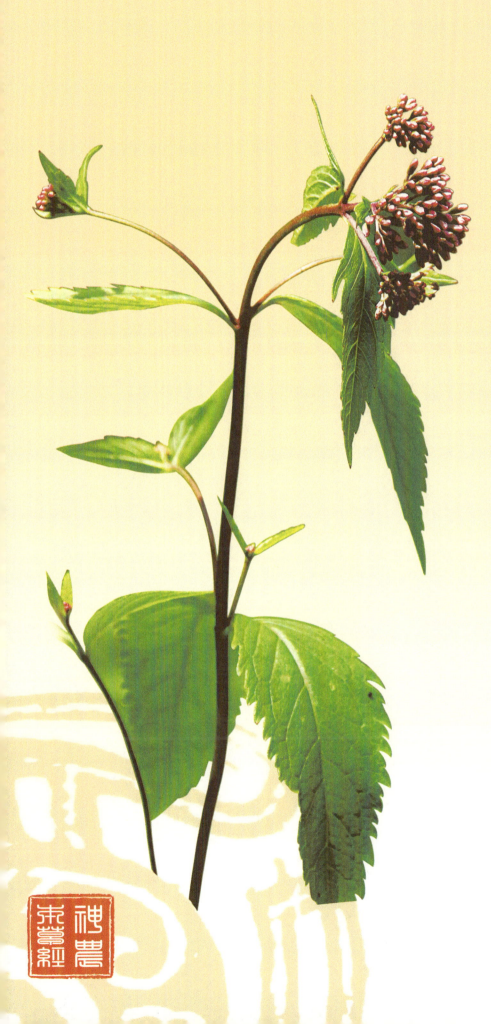

神农本草经·上品

1 丹砂（朱砂）

【古籍原文】味甘，微寒。主身体五脏百病，养精神，安魂魄，益气，明目，杀精魅邪恶鬼。久服，通神明不老。能化为汞。生山谷。

【来　　源】为硫化物类矿物辰砂Cinnabar。

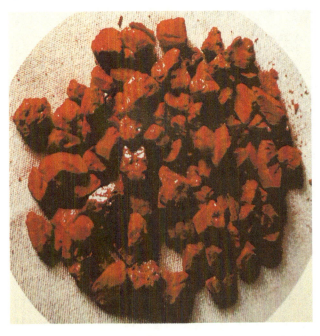

【形态特征】矿石为粒状或块状集合体，呈颗粒状或块片状。鲜红色或暗红色，条痕红色至褐红色，具光泽。体重，质脆，片状者易破碎，粉末状者有闪烁的光泽。无臭，无味。

【性味功效】甘，微寒；有毒。清心镇惊，安神，明目，解毒。

【古方选录】《医宗金鉴》朱砂安神丸：朱砂、黄连各半两，当归二钱，生地黄三钱，甘草二钱。用法：研细末，酒泡蒸饼，丸如麻子大，朱砂为衣。每服三十丸，睡前服。主治：心神烦乱，惊悸怔忡，寝寐不安。

【用法用量】入丸、散，每次0.1~0.5g。外用适量。

【使用注意】有毒，不可大量、久服，孕妇及肝肾功能不全者禁用。忌火煅，火煅析出水银，有剧毒。

【现代研究】化学研究显示含硫化汞（HgS），常混有雄黄、磷灰石、沥青质以及微量的碘和锌等。药理研究显示有镇静、催眠、抗惊厥、抑制生育、解毒、防腐、抑杀皮肤细菌及寄生虫等作用。汞能损害肝、肾，透过血脑屏障损害中枢神经。临床用于治疗精神病，慢性精神分裂症，癫痫，耳源性眩晕，失眠，心悸和皮肤化脓性感染等。

2 云母

【古籍原文】味甘，平。主身皮死肌，中风寒热，如在车船上，除邪气，安五脏，益子精，明目。久服，轻身延年。一名云珠，一名云华，一名云英，一名云液，一名云沙，一名磷石。生山谷。

【来　　源】为硅酸盐类矿物白云母Muscovite。

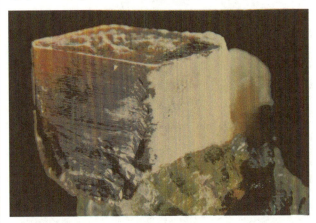

【形态特征】晶体通常呈板状或块状，外观为六方形或菱形，有时单体呈锥形柱状，柱面有明显横条纹。一般为无色，有时带轻微的浅黄、浅绿、浅灰等色彩，条痕白色。玻璃光泽，透明至半透明。硬度2~3，比重2.76~3.10。

【性味功效】甘，温。纳气坠痰，镇心安神，止血敛疮。

【古方选录】《千金方》：煅云母粉二钱。用法：清水调服。主治：风疹遍身，百计不愈。

【用法用量】研末内服，6~10g。外用适量。

【使用注意】阴虚火旺者慎用。

【现代研究】化学研究显示含铝钾的硅酸盐[KAl$_2$（AlSi$_3$O$_{10}$）（OH）$_2$]等。临床用于治疗痔疮，无名肿毒，痈疮，痢疾，带下病，难产和癫痫等。

3 玉泉

【古籍原文】味甘，平。主五脏百病，柔筋强骨，安魂魄，长肌肉，益气。久服，耐寒暑，不饥渴，不老神仙。人临死服五斤，死三年色不变。一名玉札。生山谷。

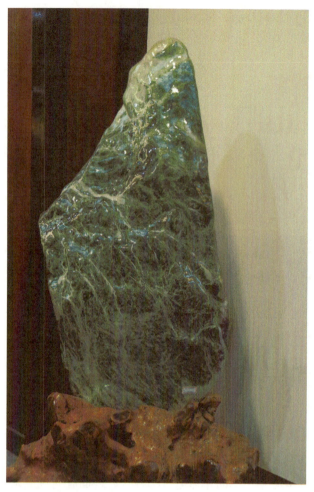

【来　　源】为硅酸盐类角闪石族矿石的隐晶质亚种软玉或蛇纹石族矿物蛇纹石的隐晶质亚种岫玉的水浸液或水煎液。

【形态特征】软玉：为不规则致密块状，白色、淡灰白色，有的微带淡绿色，条痕白色；具蜡样光泽或丝绢光泽。岫玉：体较重，质细腻坚硬，断口呈多片状，具灿烂之玻璃状或蜡样光泽。无气，无味。

【性味功效】甘，平。益气安神，润肺清胃，明目。

【古方选录】《太平圣惠方》玉饮：真玉十两，粟谷一升。用法：以水煮粟谷，取五升，去粟谷澄滤，却以此汁煮玉至三升，旋分呷服之。主治：虚劳烦渴。

【用法用量】煎服，10~30g。外用适量。

【使用注意】脾胃虚弱者慎服，不可久服，不可研末服。

【现代研究】化学研究显示软玉主要含硅酸盐角闪石棉[$Ca_2Mg_5(Si_4O_{11})_2(OH)_2$]，还含少量铝。

4　石钟乳（钟乳石）

【古籍原文】味甘，温。主咳逆上气，明目益精，安五脏，通百节，利九窍，下乳汁。生山谷。

【来　　源】为碳酸盐类矿物钟乳石Stalactite的矿石。

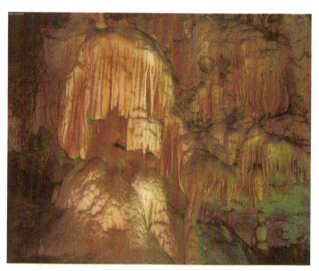

【形态特征】矿石呈圆柱形或圆锥形，大小不一。表面白色、灰白色或灰褐色，凸凹不平。质坚而重，断面较平整，呈洁白色或棕黄色；中央多可见一圆孔，圆孔周围呈多数圈层。无气，味微咸。滴加稀盐酸则产生大量气泡。

【性味功效】甘，凉。熄风定惊，清热平肝。

【古方选录】《张氏医通》钟乳丸：钟乳石（酒研，甘草汤煮，光亮如蠹鱼为度），麻黄（醋浸），杏仁（拣去双仁，泡，去皮尖），甘草（炙），各等分。用法：研细末，炼蜜为丸，弹子大。每服一丸，五更及临卧噙化。主治：冷哮痰喘。

【用法用量】入丸、散，3~12g。外用适量。

【使用注意】内服不宜过量、久服。

【现代研究】化学研究显示含碳酸钙（$CaCO_3$），还有少量镁和酸不溶性残渣等。临床少用。

5　涅石（白矾）

【古籍原文】味酸，寒。主寒热，泄利，白沃阴蚀，恶疮，目痛，坚筋骨齿。炼饵服之，轻身不老，增年。一名羽涅。生山谷。

【来　　源】为矿物明矾石Alunite加工提炼得到的

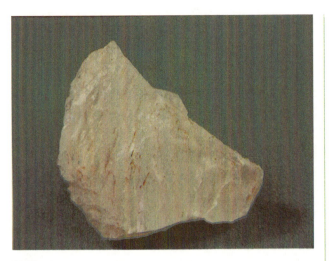

结晶。

【形态特征】矿石为不规则结晶体，大小不一。无色，透明或半透明，表面略平滑或凸凹不平，具细密纵棱，有玻璃样光泽。质硬而脆，易砸碎。

【性味功效】酸、涩，寒。外用解毒杀虫，燥湿止痒；内服止血止泻，祛除风痰。

【古方选录】《卫生宝鉴》二仙散：白矾、黄丹各等分。用法：分别研细末，用前各取少许和匀；三棱针刺疮见血，待血尽上药，膏药盖之。主治：恶疮肿毒。

【用法用量】入丸、散，0.6~1.5g。外用适量，研末敷或化水洗。

【使用注意】内服不宜过量、久服。

【现代研究】化学研究显示，明矾石为碱性硫酸铝钾$[KAl_3(SO_4)_2(OH)_6]$，白矾为含水硫酸铝钾$[KAl(SO)_2 \cdot 12H_2O]$。药理研究显示，能抑制金黄色葡萄球菌、溶血性链球菌、肺炎双球菌、变形杆菌、白色念珠菌和红色毛霉菌，还有抗阴道滴虫，立即沉淀血清，强力凝固蛋白质等作用。临床用于治疗滴虫性阴道炎，真菌性阴道炎，支气管炎咳嗽，肺结核咯血，水、火烫伤，头癣，痔疮，湿疹瘙痒和消化道溃疡等。

6 消 石

【古籍原文】味苦，寒。主五脏积热，胃张闭，涤去蓄结饮食，推陈致新，除邪气。炼之如膏，久服轻身。生山谷。

【来　　源】为矿物硝石Nitre加工炼制的结晶体。

【形态特征】矿石为斜方晶系，为针状或毛发状集

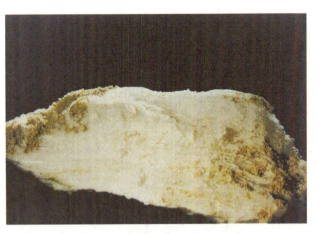

合体，无色、白色或灰色等，条痕白色，有玻璃样或绢丝样光泽，微透明。硬度2，比重2.1~2.2。性脆。

【性味功效】苦，寒；有毒。破坚消积，利尿泻下，解毒消肿。

【古方选录】《太平圣惠方》消石丸：消石一两，大黄半两，巴豆（去油）三七枚，炮附子、炮姜各三分。用法：研细末，炼蜜为丸，麻子大。每服五丸，粥饮送下。主治：恶疰，心腹痛如刀刺，胀满欲死者。

【用法用量】入丸、散，1.5~3.0g。外用适量。

【使用注意】内服不宜过量、久服。

【现代研究】化学研究显示主要成分为硝酸钾(KNO_3)。临床用于治疗便秘，急性结膜炎，咽喉肿痛和皮肤痈疖等。

7 朴 硝

【古籍原文】味苦，寒。主百病，除寒热邪气，逐六腑积聚，结固留癖，能化七十二种石。炼饵服之，轻身神仙。生山谷。

【来　　源】为硫酸盐类矿物芒硝Mirabilite粗制得到的结晶体。

【形态特征】矿石呈棱柱状、长方形或不规则块状及粒状。无色透明或类白色半透明。质脆，易碎，断面呈玻璃样光泽。无臭，味咸。

【性味功效】咸、苦，寒。泻热通便，润燥软坚，清热。

【古方选录】《普济方》二柳汤：胡椒、朴硝各一两。用法：研细末，温汤调下二钱。主治：砂淋，小便淋痛难出。

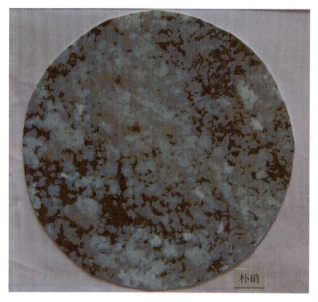

朴硝

【用法用量】冲服，6~12g；或入丸、散。外用适量。

【使用注意】孕妇禁用。不宜与硫黄、三棱同用。

【现代研究】化学研究显示含结晶硫酸钠（$Na_2SO_4 \cdot 10H_2O$），夹杂微量氯化钠（$NaCl$）、硫酸镁（$MgSO_4$）和硫酸钙（$CaSO_4$）等。药理研究显示有促进肠壁细胞水分分泌，引起机械性刺激，促进肠管蠕动以排出粪便，利胆和抗感染等作用。临床用于治疗痔疮肿痛，骨伤肿胀，大骨节病，急性乳腺炎肿痛，消化性溃疡和急性阑尾炎等。

8 滑 石

【古籍原文】味甘，寒。主身热泄澼，女子乳难，癃闭，利小便，荡胃中积聚寒热，益精气。久服，轻身耐饥长年。生山谷。

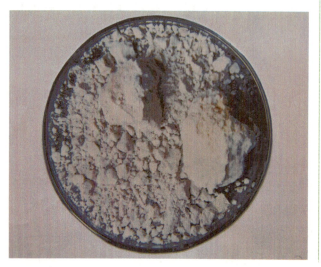

【来　源】为硅酸盐类矿物滑石Talc的块状体。

【形态特征】晶体呈六方形或菱形板状，但完好的晶体极少见，通常为粒状和鳞片状的致密块体。淡绿色、白色或灰色。条痕白色或淡绿色。脂肪状光泽，解理面显珍珠状。半透明至不透明。硬度1，比重2.7~2.8。性柔，有滑腻感。块滑石能被锯成任何形状，薄片能弯曲，但无弹性。

【性味功效】甘、淡，寒。内服利尿通淋，清解暑热；外用祛湿敛疮。

【古方选录】《金匮要略》滑石白鱼散：滑石二分，乱发（烧）二分，白鱼二分。用法：研细末。每服一方寸匕，米饮送下，日三次。主治：小便不利，小腹胀痛，或有血尿。

【用法用量】煎服，10~20g，打碎先煎，滑石粉包煎。外用适量。

【使用注意】内服不宜过量、久服。

【现代研究】化学研究显示含含水硅酸镁$[Mg_3(Si_4O_{10})(OH)_2]$，氧化铝（Al_2O_3），氧化铁（Fe_2O_3）及氧化钙（CaO）等。药理研究显示有吸附和收敛作用，内服能保护肠壁，外用能保护创面，吸收分泌物，促进结痂；有抑制伤寒杆菌、脑膜炎双球菌和金黄色葡萄球菌等作用。临床用于治疗泌尿道感染，泌尿道结石，暑热感冒，湿疹，痱子和皮肤感染等。

9 石胆（胆矾）

【古籍原文】味酸，寒。主明目，目痛，金创，诸痫痉；女子阴蚀痛，石淋，寒热，崩中下血，诸邪毒气，令人有子。炼饵服之，不老，久服，增寿神仙。能化铁为铜，成金银。一名毕石。生山谷。

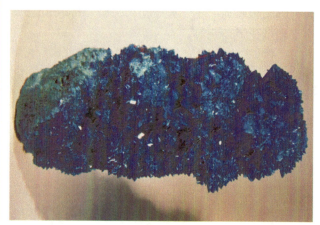

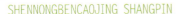

【来　　源】为硫酸盐类矿物胆矾Chalcanthitum。

【形态特征】矿石为不规则的块状结晶体，大小不一。深蓝色或浅蓝色，半透明，似玻璃光泽。质脆，易碎，碎块呈棱柱形，断面光亮。无臭，味涩。

【性味功效】酸、辛，寒；有毒。涌吐风痰，解毒收湿，祛腐蚀疮。

【古方选录】《太平圣惠方》石胆散：石胆半两，石盐一两，朱砂一两，盐绿半两，龙脑一分，腻粉一钱。用法：研细末，每以铜箸头取如小豆大，点目中，一日三四次。主治：眼生肤翳，目赤痛，痒涩。

【用法用量】研末外用，撒或调敷；或水化后外洗。内服入丸、散，0.3~0.6g。

【使用注意】体虚者忌用。内服对口腔及胃黏膜有损害，外用为宜。

【现代研究】化学研究显示含硫酸铜晶体（$CuSO_4 \cdot 5H_2O$）。药理研究显示有催吐和促进胆汁分泌等作用。临床用于治疗误食毒物，癫痫，口腔溃疡，急性睑缘炎和皮肤痈肿、疮疖、溃疡等。

10 空 青

【古籍原文】味甘，寒。主青盲，耳聋，明目，利九窍，通血脉，养精神。久服，轻身延年不老。能化铜、铁、铅、锡作金。生山谷。

【来　　源】为碳酸盐类孔雀石族矿物蓝铜矿

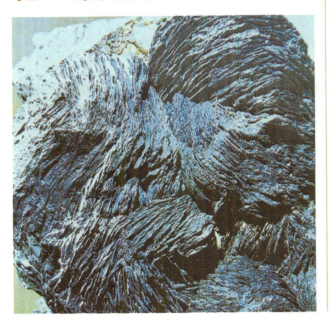

Azurite呈球形或中空者。

【形态特征】晶体通常呈球形或中空，被覆在其他铜矿表面，呈深蓝色，条痕浅蓝色，玻璃状光泽，半透明至不透明，贝壳状断口。硬度3.5~4.0，比重3.7~3.9。性脆。

【性味功效】甘、酸，寒；有毒。明目，去翳，利窍。

【古方选录】《圣济总录》空青散：空青两钱，蕤仁（去皮）一两，龙脑三钱。用法：细研，每日点眼。主治：肤翳昏暗。

【用法用量】外用适量，研细，水飞点眼。内服入丸、散，0.1~0.3g。

【使用注意】《药性论》记载：畏菟丝子。内服慎用，不宜久服。

【现代研究】现代不用。

11 曾 青

【古籍原文】味酸，小寒。主目痛止泪，出风痹，利关节，通九窍，破癥坚积聚。久服轻身不老。能化金、铜。生山谷。

【来　　源】为碳酸盐类孔雀石族矿物蓝铜矿Azurite呈层状者。

【形态特征】晶体通常呈层状，被覆在其他铜矿表面，呈深蓝色，条痕浅蓝色，玻璃状光泽，半透明至不透明，贝壳状断口。硬度3.5~4.0，比重3.7~3.9。性脆。

【性味功效】酸，寒；小毒。凉肝明目，祛风定惊。

【古方选录】《太平惠民和剂局方》曾青散：曾青四两，蔓荆子二两，白姜（炮）、防风各一两。用法：研末，每以少许吹鼻中，立有效。主治：风热

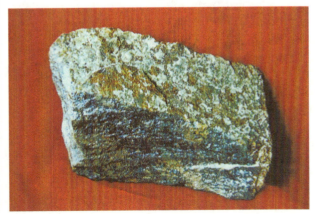

目病，一切风热毒气上攻，目赤或烂，怕日羞明，隐涩眵泪，或痒或痛。

【用法用量】外用适量，研细，水飞点眼；或外敷。内服入丸、散，0.1~0.3g。

【使用注意】内服慎用，不宜久服。

【现代研究】化学研究显示含碱式醋酸铜[$Cu_3(CO_3)_2(OH)_2$]，尚含有铅、锌、铜、镍、钴、钼等。现代不用。

12 禹余粮

【古籍原文】味甘，寒。主咳逆，寒热，烦满，下赤白，血闭，癥瘕，大热。炼饵服之，不饥，轻身延年。生池泽及山岛中。

【来　源】为氢氧化物类矿物褐铁矿Limonite。

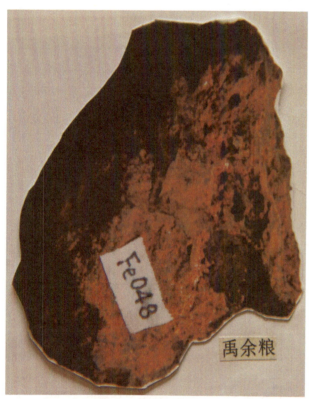

禹余粮

【形态特征】矿石为不规则的斜方块，表面呈淡红色或红棕色，多凸凹不平，或覆有黄色粉末。断面呈深棕色与淡棕色相间的颜色，深棕色部分质坚硬，淡棕色部分质较松。有土腥气，味淡，嚼之无沙粒感。其溶液显铁化合物的各种特殊反应。

【性味功效】甘、涩，微寒。涩肠止泻，收敛止血。

【古方选录】《伤寒论》赤石脂禹余粮汤：赤石脂

一斤（碎），禹余粮一斤（碎）。用法：水六升，煮取二升，去滓；分温三服。主治：伤寒下利不止，心下痞硬，利在下焦者。

【用法用量】煎服，9~15g。外用适量。

【使用注意】内服不宜过量、久服。孕妇慎用。

【现代研究】化学研究显示含含水三氧化二铁（$Fe_2O_3 \cdot nH_2O$）、碱式氧化亚铁[$FeO(OH)$]及碱式含水氧化亚铁[$FeO(OH) \cdot nH_2O$]，并夹有泥土及有机质等，或含多量磷酸盐及铝、镁、钾、钠等。药理研究显示有抑制肠蠕动，明显缩短凝血时间及出血时间等作用。临床用于治疗慢性结肠炎，久病腹泻，月经不调和带下病等。

13 ※太一余粮

【古籍原文】味甘，平。主咳逆上气，癥瘕，血闭，漏下，除邪气。久服，耐寒暑，不饥，轻身，飞行千里，神仙。一名石脑。生山谷。

【古代研究】《神农本草经》将禹余粮和太一余粮分列两条，历代多同等使用。李时珍言："禹余粮、太一余粮、石中黄水，性味功用皆同，但入药有精粗之等尔。"

14 白石英

【古籍原文】味甘，微温。主消渴，阴痿不足，咳逆，胸膈间久寒，益气，除风湿痹。久服，轻身长年。生山谷。

【来　源】为氧化物类矿物石英Quartz的矿石。

【形态特征】矿石为不规则的块状，多具棱角，大

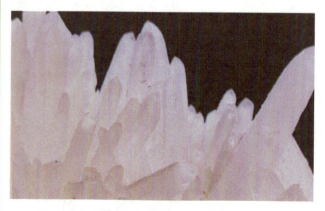

注：本书中异名同种药物、现代不用药物以及存疑药物均前加"※"标志。

小不一。全体呈白色或乳白色，有的微带黄色；表面不平坦而光滑，透明至半透明，具有玻璃样光泽或脂肪样光泽。质坚硬而重，砸碎面不整齐，边缘较锋利，可刻划玻璃。

【性味功效】甘，温。温肺肾，安心神，利小便。

【古方选录】《青囊秘方》：白石英四两，或加枸杞子二两。用法：煎汤饮。主治：肾脏阳气衰微，津液不能上济于华池，频作渴者。

【用法用量】煎服，5~20g。

【使用注意】内服不宜过量、久服。

【现代研究】化学研究显示含二氧化硅（SiO_2）等。临床用于治疗支气管炎咳嗽，惊悸失眠，腹水肿胀，风湿病和跌打损伤等。

15 紫石英

【古籍原文】味甘，温。主心腹咳逆，邪气，补不足，女子风寒在子宫，绝孕十年无子。久服，温中，轻身延年。生山谷。

【来　源】为卤化物类矿物萤石Fluorite的矿石。

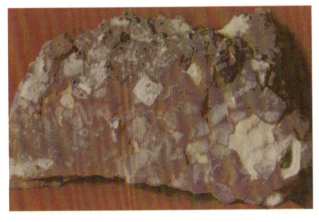

【形态特征】矿石为不规则块状，全体呈紫色或浅绿色，色深浅不一。半透明至透明，玻璃样光泽。表面常有裂纹。质坚不重，不易碎，断面不整齐，味淡。

【性味功效】甘，温。温肾暖宫，镇心安神，温肺平喘。

【古方选录】《青囊秘方》：紫石英火煅醋淬七次。用法：研细末，水飞。每早用五分，花椒十粒，泡汤下。主治：肺寒咳逆上气。

【用法用量】煎服，9~15g，打碎先煎；或入丸、散。

【使用注意】阴虚火旺者忌服。

【现代研究】化学研究显示含氟化钙（CaF_2），兼有杂质氧化铁（Fe_2O_3）和部分稀土元素。现代少用。

16 五色石脂（赤石脂）

【古籍原文】青石、赤石、黄石、白石、黑石脂等。味甘，平。主黄疸，泄利，肠澼脓血，阴蚀，下血，赤白，邪气，痈肿，疽痔，恶疮，头疡，疥瘙。久服，补髓益气，肥健，不饥，轻身延年。五石脂，各随五色补五脏。生山谷。

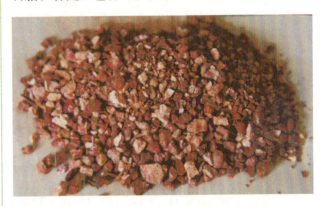

【来　源】为硅酸盐类矿物多水高岭石Halloysite。

【形态特征】赤石脂：为不规则的块状，大小不一。表面粉红色、红色至紫红色，或有红黑白相间的花纹，光滑如脂。质细腻，易砸碎，断面平滑。吸水性强，有泥土气。

【性味功效】甘、酸、涩，温。涩肠，止血，生肌敛疮。

【古方选录】《太平圣惠方》赤石脂散：赤石脂、侧柏叶各一两，乌贼骨三两。用法：研细末，每服三钱，粥饮调下。主治：妇人漏下，数年不瘥。

【用法用量】水飞或煅后水飞用，煎服，9~12g。外用适量，研末敷患处。

【使用注意】湿热积滞泻痢者忌用。孕妇慎用。不宜与肉桂同用。

【现代研究】化学研究显示主要含水化硅酸铝[$Al_4(Si_4O_{10})(OH)_8·4H_2O$]，另含氧化铁（$Fe_2O_3$），氧化亚铁（$FeO$）及锰、镁、钙和水分等。药理研究显示对消化道黏膜有吸附作用而止泻，有保护发炎的胃黏膜、减少药物刺激、吸附炎性渗出物和止血等作用。临床用于治疗崩漏，便血，久泻脱肛，妇女带下病，烫伤，湿疹，疮疡溃烂和外伤出血等。

神农本草经彩色药图

SHENNONGBENCAOJING CAISE YAOTU

17 白青（扁青、石青）

【古籍原文】白青：味甘，平。主明目，利九窍，耳聋，心下邪气，令人吐，杀诸毒三虫。久服通神明，轻身，延年不老。生山谷。扁青：味甘，平。主目痛，明目，折跌，痈肿，金创不瘳，破积聚，解毒气，利精神。久服，轻身不老。生山谷。

【来　　源】为碳酸盐类孔雀石族矿物蓝铜矿Azurite的矿石。

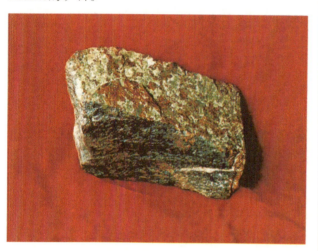

【形态特征】矿石晶体通常呈层状，被覆在其他铜矿表面，呈深蓝色，条痕浅蓝色，有玻璃状光泽，半透明至不透明，贝壳状断口。硬度3.5~4.0，比重3.7~3.9。性脆。

【性味功效】酸、咸，平；有毒。涌吐风痰，明目，解毒。

【古方选录】《卫生简易方》：石青、乳香（分别研细）各一钱，枯白矾半钱，干姜末三捻。用法：以铜箸点眼。主治：眼赤肿痛。

【用法用量】入丸、散，0.5~1.0g。外用适量，点眼；或外敷。

【使用注意】内服不宜过量、久服。

【现代研究】化学研究显示含碱式碳酸铜 $[Cu_3(CO_3)_2(OH)_2]$，其中有氧化铜（CuO）、二氧化碳（CO_2）、水分等，尚含有铅、锌、铜、钙、镁等元素。

18 昌蒲（石菖蒲）

【古籍原文】味辛，温。主风寒湿痹，咳逆上气，开心孔，补五脏，通九窍，明耳目，出声音。久

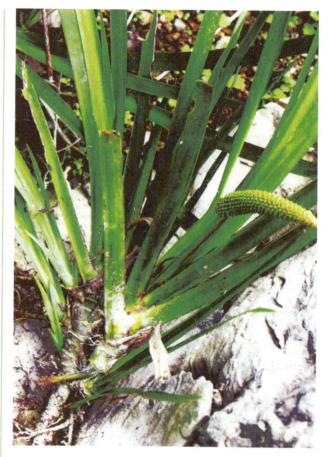

服，轻身，不忘不迷，或延年。一名昌阳。生池泽。

【来　　源】为天南星科植物石菖蒲Acorus tatarinowii Schott的根茎。

【形态特征】多年生草本。根茎横卧，外皮黄褐色。叶根生，剑状线形，暗绿色，有光泽；叶脉平行，无中脉。花茎扁三棱形；佛焰苞叶状；肉穗花序；花两性，淡黄绿色；花被6片，倒卵形；雄蕊6枚，花药黄色；子房长椭圆形。浆果肉质，倒卵形。

【性味功效】辛、苦，温。开窍豁痰，醒神益智，化湿开胃。

【古方选录】《证治准绳·类方》菖蒲散：石菖蒲、皂角各等分。用法：研细末，每次三钱，棉裹塞鼻中，仰卧少时。功效：通窍开塞。主治：鼻内窒塞不通，不得喘息。

【用法用量】煎服，3~10g；或入丸、散。鲜品加倍。

【使用注意】现有毛茛科植物九节菖蒲亦可药用，同有开窍豁痰之功，因有小毒而用量减半。

【现代研究】化学研究显示含挥发油，油中有 α-细辛脑、β-细辛脑、γ-细辛脑、榄香脂素、细

辛醛等；还含有苯丙素类，单萜类，倍半萜类和黄酮类等。药理研究显示有镇静，解痉，催眠，抗惊厥，减慢心率，抗心律失常，降血脂和杀蛔虫等作用。临床用于治疗风湿病，痈疽疥癣，跌打损伤，癫痫，肺性脑病，慢性气管炎和小儿肺炎等。

等。药理研究显示有镇静，解热，增强毛细血管抵抗力，抑制多种致病性细菌及流感病毒，扩张冠状动脉，增加冠状动脉血流量，提高心肌耗氧量和降血压等作用。临床用于治疗感冒发热，夏季暑热，高血压病，冠心病，慢性结肠炎，直肠炎和寻常疣等。

19 鞠华（菊花）

【古籍原文】味苦，平。主风，头眩肿痛，目欲脱，泪出，皮肤死肌，恶风湿痹。久服，利血气，轻身，耐老延年。一名节华。生川泽及田野。

【来　源】为菊科植物菊*Chrysanthemum morifolium* Ramat.的头状花序。

【形态特征】多年生草本。高约100cm。全体密被白色茸毛。叶互生，卵形或卵状披针形，先端钝，基部近心形，边缘羽状深裂。头状花序顶生或腋生，总苞半球形，绿色；舌状花雌性，白色、黄色或淡红色；管状花两性位于中央，黄色，先端5裂；雄蕊1枚；子房下位，柱头2裂。瘦果矩圆形，光滑无毛。

【性味功效】甘、苦，微寒。散风清热，平肝明目，清热解毒。

【古方选录】《太平惠民和剂局方》菊花散：菊花六两，白蒺藜、蝉蜕、羌活、木贼各三两。功效：疏风泻肝，清利头目。主治：肝气风毒证，眼目赤肿昏暗，羞明，或痒或痛，暴赤肿痛。

【用法用量】煎服，5~10g；或入丸、散。疏散风热宜用黄菊花；平肝、清肝宜用白菊花。

【现代研究】化学研究显示含挥发油，腺嘌呤，胆碱，水苏碱，菊苷，氨基酸，黄酮类及微量维生素

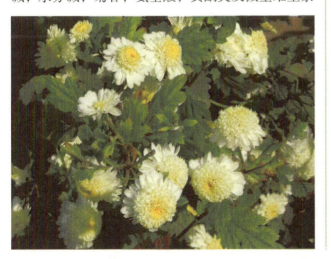

20 人　参

【古籍原文】味甘，微寒。主补五脏，安精神，定魂魄，止惊悸，除邪气，明目，开心，益智。久服，轻身延年。一名人衔，一名鬼盖。生山谷。

【来　源】为五加科植物人参*Panax ginseng* C. A. Mey.的根。

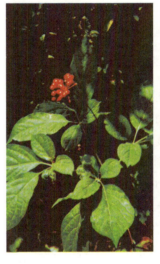 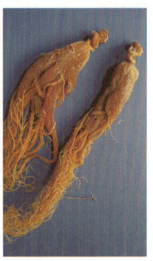

【形态特征】多年生草本。主根肉质，圆柱形或纺锤形，常分支。茎单一，直立无毛。掌状复叶轮生茎端，叶椭圆形至长椭圆形，边缘有锯齿，上面沿脉有稀疏刚毛。伞形花序单个顶生；花小，淡黄绿色；花瓣5片；雄蕊5枚，子房下位，花柱上部2裂。核果浆果状，扁球形，熟时鲜红色。

【性味功效】甘、微苦，微温。大补元气，复脉固脱，补脾益肺，生津养血，安神益智。

【古方选录】《太平惠民和剂局方》四君子汤：人参、白术、茯苓、炙甘草各等分。用法：研粗末，每服二钱，水煎服。功效：益气健脾。主治：脾胃气虚证，面色萎白，语音低微，气短乏力，食少便溏，舌淡苔白，脉虚弱。

【用法用量】另煎兑服，3~9g；或入丸、散；挽救虚脱用15~30g。切片或粉碎，或研末吞服，每次2g，每日2次。

【使用注意】反藜芦、五灵脂，畏皂角，恶莱菔子，均不宜同用。

【现代研究】化学研究显示根含三萜皂苷，齐墩果酸类，挥发油和多种人参皂苷（Ra、Rb、Rc、Rd、Re、Rf等）。药理研究显示有增强高级神经活动的兴奋和抑制能力，抗休克，抗疲劳，降血糖，促进蛋白质的生物合成，调节胆固醇代谢，促进造血功能，增强机体免疫和性腺机能等作用。临床用于治疗冠状动脉粥样硬化性心脏病（简称冠心病），心律失常，慢性克山病，老年人病窦综合征，新生儿危重症，阳痿和脱肛等。

【用法用量】煎服，6~12g；或入丸、散、熬膏；或浸酒。

【使用注意】脾虚泄泻，痰湿内盛者忌用。

【现代研究】化学研究显示含天门冬氨酸、瓜氨酸、丝氨酸、苏氨酸等氨基酸，β-谷甾醇，天门冬苷，天门冬多糖，葡萄糖和果糖等。药理研究显示有抗心肌缺血和心肌梗死，加速坏死肝细胞修复和再生，恢复胆红素和尿素代谢功能，降胆固醇，降血糖，祛痰止咳，抗癌，抑制溶血性链球菌、金黄色葡萄球菌、白喉杆菌等作用。临床用于治疗肺结核咳嗽，百日咳，心律失常和糖尿病等。

21 天门冬（天冬）

【古籍原文】味苦，平。主诸暴风湿偏痹，强骨髓，杀三虫，去伏尸。久服，轻身益气，延年。一名颠勒。生山谷。

【来　　源】为百合科植物天门冬 *Asparagus cochinchinensis*（Lour.）Merr.的块根。

【形态特征】多年生攀援草本。全体光滑无毛。块根肉质，丛生，长椭圆形或纺锤形，灰黄色。茎细扭曲，多分支，具棱；叶状枝簇生，扁平，先端刺针状。花1~3朵，簇生叶腋，下垂，单性，雌雄异株；花被6片；雄蕊6枚，花药呈"丁"字形；子房3室，柱头3歧。浆果球形，熟时红色。种子1粒。

【性味功效】甘、苦，寒。养阴润燥，清肺生津。

【古方选录】《丹溪心法》天门冬丸：天门冬一两，阿胶、甘草、炒杏仁、贝母、茯苓各半两。用法：研细末，炼蜜为丸，弹子大，每次一丸，含化。功效：养阴清肺，凉血止血。主治：阴虚火旺致咯血、吐血。

22 甘草

【古籍原文】味甘，平。主五脏六腑寒热邪气，坚筋骨，长肌肉，倍力，金创，解毒。久服，轻身延年。生川谷。

【来　　源】为豆科植物甘草 *Glycyrrhiza uralensis* Fisch 以及同属近缘植物的根及根茎。

【形态特征】多年生草本。根茎圆柱状；主根长而粗大，外皮褐色。茎直立。单数羽状复叶；叶片卵圆形或卵状椭圆形，先端尖，基部圆形；两面被腺鳞及短毛。总状花序腋生，花密集；花萼钟形；花冠淡紫堇色，旗瓣大，龙骨瓣直；雄蕊10枚，二体；雌蕊1枚，子房无柄。荚果线状长圆形。种子2~8粒，黑色光亮。

【性味功效】甘，平。补脾益气，清热解毒，祛痰止咳，缓急止痛，调和诸药。

【古方选录】《伤寒论》炙甘草汤：炙甘草四两，生姜、桂枝各三两，人参、阿胶（烊化）各二两，

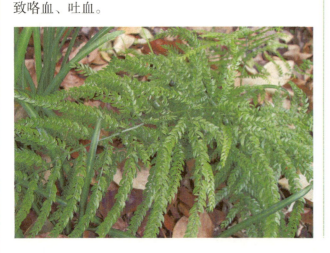

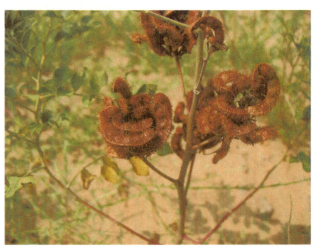

生地黄一斤，麦门冬、麻仁各半升，大枣三十枚。用法：清酒七升、水八升合煎，阿胶烊化，温服，日三次。功效：益气滋阴，通阳复脉。主治：虚劳致脉结代，心动悸，虚羸少气，舌光少苔；虚劳肺痿致咳嗽，多涎唾，形瘦短气，自汗盗汗等。

【用法用量】煎服，2~10g。生用微寒，用于清热解毒；蜜炙温，用于补益心脾和祛痰止咳。

【使用注意】不宜与京大戟、红大戟、芫花、甘遂、海藻同用。湿盛胀满、水肿者不宜使用。

【现代研究】化学研究显示含甘草甜素，黄酮类，生物碱，多糖，阿魏酸，甘草酸单胺及微量元素等。药理研究显示有抗心律失常，抗溃疡，抑制胃酸分泌，促进胰液分泌，镇咳，祛痰，平喘，抗菌，抗病毒，抗过敏和降脂保肝等作用。临床用于治疗糖尿病，支气管炎咳嗽，胃及十二指肠溃疡，冠心病和疮痈疖肿等。

23 干地黄（生地黄、地黄）

【古籍原文】味甘，寒。主折跌绝筋，伤中，逐血痹，填骨髓，长肌肉。作汤，除寒热积聚，除痹，生者尤良。久服，轻身不老。一名地髓。生川泽。

【来　　源】为玄参科植物地黄 *Rehmannia glutinosa* Libosch. 的块根。

【形态特征】多年生草本。高10~40cm。全株被毛。根茎肥厚，肉质，呈块状，圆柱形或纺锤形。茎直立，单一或由基部分生数支。根生叶丛生，叶片倒卵形至椭圆形，先端钝，基部渐狭，下延成长叶柄，边缘有不整齐长钝齿；茎生叶较基生叶小。总状花序，花萼钟形，先端5裂；花冠筒状，紫红色；雄蕊4枚，二强；子房上位，2室。蒴果卵形或

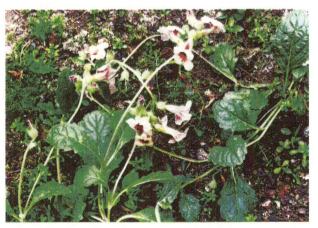

卵圆形。种子多数。

【性味功效】甘、苦，寒。清热凉血，养阴生津。

【古方选录】《校注妇人良方》四生丸：生地黄、生艾叶、生荷叶、生柏叶各等分。用法：捣烂为丸，鸡子大，每服一丸；或适量水煎服。功效：凉血止血。主治：血热妄行致吐血、衄血。

【用法用量】煎服，10~15g。鲜品12~30g，捣汁用，凉血止血力强。

【使用注意】脾虚便溏者不宜。

【现代研究】化学研究显示含益母草苷，桃叶珊瑚苷，梓醇，地黄苷，地黄素，水苏糖，葡萄糖，多种氨基酸，葡萄糖胺，磷酸，以及锰、铁、铜、镁等。药理研究显示有增强免疫功能，降血糖，抗炎，降血压，保护肝脏，抗辐射伤和抗肿瘤等作用。临床用于治疗高血压病，上消化道出血，功能性子宫出血，老年性便秘，急性风湿性关节炎，原发性血小板减少性紫癜，湿疹，神经性皮炎和荨麻疹等。

24 术（白术）

【古籍原文】味苦，温。主风寒湿痹，死肌，痉，疸，止汗，除热，消食，作煎饵。久服，轻身延年，不饥。一名山蓟。生山谷。

【来　　源】为菊科植物白术 *Atractylodes macrocephala* Koidz. 的根茎。

【形态特征】多年生草本。高30~80cm。根茎粗大、拳状。茎直立，上部分支。单叶互生，茎下部叶有长柄，叶片3深裂，中裂片大；茎上部叶柄短，叶片不分裂，椭圆形，先端尖，基部渐狭成叶柄，叶缘有齿状刺。头状花序顶生；花冠管状，下部淡黄色，上部紫色；雄蕊5枚，花药线性；雌蕊1枚，子房下位。瘦果长圆状椭圆形，微扁，被黄白色绒毛。

【性味功效】苦、甘，温。益气健脾，燥湿利水，止汗，安胎。

【古方选录】《小儿药证直诀》白术散：人参二钱半，茯苓、炒白术、藿香叶、葛根各五钱，木香二钱，甘草一钱。用法：为粗末，每次三钱，水煎服。功效：健脾止泻，生津止渴。主治：脾胃久虚，津液内耗，呕吐泄泻，烦渴多饮。

【用法用量】煎服，6~12g；或入丸、散。生白术

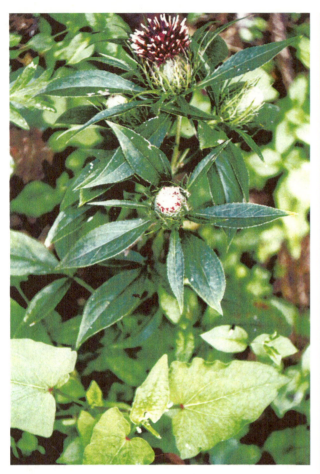

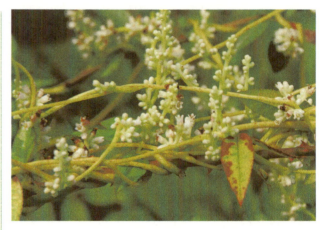

叶稀少，鳞片状，三角状卵形。花两性，多数簇生成小伞形或小团伞花序；苞片小，鳞片状；花萼杯状；花冠白色；雄蕊5枚；雌蕊2枚。蒴果近球形，稍扁。种子黄色或黄褐色，卵形，表面粗糙。

【性味功效】辛、甘，平。补益肝肾，固精缩尿，安胎，明目，止泻；外用消风祛斑。

【古方选录】《医宗必读》菟丝子散：菟丝子、炒鸡内金、肉苁蓉各二两，牡蛎、炮附子、五味子各一两。用法：研细末，每次二钱，粥汤送服。功效：温暖下焦，固精缩尿。主治：膀胱虚寒，小便不禁或过多。

【用法用量】煎服，6~12g；或入丸、散；炒用或盐水炙用。外用适量。

【使用注意】阴虚火旺、大便燥结、小便短赤者不宜使用。

【现代研究】化学研究显示含槲皮素，紫石英苷，金丝桃苷，胆甾醇，豆甾醇，菜油甾醇，β-谷甾醇，菟丝子多糖，香豆精，生物碱，蒽醌类和皂苷类等。药理研究显示有增强免疫，增加冠状动脉血流量，减少冠状动脉阻力，减慢心率，降低血压和心肌耗氧量，改善微循环，保肝，抗衰老和抑制肠运动等作用。临床用于治疗习惯性流产（滑胎），先兆流产，阳痿，带状疱疹，白癜风和痤疮等。

燥湿、止汗、利尿力强；炒白术健脾止泻。

【使用注意】阴虚发热及燥热伤津者慎用。

【现代研究】化学研究显示含挥发油，白术内酯甲，白术内酯乙，芹烷二烯酮，β-芹油烯，桉树萜，氧香豆素类，糖类，维生素A类物质及树脂等。药理研究显示有保护肝功能，抑制消化道溃疡，双向调节肠管运动，增加胆汁分泌，抗氧化，利尿，抗肿瘤，降血糖，抗凝血，抗菌和强壮身体等作用。临床用于治疗便秘，肠炎，先兆流产，梅尼埃病，体虚感冒和白细胞减少症等。

25 兔丝子（菟丝子）

【古籍原文】味辛，平。主续绝伤，补不足，益气力，肥健。汁，去面皯。久服，明目，轻身延年。一名兔芦。生川泽。

【来　源】为旋花科植物菟丝子*Cuscuta chinensis* Lam.的成熟种子。

【形态特征】一年生缠绕寄生草本。茎黄色，纤细，多分支，随处可生出寄生根，伸入寄主体内。

26 牛膝（怀牛膝）

【古籍原文】味苦，酸。主寒湿痿痹，四肢拘挛，膝痛不可屈伸，逐血气，伤热，火烂，堕胎。久服，轻身耐老。一名百倍。生川谷。

【来　源】为苋科植物牛膝*Achyranthes bidentata* Bl.的根。

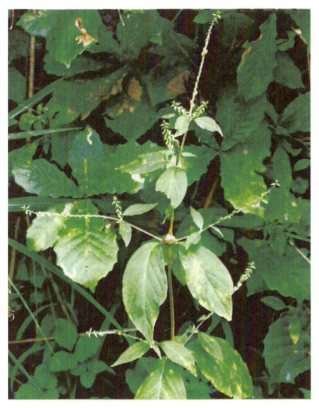

【形态特征】多年生草本。根细长，外皮土黄色。茎直立，四棱形，节略膨大，节上对生分支。叶对生；叶片椭圆形或椭圆状披针形，先端尖，基部楔形，全缘，两面被柔毛。穗状花序腋生或顶生；花被绿色，5片；雄蕊5枚，花丝细；子房长圆形，柱头头状。胞果长圆形，光滑。种子1粒，黄褐色。

【性味功效】苦、甘、酸，平。逐瘀通经，补肝肾，强筋骨，引血下行，利尿通淋。

【古方选录】《杂病源流犀烛·身形门》牛菟丸：牛膝、菟丝子各一两。用法：酒浸晒干研末，酒煮糊为丸，空腹酒送下。功效：补肝肾，强筋骨。主治：肝肾虚致腰膝疼痛，或顽麻无力。

【用法用量】煎服，5~12g；或入丸、散。活血化瘀、引火下行、利水通淋宜生用；酒炙增强活血祛瘀作用，盐水炙增强补肝肾、强筋骨作用。

【使用注意】孕妇及月经过多者慎用。

【现代研究】化学研究显示含三萜皂苷，牛膝甾酮，以及精氨酸、甘氨酸等氨基酸，生物碱类和香豆素类等。药理研究显示有加快子宫收缩，抗生育，抗早孕，扩张血管，轻度利尿，降低全血黏度、红细胞聚集指数等作用。临床用于治疗高血压性脑出血，风湿性关节炎，风湿性肌炎，小儿麻痹后遗症，膝关节结核及尿道结石等。

27 充蔚子（茺蔚子）

【古籍原文】味辛，微温。主明目益精，除水气。久服轻身。茎，主瘾疹痒，可作浴汤。一名益母，一名益明，一名大札。生池泽。

【来　　源】为唇形科植物益母草 *Leonurus japonicus* Houtt. 的成熟果实。

【形态特征】一年生或二年生草本。茎直立，方形。叶对生；叶片略呈圆形，叶缘5~9浅裂，基部心形；上下两面均被短柔毛；花序上的叶呈条状披针形，全缘。轮伞花序；花萼筒状钟形；花冠粉红色或淡紫色，花冠筒内有毛环，中裂片倒心形；雄蕊4枚；子房4室，柱头2裂。坚果三棱形。

【性味功效】辛、苦，微寒。活血调经，清肝明目。

【古方选录】《秘传眼科龙木论》茺蔚子散：茺蔚子、防风各二两，玄参、细辛、大黄、枳壳、知母、芒硝各一两，芍药一两半。用法：研末，每服一钱，水煎去滓，食后服。主治：黑睛点翳，多少不定，久损全目。

【用法用量】煎服，5~10g；或入丸、散。

【使用注意】月经过多者及孕妇忌用。瞳孔散大者慎用。

【现代研究】化学研究显示含益母草宁碱、水苏碱等生物碱，脂肪油和维生素A样物质等。药理研究显示有轻微降血压作用。临床用于治疗月经不调，子宫脱垂，原发性高血压，乳腺炎和小儿消化不良大便异常等。

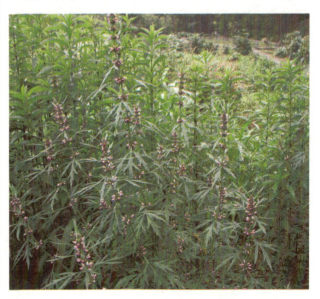

28 女萎（玉竹、葳蕤）

【古籍原文】味甘，平。主中风暴热，不能动摇，跌筋结肉，诸不足。久服，去面黑皯，好颜色，润泽，轻身不老。生山谷。

【来　源】为百合科植物玉竹*Polygonatum odoratum*（Mill.）Druce的根茎。

【形态特征】多年生草本。高45~60cm。地下根茎横走，黄白色。茎单一，自一边倾斜，光滑无毛，具棱。叶互生于茎的中部以上，无柄，叶片略呈革质，椭圆形或狭椭圆形，先端钝尖或急尖，基部楔形。花腋生，1~2朵，白色；先端6片；雄蕊6枚，子房上位。浆果球形。

【性味功效】甘，微寒。养阴润燥，生津止渴。

【古方选录】《通俗伤寒论》加减葳蕤汤：生葳蕤二钱，生葱白三根，桔梗、苏薄荷、白薇各一钱，淡豆豉三钱，炙甘草五分，红枣两枚。用法：水煎服。主治：阴虚之体感冒风温或冬温咳嗽，咽干痰结。

【用法用量】煎服，6~12g；或入丸、散。

【使用注意】脾胃虚寒者慎用。

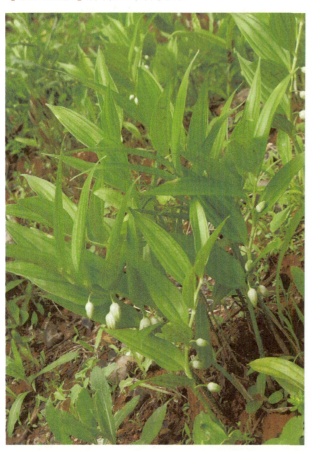

【现代研究】化学研究显示根含铃兰苦苷，铃兰苷，黄精螺甾醇，黄精螺甾醇苷，β-谷甾醇，山柰酚苷，槲皮素苷，玉竹黏多糖和钙、镁、钾、磷、锰、硅等。药理研究显示有预防甘油三酯上升，增强体液免疫和巨噬细胞吞噬功能，降血糖，清除自由基，抑制金黄色葡萄球菌、变形杆菌、痢疾杆菌、大肠杆菌等作用。临床用于治疗糖尿病，高血压病，高脂血症，神经衰弱和冠心病心绞痛等。

29 ※防　葵

【古籍原文】味辛，寒。主疝瘕，肠泄，膀胱热结，溺不下，咳逆，温疟，癫痫，惊邪狂走。久服，坚骨髓，益气轻身。一名梨盖。生川谷。

【性味功效】辛，寒。清热，行气，活血，定惊。

【古方选录】《备急千金要方》：秦艽、人参、防葵、茯神、甘草各二两，铅丹一两，贯众一枚。用法：咀，水九升煮取三升半，分三次服。主治：癫发之候，其状多端，口边白沫，动无常。

【现代研究】《中药大辞典》《中华本草》均无记载，原植物品种有待考证。

30 茈胡（柴胡）

【古籍原文】味苦，平。主心腹，去肠胃中结气，饮食积聚，寒热邪气，推陈致新。久服，轻身明目益精。一名地熏。

【来　源】为伞形科植物柴胡*Bupleurum chinense* DC.的根。

【形态特征】多年生草本。主根较粗大，坚硬。茎直立，上部弯曲多分支。单叶互生，狭披针形；基生叶倒披针形或狭椭圆形；中部叶倒披针形或宽条状披针形，有明显的平行脉。花小，黄色，顶生或腋生，复伞形花序。双悬果长椭圆形，棱狭翼状，成熟后褐色。

【性味功效】苦、辛，微寒。疏散退热，疏肝解郁，升阳举陷。

【古方选录】《伤寒论》小柴胡汤：柴胡半斤，黄芩、人参、半夏、炙甘草、生姜各三两，大枣十二枚。用法：水煎温服，每日三次。功效：和解少

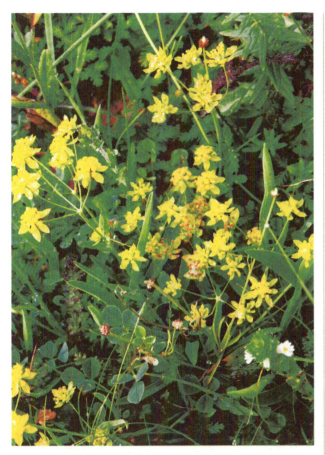

阳。主治：伤寒少阳证，往来寒热，胸胁苦满，默默不欲饮食，心烦喜呕，口苦，咽干，目眩，舌苔薄白，脉弦。妇人伤寒，热入血室，疟疾，黄疸等。

【用法用量】煎服，3~10g。解表退热生用；疏肝解郁醋制用；升阳生用或酒炙。

【使用注意】阴虚阳亢、肝风内动、阴虚火旺者慎用。

【现代研究】化学研究显示含柴胡皂苷，挥发油，柴胡醇，春福寿草醇及脂肪油等。药理研究显示有镇静、镇痛、解热、镇咳、抗脂肪肝、抗肝损伤、利胆、抗结核杆菌、抗炎、降低血浆胆固醇、抗感冒病毒和增强机体免疫力等作用。临床用于治疗感冒发热，月经不调，久泻和脱肛等。

31 麦门冬（麦冬）

【古籍原文】味甘，平。主心腹结气，伤中伤饱，胃络脉绝，羸瘦短气。久服轻身，不老不饥。生川谷及堤阪。

【来　　源】为百合科植物麦冬 *Ophiopogon*

japonicus（L. f）Ker-Gawl. 的块根。

【形态特征】多年生草本。高15~40cm。地下匍匐枝细长，须根常有部分膨大成肉质块根。叶丛生，窄线形，叶柄鞘状。总状花序顶生于花茎上；苞片膜质，角苞腋生花1~3朵；花淡紫色或白色；花被片6片，不展开，披针形；雄蕊6枚；花柱基部宽阔，子房3室。浆果球形，成熟后蓝色。

【性味功效】甘、微苦，微寒。养阴生津，润肺清心。

【古方选录】《金匮要略》麦门冬汤：麦门冬七升，半夏一升，人参三两，甘草二两，粳米三合，大枣十二枚。用法：水煎服。功效：滋养肺胃，降逆和中。主治：虚热肺痿致咳嗽气喘，咽喉不利，或咯痰、咳吐涎沫，口干咽燥。胃阴不足致呕吐，纳少，口渴咽干，舌红少苔，脉虚数。

【用法用量】煎服，6~12g；或入丸、散。

【使用注意】脾虚便溏者不宜使用。

【现代研究】化学研究显示含沿阶草苷A，沿阶草苷B，沿阶草苷C，β-谷甾醇，豆甾醇等。药理研究显示有增强心肌收缩力，加大冠脉血流，抗休

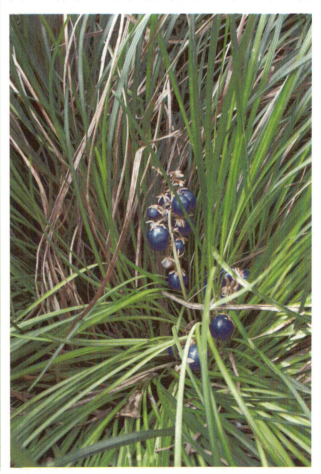

克，抗心肌梗死，抗心律失常，镇静，催眠，抗惊厥和抗咖啡因兴奋等作用。临床用于治疗失眠，肺炎，小儿支气管哮喘，小儿夏季热，冠心病，肺源性心脏病，病毒性心肌炎，脑功能轻微障碍综合征和老年痴呆等。

32 独活

【古籍原文】味苦，平。主风寒所击，金疮，止痛，贲豚，痫痓，女子疝瘕。久服，轻身耐老。一名羌活，一名羌青，一名护羌使者。生川谷。

【来　　源】为伞形科植物重齿毛当归Angelica pubescens Maxim. f. biserrata Shan et Yuan的根。

【形态特征】多年生草本。茎直立，带紫色，具纵沟纹。叶柄细长，边缘膜质；叶片卵圆形，羽状复叶，小叶片3裂，先端渐尖，基部楔形或圆形，边缘有不整齐重锯齿，两面被短柔毛。复伞形花序顶生或侧生，伞辐15~25条；小伞形花15~30朵；花白色；花瓣5片；雄蕊5枚；子房下位。双悬果长圆形。

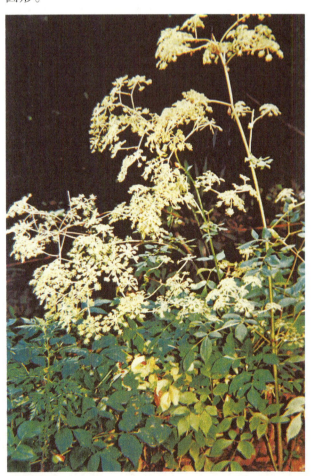

【性味功效】辛、苦，微温。祛风除湿，通痹止痛。

【古方选录】《兰室秘藏》独活汤：独活、防风、泽泻、煨大黄、肉桂、羌活各三钱，炙甘草二钱，当归尾、连翘各五钱，酒黄柏、酒防己各三两，桃仁三十个。用法：研粗末，每服五钱，加生姜，水酒煎服。功效：祛风除湿，活血止痛。主治：劳役致腰痛如折，沉重如山。

【用法用量】煎服，3~10g；或入丸、散；或浸酒。

【使用注意】阴血亏虚者慎用。

【现代研究】化学研究显示含挥发油，甲氧基欧芹素，二氢欧山芹素，伞形花内酯，东莨菪素，毛当归醇，佛手柑内酯，花椒毒素，欧芹酚甲醚及呋喃香豆精等。药理研究显示有镇痛，催眠，解痉，抗惊厥，抗血小板聚集，抗血栓，抗凝血，降血压，抑制大肠杆菌、痢疾杆菌、伤寒杆菌、铜绿假单胞菌、霍乱弧菌和结核杆菌等作用。临床用于治疗风湿性关节炎，类风湿性关节炎，感冒身痛和银屑病等。

33 车前子

【古籍原文】味甘，寒，无毒。主气癃，止痛，利水道小便，除湿痹。久服，轻身耐老。一名当道。生平泽。

【来　　源】为车前草科植物车前Plantago asiatica L.以及同属近缘多种植物的成熟种子。

【形态特征】多年生草本。连花茎高达50cm，具须根。叶根生，具长柄，基部阔大；叶片卵形或椭圆形，基部狭窄成长柄，全缘或具不规则波状浅齿，有5~7条弧形脉。花茎数个；穗状花序，淡绿色花；花萼4片；花冠小，膜质，花冠管状卵形，先端4裂，裂片三角形；雄蕊4枚。蒴果卵状圆锥形。种子4~8粒，熟时黑色。

【性味功效】甘，寒。清热利尿通淋，渗湿止泻，明目，祛痰。

【古方选录】《证治准绳·类方》车前子散：车前子、淡竹叶、赤茯苓、荆芥穗各二钱半。用法：灯心草二十茎，水煎，食前服。功效：清热利尿通淋。主治：热淋，小便痛不可忍。

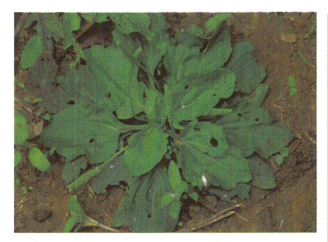

【用法用量】煎服，9~15g，宜包煎；或入丸、散。生用利尿通淋、清热力强；盐水炙用以增明目之功。

【使用注意】肾虚精滑无湿热者忌用。

【现代研究】化学研究显示含黏液质，琥珀酸，车前烯醇，车前子碱，脂肪油，有机酸，挥发油，黄酮苷，豆甾醇，果胶，熊果酸，维生素A和维生素B等。药理研究显示有利尿，预防肾结石，促进呼吸道黏液分泌，稀释痰液，抑制伤寒杆菌、大肠杆菌、铜绿假单胞菌和金黄色葡萄球菌等作用。临床用于治疗高血压病，充血性心力衰竭，小儿秋季腹泻和小儿单纯性消化不良等。

34 木香（广木香、云木香）

【古籍原文】味辛，温。主邪气，辟毒疫温鬼，强志，主淋露。久服，不梦寤魇寐。生山谷。

【来　源】为菊科植物木香*Aucklandia lappa* Decne. 的根。

【形态特征】多年生草本。高100~200cm。主根粗壮，圆柱形，具特殊香气。基生叶具长柄，叶片三

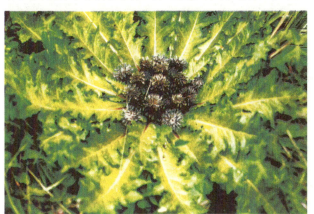

角状卵形，叶缘浅裂或波状；茎生叶阔椭圆形，基部下延成具翅的柄。头状花序单生或数个丛生于枝顶；花筒状，暗紫色；雄蕊5枚；子房下位。瘦果线形。

【性味功效】辛、苦，温。行气止痛，健脾消食。

【古方选录】《太平惠民和剂局方》木香汤：木香、青皮各三两，姜黄、炒麦芽各五两，炒甘草、炒盐各十两，莪术四两。用法：研细末，每服一钱，不拘时，开水点服。功效：行气消食，消胀止痛。主治：中焦气滞致胸膈痞闷、心腹刺痛、胁肋胀满、饮食减少、嗳气吞酸等。

【用法用量】煎服，3~6g。生用行气力强；煨用行气力缓而多用于泄泻。

【使用注意】阴虚火旺及无气滞者慎用。

【现代研究】化学研究显示含去氢木香内酯，木香烯内酯，单紫杉烯，木香酸，木香醇和木香碱等。药理研究显示有解痉，兴奋大肠，加快肠蠕动，促进胃液分泌，助消化，抑制伤寒杆菌、痢疾杆菌、大肠杆菌及多种真菌等作用。临床用于治疗小儿消化不良，急性胃肠炎，慢性胃炎，胃神经官能症及绝育结扎术后的胃肠气胀，劳伤性胸痛，急性细菌性痢疾等。

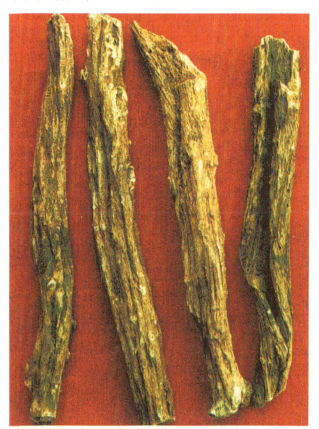

35 薯豫（薯蓣、山药）

【古籍原文】味甘，温。主伤中，补虚羸，除寒热邪气，补中，益气力，长肌肉。久服，耳目聪明，轻身不饥，延年。一名山芋。生山谷。

【来　源】为薯蓣科植物薯蓣*Dioscorea opposita* Thunb.的块茎。

【形态特征】多年生缠绕草本。块根肥大。茎圆柱形，稍扭曲。叶互生，心形，先端尖，基部阔心形，上面近光滑，下面稍被毛。花数朵排成腋生的穗状花序，基部有鞘状苞片2片，先端钻形；花单性异株，花被6裂。蒴果矩圆形，有3翼，两端微凹。种子狭卵形。

【性味功效】甘，平。健脾养胃，生津益肺，补肾涩精。

【古方选录】《医学衷中参西录》薯蓣纳气汤：山药一两，熟地黄、生龙骨、山茱萸各五钱，柿霜饼、白芍药各四钱，炒牛蒡子、炒苏子、炙甘草各二钱。用法：水煎服。功效：补肾纳气，调肺平喘。主治：肺肾气虚、纳气无力致气逆喘息。

【用法用量】煎服，15~30g；或入丸、散。生用补阴；炒用补脾，止泻力强；亦可食用。

【现代研究】化学研究显示含薯蓣皂苷，糖蛋白，多种氨基酸，山药多糖，儿茶酚胺，山药素，淀粉及淀粉酶，粗纤维，胡萝卜素，胆碱，鞣质，黏液质，维生素和无机元素等。药理研究显示有降血糖，降血脂，促进免疫功能，调节肠管节律，延缓衰老，镇痛和抗炎等作用。临床用于治疗婴幼儿腹泻，小儿消化不良，溃疡性口腔炎，肺结核低热，妊娠呕吐，带下病，手足皲裂及多种角化性

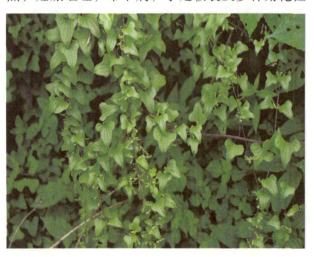

皮肤病等。

36 薏苡仁（薏仁、薏仁米）

【古籍原文】味甘，微寒。主筋急拘挛，不可屈伸，风湿痹，下气。久服，轻身益气。其根下三虫。一名解蠡。生平泽及田野。

【来　源】为禾本科植物薏苡*Coix lacryma-jobi* L. var. *ma-yuen*（Roman.）Stapf的成熟种仁。

【形态特征】一年生或多年生草本。高1~1.5m。须根较粗。秆直立，约具10节。单叶互生，叶片线状披针形，先端渐尖，基部宽心形，中脉粗厚而明显，边缘粗糙；叶鞘光滑。总状花序腋生成束，雌小穗位于花序下部，外包骨质念珠状总苞，雌蕊3枚，退化，雌蕊具长花柱；雄小穗常2~3枚生于第一节，雄蕊3枚。颖果外包坚硬的总苞，卵形或近球形。

【性味功效】甘、淡，凉。利水渗湿，健脾止泻；除痹，排脓，解毒散结。

【古方选录】《证治准绳•疡医》薏苡仁汤：薏苡仁、栝楼仁各三钱，牡丹皮、桃仁各二钱。用法：

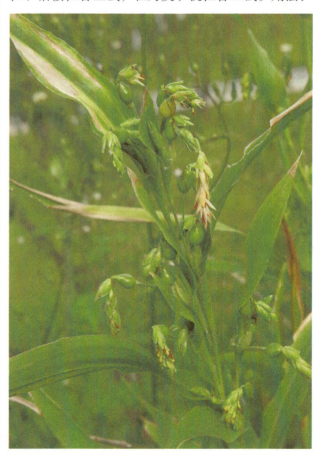

水煎服。功效：利湿通便，活血止痛。主治：肠痈，腹中隐痛，烦躁不安，胀满不欲饮食，小便涩滞。

【用法用量】煎服，9~30g；或入丸、散。生用利水清热；炒用健脾止泻；亦可食用。

【使用注意】性寒滑利，孕妇慎用。

【现代研究】化学研究显示含薏苡仁油，薏苡仁酯，薏苡仁素，糖类，脂类，三酰甘油，蛋白质，脂肪油，薏苡多糖及磷、钙、铁等。药理研究显示有抑制肌肉收缩，镇静，抑制多突触反射，降温，解热，镇痛，降血糖，抑制金黄色葡萄球菌、链球菌、白喉杆菌等作用。临床用于治疗风湿性关节炎，水肿，腹泻，肺脓疡，肠痈腹痛，慢性胃炎及消化不良等。

37 泽 泻

【古籍原文】味甘，寒。主风寒湿痹，乳难，消水，养五脏，益气力，肥健。久服，耳目聪明，不饥，延年轻身，面生光，能行水上。一名水泻，一名芒芋，一名鹄泻。生池泽。

【来　　源】为泽泻科植物泽泻*Alisma orientalis*（Sam.）Juzep. 的块茎。

【形态特征】多年生沼泽植物。高50~100cm。地下块茎球形，外皮褐色，多数须根。叶根生，叶柄长；叶片椭圆形至卵形，先端急尖或短尖，基部广楔形、圆形或心形；全缘。花茎由叶丛中生出，圆锥花序轮生，小花梗伞状排列；花瓣3片，白色；雄蕊6枚；雌蕊多数；子房倒卵形。瘦果多数，扁平。

【性味功效】甘、淡，寒。利水渗湿，泄热，化浊降脂。

【古方选录】《金匮要略》泽泻汤：泽泻五两，白术二两。用法：水煎，分二次服。功效：利湿，健脾。主治：心下有支饮，其人苦眩冒者。

【用法用量】煎服，6~10g；或入丸、散。生用泄热力强；麸炒减其寒性；盐水炒泄下焦之火。

【使用注意】性寒通利之品，肾虚滑精及无湿热者忌用。

【现代研究】化学研究显示含泽泻醇A，泽泻醇B，泽泻醇C，泽泻醇D，挥发油，生物碱，天门冬

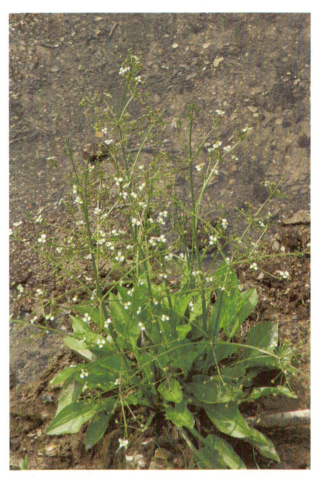

素，甾醇苷，蛋白质和树脂等。药理研究显示有利尿，降血脂，降血压，降胆固醇，抗动脉粥样硬化，增加冠脉流量，抗血小板聚集，抗炎和抑菌等作用。临床用于治疗肾炎水肿，高血压病，梅尼埃病，急性肠炎腹泻，糖尿病，脂肪肝，遗精和高脂血症等。

38 远 志

【古籍原文】味苦，温。主咳逆，伤中，补不足，除邪气，利九窍，益智慧，耳目聪明，不忘，强志，倍力。久服，轻身不老。一名小草，一名棘菀，一名要绕，一名细草。生山谷。

【来　　源】为远志科植物远志*Polygala tenuifolia* Willd. 或宽叶远志*Polygala sibirica* L. 的根。

【形态特征】多年生草本。高25~40cm。根圆柱形。茎丛生。叶互生，线形或狭线性，先端渐尖，基部渐狭，全缘，中脉明显；叶无柄或近无柄。总状花序偏侧状；花淡蓝色；萼5片，3片较小；花瓣3片，基部合生；雄蕊8枚；雌蕊1枚，子房倒卵

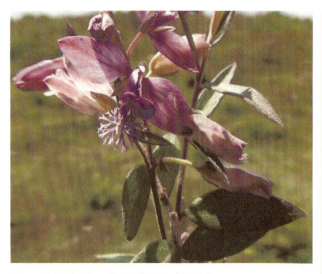

形。蒴果扁平。种子卵形，棕黑色。

【**性味功效**】苦、辛，温。安神益智，交通心肾，祛痰，消肿。

【**古方选录**】《证治准绳·类方》远志饮子：远志（去心）、茯神、肉桂、人参、炒酸枣仁、黄芪、当归（酒浸）各一两，炙甘草半两。用法：研粗末，生姜五片，水煎，不拘时服。功效：温阳益气，养血安神。主治：心劳虚寒，梦寐惊悸。

【**用法用量**】煎服，3~10g；或入丸、散。

【**使用注意**】生用易致恶心、呕吐，以蜜炙用为主。胃及十二指肠溃疡者慎用。

【**现代研究**】化学研究显示含皂苷，远志醇，细叶远志定碱，脂肪油和树脂等。药理研究显示有镇静，催眠，抗惊厥，祛痰，降血压，兴奋子宫，溶血和抑制人型结核杆菌、金黄色葡萄球菌、痢疾杆菌、伤寒杆菌、肺炎双球菌等作用。临床用于治疗神经衰弱，脑功能轻微障碍综合征，急性乳腺炎，阴道滴虫病，感冒咳嗽，慢性支气管炎，高血压病和百日咳等。

39 龙 胆

【**古籍原文**】味苦、涩。主骨间寒热，惊痫，邪气，续绝伤，定五脏，杀蛊毒。久服，益智不忘，轻身耐老。一名陵游。生山谷。

【**来　　源**】为龙胆科植物龙胆*Gentiana scabra* Bge、滇龙胆*Gentiana rigescens* Franch.以及同属近缘植物的根及根茎。

【**形态特征**】滇龙胆：多年生草本。高30~60cm。

根茎短，簇生，多数细长根，淡黄色。茎直立，粗壮。茎生叶多对，下部叶鳞片状，中上部叶卵形，先端尖，基部楔形，边缘反卷。花数朵簇生于茎顶呈头状；花萼绿色，2片；花冠深蓝色至蓝色，钟形；雄蕊5枚；子房长圆形，1室。蒴果长圆形。种子黄褐色。

【**性味功效**】苦，寒。清热燥湿，泻肝胆火。

【**古方选录**】《张氏医通·卷十五》龙胆饮：龙胆草、淡竹叶各八分，黄芩、犀角、木通、车前子、黄连、玄参各一钱，焦栀子、大黄、芒硝各一钱五分。用法：水煎，食前分二次热服。功效：清热利湿，泻火明目。主治：肝经湿热致目赤肿痛。

【**用法用量**】煎服，3~6g。外用适量。

【**使用注意**】虚寒证忌用。

【**现代研究**】化学研究显示含龙胆苦苷，当药苷，苦龙胆酯苷，苦当药酯苷，龙胆碱和β-谷甾醇等。药理研究显示有抑制铜绿假单胞菌、伤寒杆菌、变形杆菌、金黄色葡萄球菌及某些皮肤真菌，麻醉猪蛔虫，保肝利胆，镇静，抗惊厥，降低体温，降血压，抗炎和抗过敏等作用。临床用于治疗

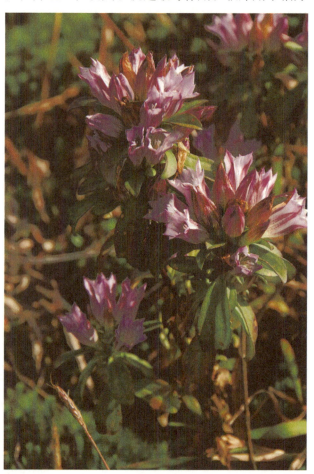

急性黄疸性肝炎，高血压病，急性卡他性结膜炎和带状疱疹等。

40 细辛

【古籍原文】味辛，温。主咳逆，头痛，脑动，百节拘挛，风湿痹痛，死肌。久服，明目，利九窍，轻身长年。一名小辛。生山谷。

【来　源】为马兜铃科植物北细辛*Asarum heterotropoides* Fr. Schmidt var. *mandshuricum*（Maxim.）Kitag. 的全草。

【形态特征】多年生草本。根茎横走，密生须根，捻之有辛香。茎短，茎端生2~3叶，叶柄长，具浅沟槽；叶片心形或近肾形，先端钝尖，基部心形或深心形，两侧呈耳状，全缘，上面绿色，下面淡绿色。花单生于叶腋，花梗直立；花被筒紫褐色；裂片3片；雄蕊12枚；子房半下位，6室。假浆果半球形，种子卵状圆锥形，有硬壳。

【性味功效】辛，温。祛风散寒，通窍，止痛，温肺化饮。

【古方选录】《备急千金要方·卷十三》细辛散：细辛、桂心、茯苓、甘草各二两，枳实、生姜、白术、栝楼仁、干地黄各三两。用法：研末，每服方寸匕，酒送下，日三次。功效：健脾化痰，行气宽胸。主治：胸痹连背痛，短气。

【用法用量】煎服，1~3g；入丸、散，0.5~1.0g。外用适量。

【使用注意】阴虚阳亢头痛、肺燥伤阴干咳者忌用；不宜与藜芦同用。

【现代研究】化学研究显示含甲基丁香油酚，细辛醚，黄樟醚和去甲基衡州乌药碱等。药理研究显示有解热、抗炎、镇静、抗惊厥，中枢神经先兴奋后抑制，抑制溶血性链球菌、痢疾杆菌、强心和扩张血管等作用。临床用于治疗头痛，牙痛，冠心病心绞痛急性发作和小儿口疮等。

41 石斛

【古籍原文】味甘，平。主伤中，除痹，下气，补五脏虚劳，羸瘦，强阴。久服，厚肠胃，轻身延年。一名林兰。生山谷。

【来　源】为兰科植物金钗石斛*Dendrobium nobile* Lindl. 以及同属近缘植物的地上茎。

【形态特征】多年生附生草本。茎圆柱形，稍扁，丛生，直立，不分支，具多节。叶近革质，常3~5片生于茎上端；叶片长圆形或长圆状披针形；无叶柄。总状花序自茎节生出；苞片卵形，膜质；花大，下垂；花萼及花瓣白色，末端呈淡红色；萼片

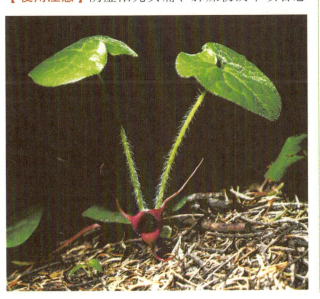

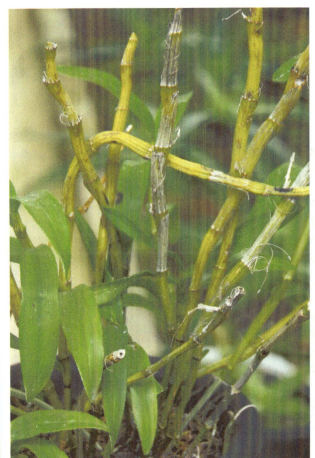

3片；雄蕊圆锥状；花药2室，花药4块、蜡质。蒴果。

【性味功效】甘，微寒。益胃生津，滋阴清热。

【古方选录】《张氏医通·卷十五》石斛清胃散：石斛、茯苓、橘皮、枳壳、扁豆、藿香、牡丹皮、赤芍药各等分，甘草减半。用法：研粗末，每服三至四钱，加生姜一片，水煎服。功效：养胃生津，和胃止呕。主治：热病后胃热不清，呕吐不食。

【用法用量】煎服，6~12g；鲜品15~30g。

【使用注意】脾胃虚寒者不宜。

【现代研究】化学研究显示含生物碱，酚类物质，挥发油，β-谷甾醇，葡萄糖苷，多糖和氨基酸等。药理研究显示有降低心肌收缩力，降血压，抑制呼吸，抗衰老和扩血管等作用。临床用于治疗慢性咽炎，关节炎，急性传染病恢复期低热等。

42 巴戟天

【古籍原文】味辛，微温。主大风，邪气，阴痿不起，强筋骨，安五脏，补中，增志，益气。生山谷。

【来　源】为茜草科植物巴戟天*Morinda officinalis*

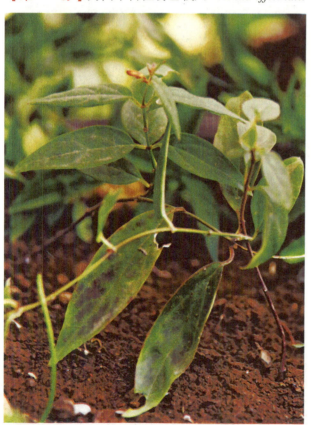

How的根。

【形态特征】缠绕或攀援藤本。根茎肉质肥厚，圆柱形，断面紫红色。叶对生，长椭圆形，先端短，渐尖，基部楔形或阔楔形，全缘，下面沿中脉上被短粗毛；叶柄有褐色粗毛；托叶鞘状。头状花序生于小枝顶端；花冠肉质，白色，4深裂；雄蕊4枚，花丝极短；子房下位，4室。浆果近球形，成熟后红色。

【性味功效】甘、辛，微温。补肾阳，祛风湿，强筋骨。

【古方选录】《医学发明·卷九》巴戟丸：五味子、巴戟天、肉苁蓉、人参、菟丝子、熟地黄、覆盆子、白术、炒益智仁、骨碎补、龙骨、茴香、牡蛎各等分。用法：研细末，炼蜜为丸，梧桐子大，每服三十丸，空腹米饮送下。功效：补肾益精。主治：肝肾俱虚，遗精盗汗，面色苍白。

【用法用量】煎服，3~10g。补肾多盐水炙用；祛风湿可生用。

【使用注意】阴虚火旺者慎用。

【现代研究】化学研究显示含甲基异茜草素，大黄素甲醚，β-谷甾醇，四乙酰车叶草苷，水晶兰苷，棕榈酸，维生素C及铁、锌、钙、镁、锰、钾、锶、铅等。药理研究显示有增体重，抗疲劳，抑制胸腺萎缩，增加血中白细胞数和促肾上腺皮质激素等作用。临床用于治疗小儿肾病综合征，蛋白尿，身体健康男性的精神性或功能性阳痿、遗精和早泄等。

43 白英（白毛藤、排风藤）

【古籍原文】味甘，寒。主寒热，八疸，消渴，补中益气。久服，轻身延年。一名谷菜。生山谷。

【来　源】为茄科植物白英*Solanum lyratum* Thunb.的全草。

【形态特征】多年生蔓生半灌木。茎长达5m，基部木质化，上部草质，全株具白色细毛。叶互生，上部叶多为戟状3裂或羽状多裂；下部叶为长方形或卵状长方形，先端尖，基部心形，全缘。聚伞花序生于枝顶或与叶对生；萼片5片；花冠白色，裂片5片；雄蕊5枚；雌蕊1枚。浆果卵形或球形，熟时红褐色。

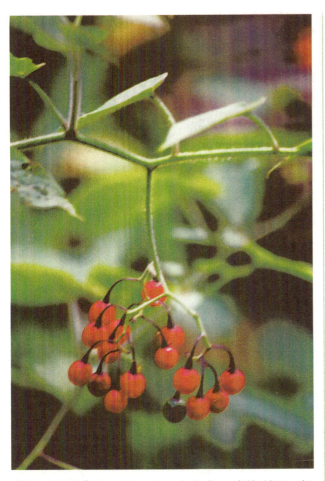

【性味功效】甘、苦，寒；有小毒。清热利湿，解毒消肿。

【古方选录】《百草镜》：白毛藤、神仙对坐草、大茵陈、三白草、车前草各等分。用法：研粗末，水酒煎服。主治：黄疸初起。

【用法用量】煎服，12~20g。外用适量。

【使用注意】脾胃虚寒者慎用。

【现代研究】化学研究显示全草含甾体糖苷，β-羟基甾体生物碱，α-苦茄碱和β-苦茄碱等；果实含茄碱等。药理研究显示有抑制肿瘤，抑制金黄色葡萄球菌、铜绿假单胞菌、伤寒杆菌、炭疽杆菌，抗真菌和增强免疫反应等作用。临床用于治疗流行性感冒，急性黄疸型肝炎，带状疱疹，风湿性关节炎疼痛和肝硬化早期等。

44 白 蒿

【古籍原文】味甘，平。主五脏邪气，风寒湿痹，补中益气，长毛发，令黑，疗心悬，少食常饥。久服轻身，耳目聪明，不老。生川泽。

【来　　源】为菊科植物大籽蒿 *Artemisia sieversiana* Ehrhart. *ex* Willd. 的全草。

【形态特征】一年生或二年生草本。高50~150cm。主根单一，狭纺锤形。茎枝被白毛，多分支，下部稍木质化。叶互生；叶片二至三回羽状深裂或全裂；茎上部叶羽状分裂或不分裂，近无柄。头状花序多数，半球形或近球形，在分支上排成总状或复总状花序；总苞片密被白色毛，灰黄绿色；小花皆为管状，黄色，表面有腺点。瘦果小，狭长倒卵形，具纵纹，黄褐色。

【性味功效】甘，平。清热解毒，化痰止咳，凉血，杀虫。

【古方选录】《僧深集方》：白蒿十束。用法：煮取汁，以麯及米，一如酿酒法，候熟稍稍饮之。主治：恶癞疾，全身面目有疮者。

【用法用量】煎服，10~20g。外用适量。

【现代研究】化学研究显示含倍半萜烯类白蒿宁，白蒿素，洋艾内酯，洋艾素，生物碱，鞣质，黄酮类，内酯类，芸香苷及异槲皮苷等。药理研究显示有抗炎，抑制金黄色葡萄球菌、大肠杆菌等作用。

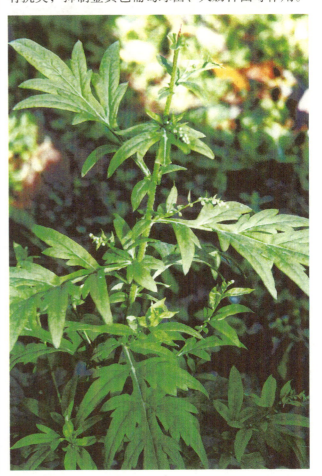

临床用于治疗咽喉肿痛，急性细菌性痢疾，痈疽疮疡，风湿病，吐血，咯血和肝病黄疸等。

45 赤箭（天麻）

【古籍原文】味辛，温。主杀鬼精物，蛊毒，恶气。久服，益气力，长阴，肥健，轻身，增年。一名离母，一名鬼督邮。生川谷。

【来　　源】为兰科植物天麻Gastrodia elata Bl. 的

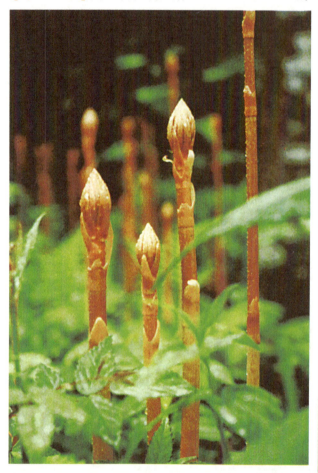

块茎。

【形态特征】多年生寄生草本。高60~100cm。块茎椭圆形或卵圆形，横生，肉质，长约10cm，直径3~4.5cm。茎圆柱形，黄褐色，节上具鞘状鳞片。总状花序顶生，花苞片披针形，花淡绿黄色或肉黄色；唇瓣白色，3裂，中裂片舌状，上部反曲；子房倒卵形，子房柄扭转。种子多而细小。

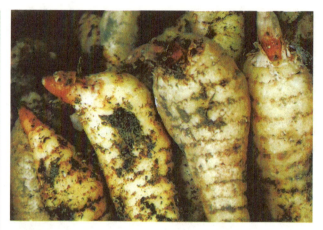

【性味功效】甘，平。熄风止痉，平抑肝阳，祛风通络。

【古方选录】《仁斋直指方论·卷三》天麻丸：天麻（酒浸）、牛膝（酒浸）、玄参、萆薢各六两，炒杜仲七两，炮附子一两，羌活十四两，当归十两，生地黄十六两。用法：研末，炼蜜为丸，梧桐子大，每次服五十至七十丸，空腹温酒或白开水送下。功效：补肾益精，平肝熄风。主治：肝阳上亢、肝风内动致头目眩晕。

【用法用量】煎服，3~10g；研末冲服，1.0~1.5g。

【使用注意】血虚、阴虚头痛、眩晕者慎用。

【现代研究】化学研究显示块茎含天麻素，天麻醚苷，香荚兰醇，香荚兰醛，β-谷甾醇，胡萝卜苷，柠檬酸，维生素A类物质，生物碱，黏液质和天麻多糖等。药理研究显示有镇静，抗惊厥，镇痛，减慢心率，抗心肌缺血，抗心律失常，扩张血管，降低冠状血管阻力，增强机体免疫功能，抗炎，耐疲劳和延缓衰老等作用。临床用于治疗癫痫，脑外伤综合征，高血压病，面部痉挛，神经衰弱和抑郁性精神病等。

46 菴䕡*子（庵䕡子）

【古籍原文】味苦，微寒。主五脏瘀血，腹中水气，胪张留热，风寒湿痹，身体诸痛。久服，轻身延年，不老。生川谷。

【来　　源】为菊科植物菴䕡Artemisia keiskeana

---

*菴䕡，《御览》作"奄䕡"。奄，同"庵"，为一类异体字。为尊重古医籍原著，本书保留了原著中出现的一类、二类异体字。

Miq.的果实。

【形态特征】多年生草本。高30~100cm。主根明显，侧根多数；根状茎短，有少数营养枝。茎直立，具柔毛，中部以上常分支。下部叶在花期枯萎；中部叶倒卵形，先端钝尖，基部渐狭，楔形；上部叶长圆形。头状花序多数，有细小的花梗和细小的苞叶；雌花6~10朵；中间两性花13~18朵，管状，淡黄色。瘦果。

【性味功效】辛、苦，温。活血散瘀，祛风除湿。

【古方选录】《普济方》菴闾子丸：庵闾子、核桃仁（汤浸，去皮尖，麸炒微黄）各半两。用法：研细末，炼蜜和丸，梧桐子大。不计时候，热汤下二十丸。主治：产后腹痛。

【用法用量】水煎服，5~10g；或浸酒；或入丸、散。

【使用注意】月经过多者慎用；孕妇忌用。

47 菥蓂子

【古籍原文】味辛，微温。主明目，目痛，泪出，除痹，补五脏，益精光。久服，轻身不老。一名蔑析，一名大蕺，一名马辛。生川泽及道旁。

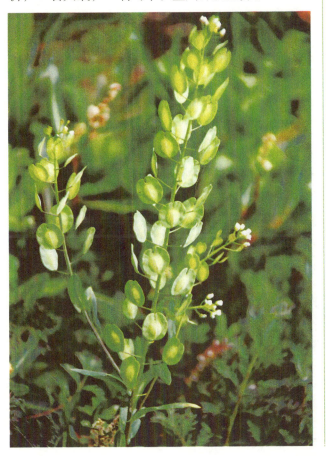

【来　　源】为十字花科植物菥蓂 *Thlaspi arvense* L.的全草、种子。

【形态特征】一年生草本。高9~60cm，无毛。茎直立，具棱。基生叶叶柄长1~3cm；叶片倒卵状长圆形，先端圆钝或急尖，基部抱茎，两侧箭形，边缘具疏齿。总状花序顶生；花白色；萼片4片；花瓣4片；雄蕊6枚；雌蕊1枚，子房2室。短角果近圆形或倒宽卵形，扁平，周围有宽翅，先端有深凹缺。种子卵形，稍扁平，棕褐色，表面有颗粒状环纹。

【性味功效】辛，微寒。和中利湿，解毒消肿，清肝明目。

【古方选录】《药性论》：菥蓂子适量，苦参为使。用法：水煎服。功效：清肝明目。主治：肝家积聚，眼目赤肿。

【用法用量】水煎服，9~15g；鲜品加倍。

【现代研究】化学研究显示全草含黑芥子苷，经酶作用产生芥子油。药理研究显示芥子油有刺激皮肤和杀菌的作用。临床用于治疗急性肾炎水肿，痛风和子宫内膜炎等。

48 蓍实

【古籍原文】味苦，平。主益气，充肌肤，明目，聪慧先知。久服，不饥不老，轻身。生山谷。

【来　　源】为菊科植物高山蓍 *Achillea alpina* L.的果实。

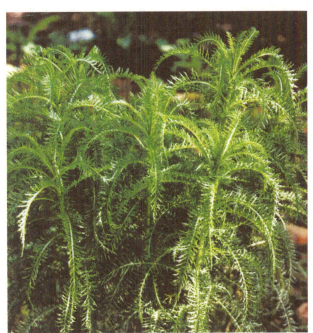

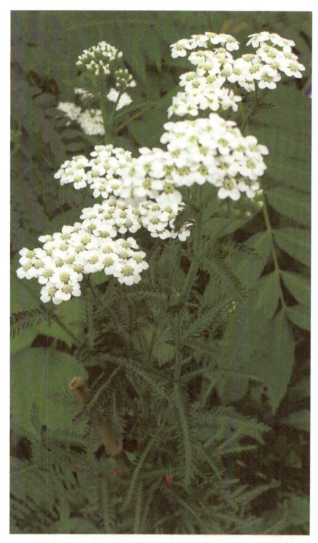

【形态特征】多年生草本。高50~100cm。具短根茎。茎直立，有棱条，上部分支。叶互生，叶片长线状披针形，栉齿状、羽状深裂或浅裂，裂片线形，排列稀疏，半抱茎，两面生长柔毛。头状花序多数，集成伞房状；总苞钟状，3层，覆瓦状排列，绿色；边缘舌状花雌性，5~11朵，白色；中心管状花两性，白色；花药黄色，伸出花冠。瘦果扁平。

【性味功效】辛、苦，微温；有小毒。祛风止痛，活血，解毒。

【用法用量】水煎服，3~9g。

49 灵芝（灵芝草、赤芝）

【古籍原文】赤芝：味苦，平。主胸中结，益心气，补中，增慧智，不忘。久食，轻身不老，延年神仙。一名丹芝。生山谷。黑芝：味咸，平。主癃，利水道，益肾气，通九窍，聪察。久食，轻身不老，延年神仙。一名元芝。生山谷。青芝：味酸，平。主明目，补肝气，安精魂，仁恕。久食，轻身不老，延年神仙。一名龙芝。生山谷。白芝：味辛，平。主咳逆上气，益肺气，通利口鼻，强志意，勇悍，安魄。久食，轻身不老，延年神仙。一名玉芝。生山谷。黄芝：味甘，平。主心腹五邪，益脾气，安神，忠信和乐。久食，轻身不老，延年神仙。一名金芝。生山谷。

【来　　源】为多孔菌科真菌赤芝 *Ganoderma lucidum*（leyss. ex Fr.）Karst.的子实体。

【形态特征】为腐生真菌。子实体半圆伞状，硬木质，深灰褐色，外缘有白色或浅褐色边。菌盖长有短毛。无柄，有环状棱纹和辐射状皱纹。盖下色浅，有细密管状孔洞，内生孢子，管口面白色、淡黄色，管口每毫米3~5个。孢子圆柱形，无色，大小为（4.5~7）mm×（3~3.5）mm。

【性味功效】甘，平。补气安神，止咳平喘。

【临床用方】治肺虚久咳：灵芝、百合、陈皮各10g，水煎服。

【用法用量】煎服，6~12g；或入丸、散；或研末服。

【现代研究】化学研究显示含三萜类，生物碱类，麦角甾醇，内酯类，核苷类，香豆精苷类，挥发油，多肽氨基酸类，水溶性蛋白质和多种酶类等。药理研究显示有中枢镇痛，抗电惊厥，保护心脏，改善心肌血氧供应，增强心肌收缩力，降低心肌能量消耗，提高耐缺氧能力，抗血小板凝集，抗血栓，增强免疫力，保肝，减轻肝脏脂肪变性，抗氧化，延缓衰老，防辐射，抗病毒，抗溃疡，抗炎和

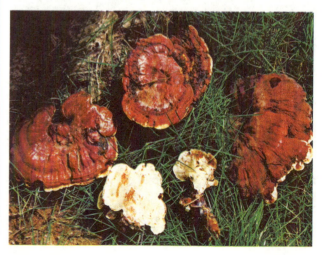

抗损伤等作用。临床用于治疗冠心病，高脂血症，神经衰弱，病毒性肝炎，白细胞减少症，功能性子宫出血和特发性血小板减少性紫癜等。《神农本草经》记载有黄芝、黑芝、青芝、白芝等，现统称为灵芝。

50 紫芝

【古籍原文】味甘，温。主耳聋，利关节，保神，益精气，坚筋骨，好颜色。久服，轻身不老，延年。一名木芝。生山谷。

【来　源】为多孔菌科真菌紫芝*Ganoderma sinense* Zhao, Xu *et* Zhang的子实体。

【形态特征】子实体一年生，有柄，木栓质。菌盖肾形、半圆形或近圆形，表面红褐色、暗红褐色，有时边缘渐变为淡黄褐色，有漆状光泽和云状环纹。菌肉分层不明显，下面淡黄色，有许多细孔。菌柄长，侧生、偏生或中生，近圆柱形，红褐色，有光泽。

【性味功效】淡，温。益气，安神，止咳平喘。

【古方选录】《普济方》紫芝丹：紫芝、黄连、黄芩、茯苓、白矾各半两，白石英、朱砂各三分，石决明一两。用法：共研细末，炼蜜丸如梧桐子大，每服十丸。功效：降心火，益肾水，秘真气，健阳事。主治：心肾不交、心火偏旺致遗精、滑精等。

【用法用量】煎服，6~12g；或入丸、散；或研末服。

【现代研究】化学研究显示含三萜类，生物碱类，麦角甾醇，内酯类，核苷类，香豆精苷类，挥发油，多肽氨基酸类，水溶性蛋白质和多种酶类等。药理研究显示有中枢镇痛，抗电惊厥，保护心脏，改善心肌血氧供应，增强心肌收缩力，降低心肌能量消耗，提高耐缺氧能力，抗血小板凝集，抗血栓，增强免疫力，保肝，减轻肝脏脂肪变性，抗氧化，延缓衰老，防辐射，抗病毒，抗溃疡，抗炎和抗损伤等作用。临床用于治疗冠心病，高脂血症，神经衰弱，克山病，病毒性肝炎，慢性支气管炎，哮喘，白细胞减少症，功能性子宫出血和特发性血小板减少性紫癜等。

51 卷柏

【古籍原文】味辛，温。主五脏邪气，女子阴中寒热痛，癥瘕，血闭，绝子。久服，轻身，和颜色。一名万岁。生山谷石间。

【来　源】为卷柏科植物卷柏*Selaginella tamariscina*（Beauv.）Spring或垫状卷柏*Selaginella pulvinata*（Hook. *et* Grev.）Maxim.的全草。

【形态特征】细叶卷柏：多年生草本。主茎禾秆色，营养叶二型，在枝两侧及中间各两行；侧叶斜卵形，先端具钝尖头，边缘有疏锯齿，中叶薄纸质。孢子囊穗扁，单生于小枝顶端，孢子叶二型；侧叶卵形，中叶较大，长三角状卵形。大孢子囊近球形。

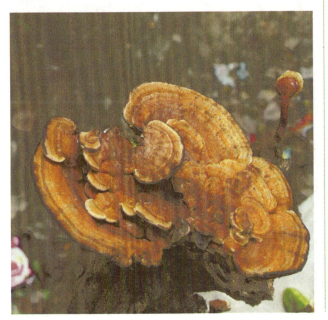

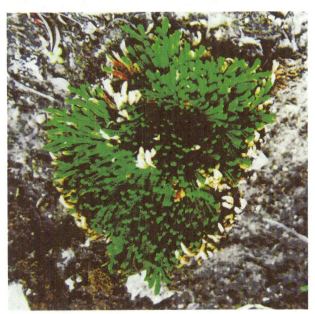

【性味功效】辛，平。活血通经。

【古方选录】《仁存堂经验方》：卷柏、侧柏、棕榈各等分。用法：烧存性研末，每次服三钱，酒下；也可饭丸服。白开水送下。功效：凉血止血。主治：大肠下血。

【用法用量】煎服，5~10g；或入丸、散。外用适量，研末涂敷。

【使用注意】孕妇慎用。

【现代研究】化学研究显示含苏铁双黄酮，穗花杉双黄酮，扁柏双黄酮和柳杉双黄酮。药理研究显示有抑制金黄色葡萄球菌，抑制小肠收缩和小鼠艾氏腹水癌细胞生长等作用。临床用于治疗跌打损伤肿痛，痔疮便血，慢性肠炎便血，尿血及肺结核咯血等。

52 蓝　实

【古籍原文】味苦，寒。主解诸毒，杀蛊，注鬼，螫毒。久服，头不白，轻身。生平泽。

【来　　源】为蓼科植物蓼蓝*Polygonum tinctorium* Ait.的果实。

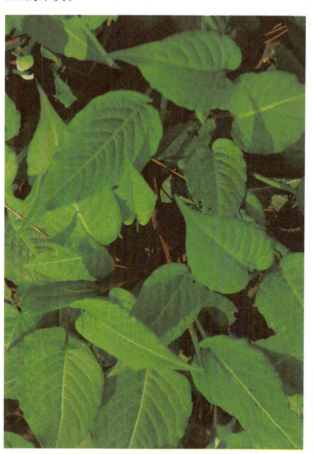

【形态特征】一年生草本。高50~80cm。茎圆柱形，分支或不分支，无毛，具明显的节；单叶互生；叶柄基部有鞘状膜质托叶，先端截形，边缘有毛；叶片卵形或卵状披针形，先端钝，全缘，有缘毛。穗状花序顶生或腋生，排列紧密；花小，红色；花被5裂；雄蕊6~8枚；雌蕊1枚，柱头3枚。瘦果褐色，有光泽。

【性味功效】甘，寒。清热解毒。

【古方选录】《肘后方》治中杏仁毒：以蓝实汁解之。

【用法用量】煎服，3~10g。外用适量，研末调敷。

【使用注意】脾胃虚寒者不宜。

53 芎藭（川芎）

【古籍原文】味辛，温。主中风入脑，头痛，寒痹，筋挛缓急，金疮，妇人血闭无子。生川谷。

【来　　源】为伞形科植物川芎*Ligusticum chuanxiong* Hort.的根茎。

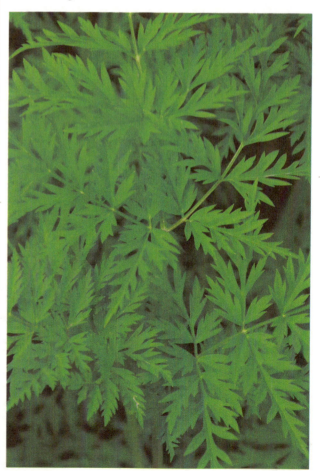

【形态特征】多年生草本。地下茎呈不整齐的结节状拳形团块。茎直立，圆柱形。叶互生，二至三回奇数羽状复叶，边缘羽状全裂或深裂，裂片先端渐尖，两面无毛；叶柄基部成鞘抱茎。复伞形花序生于分支顶端；花小，白色；萼片5片；花瓣5片，椭圆形；雄蕊5枚，花药椭圆形；子房下位，2室，花柱2枚。双悬果卵形。

【性味功效】辛，温。活血行气，祛风止痛。

【古方选录】《宣明论方·卷二》大川芎丸：川芎一斤，天麻四两。用法：研细末，炼蜜为丸，每两作四十丸，每次服一丸，食后细嚼，茶水或温酒送服。功效：祛风熄风，活血止痛。主治：头风眩晕，偏正头痛。

【用法用量】煎服，3~10g。酒炙增强温通散寒之力，适用于寒凝血瘀者。

【使用注意】阴虚火旺者慎用；孕妇忌用。

【现代研究】化学研究显示根茎含川芎内酯，酚酸类和挥发油类成分等。药理研究显示有降低血小板表面活性，预防血栓形成，扩张外周血管、冠状动脉，对抗急性心肌缺血，降血压，镇静，增强免疫功能，保护血管内皮细胞和减轻脑水肿等作用。临床用于治疗心绞痛，缺血性中风，慢性乳腺疾病，功能性子宫出血，血管神经性头痛以及早中期糖尿病性周围神经病变等。

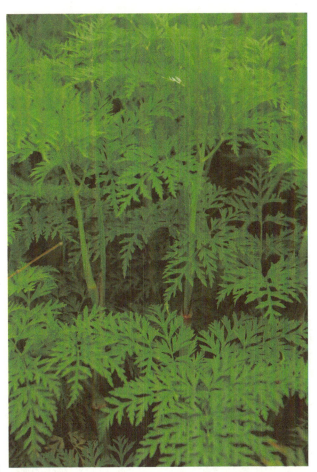

54 糜芜（蘼芜）

【古籍原文】味辛，温。主咳逆，定惊气，辟邪恶，除蛊毒鬼注，去三虫，久服通神。一名薇芜。生川泽。

【来　　源】为伞形科植物川芎 *Ligusticum chuanxiong* Hort.的嫩茎叶。

【形态特征】见芎藭（川芎）。

【性味功效】辛，温。祛风散寒解表。

【临床用方】治外感风寒咳逆：炙麻黄、苦杏仁、蘼芜、紫苏叶各10g，水煎服。

【用法用量】煎服，3~10g。

【使用注意】阴虚火旺者慎用；孕妇忌用。

55 黄　连

【古籍原文】味苦，寒。主热气，目痛，眦伤泣出，明目，肠澼，腹痛，下利，妇人阴中肿痛。久服，令人不忘。一名王连。生川谷。

【来　　源】为毛茛科植物黄连 *Coptis chinensis* Franch.的根茎。

【形态特征】多年生草本。高15~25cm。根茎黄

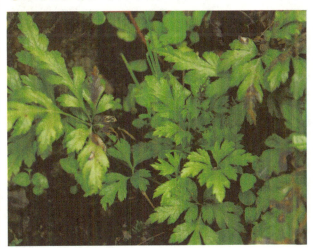

色，常分支，密生须根。叶基生；叶片稍带革质，卵状三角形，中央裂片稍呈菱形，基部下延成柄，边缘具针齿状锯齿；上面沿脉被短柔毛。花茎1~2枝，二歧或多歧聚伞花序，花3~8朵，萼片5片，黄绿色；花瓣线形或线状披针形；雄蕊多数；心皮8~12枚。菁葖果6~12个。种子7~8粒，长椭圆形，褐色。

【性味功效】苦，寒。清热燥湿，泻火解毒。

【古方选录】《丹溪心法·卷二》黄连丸：黄连、阿胶各二两，赤茯苓一两。用法：黄连、赤茯苓研末，调阿胶为丸，每次服三十丸，食后服。功效：

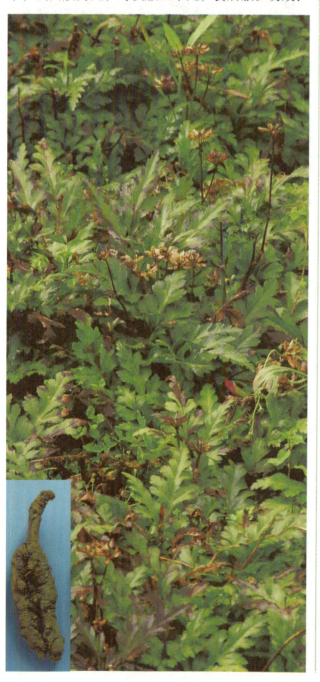

清肠解毒，补血治血。主治：热毒蕴结肠中，下血鲜红。

【用法用量】煎服，2~5g。生用清热力强；姜汁炙用清胃止呕；酒炙用于上焦热证。外用适量。

【使用注意】虚寒证忌用。过服易伤脾胃及胃津。

【现代研究】化学研究显示含小檗碱，黄连碱，青小檗碱，小檗红碱，掌叶防己碱，药根碱，甲基黄连碱，木兰花碱和黄柏内酯等。药理研究显示有抑制多种致病性细菌、流行性感冒病毒、致病性皮肤真菌、阿米巴原虫、沙眼衣原体的作用；还能提高白细胞及网状内皮系统吞噬功能，抗癌，降血压，利胆，解热，镇痛和抗利尿等。临床用于治疗急性胃肠炎，肺炎，急性扁桃体炎，滴虫性阴道炎，上颌窦炎，气管炎，湿疹及烧伤等。

56 络石（络石藤）

【古籍原文】味苦，温。主风热，死肌，痈伤，口干舌焦，痈肿不消，喉舌肿，水浆不下。久服，轻身明目，润泽，好颜色，不老延年。一名鲮石。生川谷。

【来　　源】为夹竹桃科植物络石*Trachelospermum jasminoides*（Lindl.）Lem.的带叶藤茎。

【形态特征】常绿木质藤本。长达10m。全株具乳汁。茎圆柱形，多分支。叶对生，革质或半革质，叶片椭圆或卵状披针形，先端短尖或钝，基部楔形，全缘。聚伞花序腋生或顶生，花白色，芳香；花萼5深裂；花冠圆筒形；花冠裂片5片，向右覆盖；雄蕊5枚；子房由2枚离生心皮组成。菁葖果叉

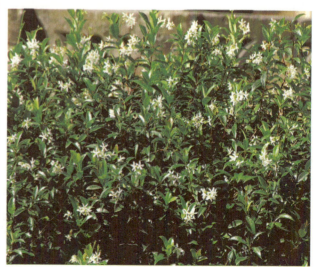

生。种子多数，褐色，具白色绢质种毛。

【性味功效】苦，微寒。祛风通络，凉血消肿。

【古方选录】《近效方》：络石藤20~30g。用法：水煎，慢慢含咽。功效：清热通络消肿。主治：热毒蕴结致咽喉肿痛、闭塞。

【用法用量】煎服，6~12g；或入丸、散；或酒浸。

【使用注意】虚热者不宜。

【现代研究】化学研究显示藤茎含牛蒡苷，络石苷，去甲基络石苷，1,3-二甲基肌醇，黄酮类物质和穗罗汉松树脂酚苷等。药理研究显示有降血压，抗痛风，抑制金黄色葡萄球菌、福氏痢疾杆菌及伤寒杆菌等作用。临床用于治疗跌打损伤，风湿性腰痛，关节痛，小儿腹泻，急性咽炎和坐骨神经痛等。

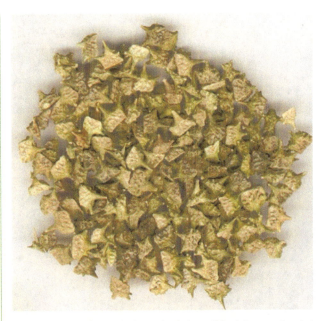

57 疾藜子（蒺藜子）

【古籍原文】味苦，温。主恶血，破癥结积聚，喉痹，乳难。久服，长肌肉，明目，轻身。一名旁通，一名屈人，一名止行，一名豺羽，一名升推。生平泽或道旁。

【来　源】为蒺藜科植物蒺藜Tribulus terrestris L.的成熟果实。

【形态特征】一年生匍匐草本。多分支，全株有柔毛。羽状复叶互生或对生；小叶5~7对，长椭圆形，基部常偏斜，有托叶。花单生于叶腋；萼片5片，宿存；花瓣5片，黄色；雄蕊10枚，5长5短；子房上位，5室，柱头5裂。

【性味功效】辛、苦，微温；有小毒。平肝解郁，活血祛风，明目，止痒。

【古方选录】《宣明论方·卷二》蒺藜汤：蒺藜（去

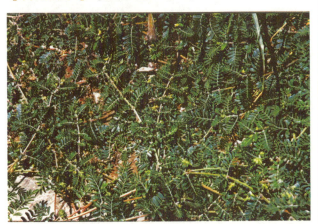

刺，炒）、附子（炮，去皮）、栀子各一两。用法：研末，水煎，食前服。功效：温暖下焦，行气止痛。主治：寒疝气滞疼痛牵引小腹。

【用法用量】煎服，6~10g。

【使用注意】孕妇忌用。

【现代研究】化学研究显示果实含刺蒺藜苷，山奈酚，山奈酚-3-葡萄糖，槲皮素，维生素C和薯蓣皂苷元等；种子含脂肪油。药理研究显示有降血压，抗动脉粥样硬化，明显抗心肌缺血，抗血小板凝血，利尿，强壮和抗衰老等作用。临床用于治疗小儿秋季腹泻，手部脱屑发痒症，湿疹，白癜风，急性结膜炎，急性角膜炎和皮肤疔痈等。

58 黄耆（黄芪）

【古籍原文】味甘，微温。主痈疽，久败疮，排脓止痛，大风，痫疾，五痔，鼠瘘，补虚，小儿百病。一名戴糁。生山谷。

【来　源】为豆科植物蒙古黄芪Astragalus membranaceus（Fisch.）Bge. var. mongholicus（Bge.）Hsiao的根。

【形态特征】多年生草本。高40~120cm。茎直立，有细棱，被白色长柔毛。奇数羽状复叶，互生；小叶12~18对，叶片宽椭圆形或长圆形，全缘，两面被白色长柔毛；托叶披针形。总状花序腋生；花冠黄色；花萼钟状，有白色长柔毛；雄蕊10枚。荚果膜质，膨胀，半卵圆形，基部有长柄，无

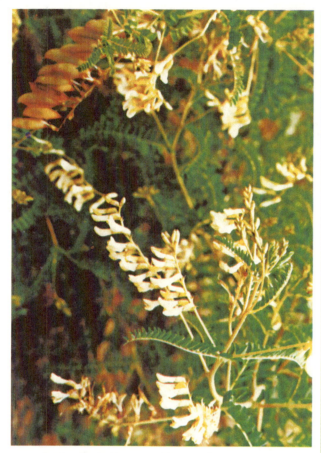

毛。种子肾形，黑色。

【性味功效】甘，微温。补气升阳，固表止汗，利水消肿，生津养血，行滞通痹，托毒排脓，敛疮生肌。

【古方选录】《傅青主女科·卷下》黄芪补气汤：黄芪、当归（酒洗）各一两，肉桂五分。用法：水煎服。功效：补气养血，温阳暖胞。主治：妊妇畏寒腹痛而堕胎者。

【用法用量】煎服，9~15g；大剂量煎服，30~60g。益气补中蜜炙用。

【现代研究】化学研究显示含蔗糖，葡萄糖醛酸，黏液质，氨基酸，苦味酸，胆碱，甜菜碱和叶酸等。药理研究显示有利尿，保肝，降血压，扩张血管和抑菌等作用。临床用于治疗自汗、盗汗，中风后遗症半身不遂，肾性水肿，久泻脱肛，慢性消化不良和久病体虚等。

59 肉松容（肉苁蓉）

【古籍原文】味甘，微温。主五劳七伤，补中，除茎中寒热痛，养五脏，强阴，益精气，多子，妇人癥瘕。久服轻身。生山谷。

【来　源】为列当科植物肉苁蓉Cistanche salsa deserticola Y. C. Ma.或管花肉苁蓉Cistanche tubulosa（Schrenk）Wight带鳞叶的肉质茎。

【形态特征】多年生寄生草本。高15~40cm。茎肉质肥厚，圆柱形，黄色。多数鳞片状叶，黄色至黄褐色，覆瓦状排列，卵形至长圆状披针形。穗状花序圆柱形，花多数而密集；花萼钟形，淡黄色或白色，5浅裂；花冠管状钟形，5浅裂，裂片紫色，管部白色；雄蕊4枚，花

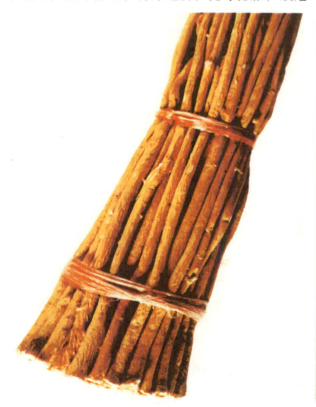

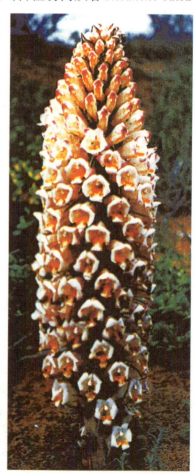

药倒卵圆形；子房上位，长椭圆形。蒴果椭圆形，2裂。种子多数。

【性味功效】 甘、咸，温。补肾阳，益精血，润肠通便。

【古方选录】《证治准绳·幼科》肉苁蓉散：肉苁蓉、桂心各一分，人参、炙甘草各半两。用法：研粗末，每次一钱，加生姜少许，水煎服。功效：益气健脾，温中止泻。主治：霍乱吐泻腹痛。

【用法用量】 煎服，6~10g，单味大剂量可以达30g；或入丸、散。

【使用注意】 阴虚火旺、湿热积滞及大便溏泄者不宜。

【现代研究】 化学研究显示含脂溶性成分，水溶性成分如β-谷甾醇、胡萝卜苷和麦角甾苷，葡萄糖，蔗糖，琥珀酸，缬氨酸，亮氨酸和异亮氨酸等。药理研究显示能兴奋垂体分泌促肾上腺素，增强免疫功能，提高耐缺氧能力，抗寒，抗疲劳，促进代谢及强壮，提高性功能和记忆力，抗衰老等作用。临床用于治疗老年慢性便秘，产后便秘，老年体弱和久病体虚等。

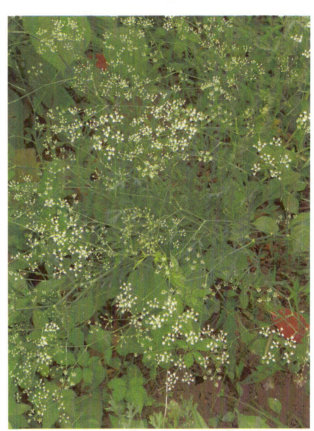

60 防 风

【古籍原文】 味苦，温，无毒。主大风，头眩痛，恶风，风邪，目盲无所见，风行周身，骨节疼痹，烦满。久服轻身。一名铜芸。生川泽。

【来　源】 为伞形科植物防风*Saposhnikovia divaricata*（Tuncz.）Schischk. 的根。

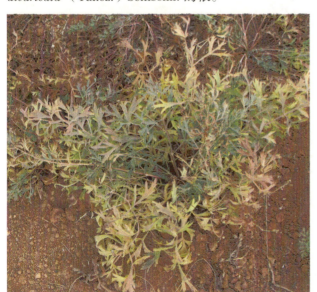

【形态特征】 多年生草本。高30~60cm，全体无毛。根粗壮。茎基密生褐色纤维状的叶柄残基；茎单生，二歧分支。基生叶三角状卵形，二至三回羽状分裂，最终裂片条形或披针形，全缘；顶生叶简化，具扩展叶鞘。复伞形花序顶生，伞梗5~9条，不等长，小伞形花序有花4~9朵；萼齿短三角形；花瓣5片，白色，倒卵形；子房下位，2室，花柱2枚。双悬果卵形，分果有棱。

【性味功效】 辛、甘，微温。祛风解表，胜湿止痛，止痉。

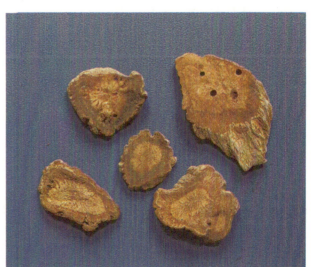

【古方选录】《症因脉治·卷二》防风桔梗汤：防风、半夏、枳壳、陈皮、桔梗各三钱。用法：水煎服。功效：祛风解表，化痰止咳。主治：风寒外感，气逆咳喘。

【用法用量】煎服，5~10g。

【使用注意】阴血亏虚、热病动风者不宜。

【现代研究】化学研究显示含5-O-甲基阿密茴醇，前胡素，β-谷甾醇，甘露醇及挥发油等。药理研究显示有解毒，镇痛，镇静，抗炎，抗惊厥，抗过敏，提高巨噬细胞吞噬百分率和吞噬指数，抑制铜绿假单胞菌、金黄色葡萄球菌等作用。临床用于治疗风湿性关节炎，面神经麻痹，霉菌性阴道炎，扁平疣，过敏性皮炎，风疹，湿疹，麻疹不透，手术后肠胀气和慢性腰背痛等。

61 蒲黄

【古籍原文】味甘，平。主心腹膀胱寒热，利小便，止血，消瘀血。久服，轻身益气力，延年神仙。生池泽。

【来　　源】为香蒲科植物水烛香蒲*Typha angustifolia* L.或东方香蒲*Typha orientalis* Presl 等同属近缘植物的花粉。

【形态特征】水烛香蒲：多年生草本。高1~1.5m。根茎横走，节处生须根。茎直立。叶长线形，叶鞘圆筒形，半抱茎。花小，单性，雌雄同株，集合成圆柱状肥厚的穗状花序；雌雄花序紧密相连接，雄花序在上部，雌花序在下部；花被均退化。花期8~9月。

【性味功效】甘，平。止血，消瘀，通淋。

【古方选录】《金匮要略》蒲灰散：蒲黄（烧灰）七分，滑石三分。用法：研粗末，每次服方寸匕，日三次。功效：利尿通淋。主治：下焦湿热致小便不利，或下焦湿热，水湿外盛致皮水、肢厥。

【用法用量】煎服，5~10g，宜包煎。外用适量，敷患处。止血炒用；化瘀、利尿生用。

【使用注意】孕妇慎用。

【现代研究】化学研究显示含甾醇类，黄酮类，生物碱，挥发油，脂肪油，亮氨酸，缬氨酸，丙氨酸，6-氨基嘌呤等。药理研究显示有促凝血作用，炒炭后更强；还有抗血小板聚集，阻碍血栓形成，

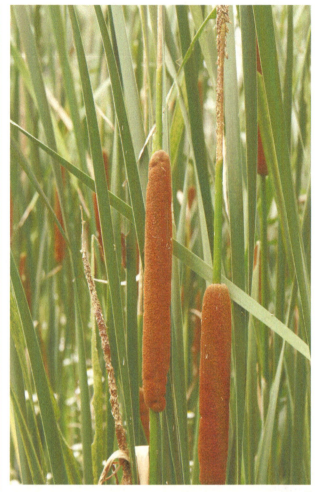

降血压，抗心肌缺血，改善微循环和抗动脉粥样硬化等作用。临床用于治疗功能性子宫出血，高脂血症，冠心病心绞痛，宫外孕，膀胱炎和尿道炎等。

62 香蒲

【古籍原文】味甘，平。主五脏，心下邪气，口中烂臭，坚齿，明目，聪耳。久服，轻身耐老。一名睢。生池泽。

【来　　源】为香蒲科植物水烛香蒲*Typha angustifolia* L.或东方香蒲*Typha orientalis* Presl 等同属近缘植物的全草或根。

【形态特征】见蒲黄。

【性味功效】甘，平。祛邪，解毒。

【古方选录】《圣济总录》：蒲根二两，粟米三合。用法：水煎服。功效：清热解毒止痢。主治：热毒下痢。

【用法用量】煎服，15~20g。

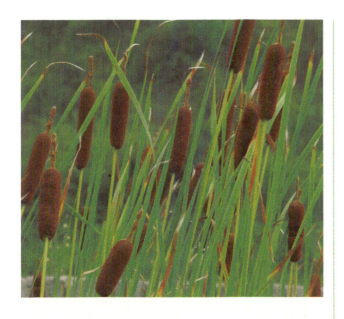

63 续断（川续断）

【古籍原文】味苦，微温。主伤寒，补不足，金创痈伤，折跌，续筋骨，妇人乳难。久服益气力。一名龙豆，一名属折。生山谷。

【来　　源】为川续断科植物川续断 *Dipsacus asperoides* C. Y. Cheng *et* T. T. Yin 的根。

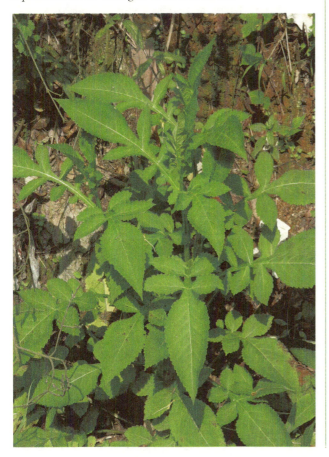

【形态特征】多年生草本。高60~120cm。根1至数条，圆柱状，黄褐色，稍肉质。基生叶稀疏丛生；茎生叶羽状深裂，中央裂片特长，披针形，先端渐尖，两侧裂片2~4对，披针形或长圆形。头状花序球形，直径2~3cm；花萼四棱状；花冠淡黄白色；雄蕊4枚；子房下位。瘦果长倒圆柱状。

【性味功效】苦、辛，微温。补肝肾，强筋骨，续折伤，止崩漏。

【古方选录】《证治准绳·类方》续断丸：续断（酒浸）、川芎、当归（酒浸）、姜半夏、炮姜各一两，桂心、炙甘草各半两。用法：研细末，炼蜜为丸，梧桐子大，每次服百丸，白开水送下。功效：补益肝肾，活血通络。主治：肝劳虚寒致腹痛，眼花，挛缩瘛疭。

【用法用量】煎服，9~15g；或入丸、散；或酒浸。外用适量。崩漏出血宜炒用。

【现代研究】化学研究显示含刺楸皂苷A，川续断皂苷B，当药苦苷，马钱子苷，茶茱萸苷，木通皂苷D和挥发油等。药理研究显示有正性肌力作用，使心率加快，加强脉搏跳动；另有降低动脉压，抑制妊娠者子宫肌张力和收缩幅度，增强免疫力，抗菌，抗炎及抗维生素E缺乏症等作用。临床用于治疗慢性胃痛，慢性风湿性关节炎，风湿性关节炎疼痛及先兆流产等。

64 漏　芦

【古籍原文】味苦、咸，寒。主皮肤热，恶疮，疽痔，湿痹，下乳汁。久服，轻身益气，耳目聪明，不老延年。一名野兰。生山谷。

【来　　源】为菊科植物祁州漏芦 *Stemmacantha uniflorum*（L.）Dottrich. 的根。

【形态特征】多年生草本。茎直立，单一，密生白色软毛。基生叶有长柄，长椭圆形，羽状深裂，裂片矩圆形，边缘有齿，两面均被软毛；茎生叶较小，有短柄或近无柄。头状花序单生于茎顶；总苞宽钟形，总苞片多层，有干膜质附片；筒状花淡红紫色，先端5裂，裂片线形。瘦果倒圆锥形，具4棱；冠毛粗羽毛状。

【性味功效】苦，寒。清热解毒，消痈，下乳，舒筋通脉。

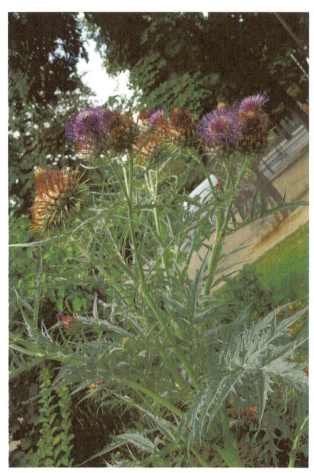

【古方选录】《医宗金鉴·外科心法》漏芦汤：漏芦、生甘草、槐白皮、五加皮、白蔹各一两五钱。用法：研粗末，每次用五两，水煎，去渣淋洗。功效：清热毒，消痈疮。主治：脚气疮疡，疼痒流水。

【用法用量】煎服，5~9g。外用适量，研末调敷；或煎水洗。

【使用注意】气虚、疮疡平塌者及孕妇忌用。

【现代研究】化学研究显示含牛蒡子醛，牛蒡子醇，棕榈酸，漏芦甾酮，蜕皮甾酮和挥发油等。药理研究显示有降低血浆胆固醇水平，抗衰老，增强巨噬细胞吞噬力等作用。临床用于治疗急性乳腺炎，产后乳汁不下和皮肤化脓性感染等。

65 营实（蔷薇）

【古籍原文】味酸，温。主痈疽恶疮，结肉，跌筋，败疮，热气，阴蚀不瘳，利关节。一名墙薇，一名墙麻，一名牛棘。生川谷。

【来　　源】为蔷薇科植物多花蔷薇*Rosa multiflora*

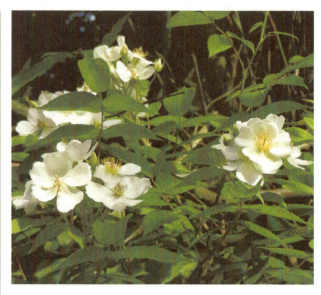

Thunb.的果实。

【形态特征】攀援灌木。小枝有短的弯曲皮刺。羽状复叶；叶柄长5~10cm；托叶篦齿状，贴生于叶柄；小叶5~9片，倒卵形、长圆形或卵形，先端圆或急尖，基部近圆形或楔形，边缘具锯齿，上面无毛，下面有柔毛。花两性，多朵排成圆锥花序；萼裂片6片，披针形；花瓣5片，白色；雄蕊多数。果实近球形，红褐色或紫褐色，有光泽。

【性味功效】酸，凉。利水，活血，清热解毒。

【古方选录】《备急千金要方》：营实子（炒爆，研）二两，金银花三两。用法：晒干，浸酒，适量饮服。功效：清热解毒，活血消肿。主治：血热痈肿或热疹暑毒流连不已。

【用法用量】煎服，3~10g；或入丸、散。外用适量，捣烂外敷患处。

【使用注意】脾胃虚寒者不宜；孕妇慎用。

【现代研究】化学研究显示果实含蒿属香豆精，β-谷甾醇，水杨酸，没食子酸和槲皮苷等。药理

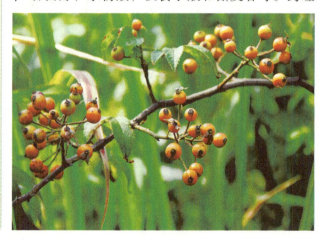

研究显示果实有泻下作用。临床用于治疗疮疡，风湿性关节炎，月经不调，肠炎腹泻，细菌性痢疾，水肿，口疮和外感暑热等。

66 天名精

【古籍原文】味甘，寒。主瘀血，血瘕欲死，下血，止血，利小便。久服轻身耐老。一名麦句姜，一名虾蟆蓝，一名豕首。生川泽。

【来　源】为菊科植物天名精 *Carpesium abrotanoides* L.的根及茎叶。

【形态特征】多年生草本。高30~100cm。茎直立，上部多分支，有细软毛。茎下部叶互生；叶片广椭圆形或长椭圆形，先端尖或钝，全缘，或有不规则的锯齿，上面绿色，光滑，下面有细软毛和腺点；茎上部叶长椭圆形。头状花序多数，腋生；总苞钟形或稍带圆形，管状花，黄色；花序外围为雌花，花冠先端3~5齿裂；中央数层为两性花，花冠先端4~5齿裂，花药基部箭形，柱头2深裂。瘦果有

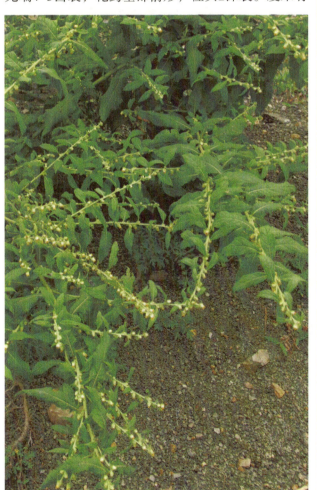

纵沟多条。

【性味功效】辛，寒。清热解毒，活血止血，祛痰，杀虫。

【古方选录】《本草从新》：天名精根、叶各五钱。用法：浓煎成膏，饮服，日三次。功效：清热解毒，活血止血。主治：产后阴虚血热致口渴气喘，面赤有斑，大便泄，小便闭。

【用法用量】煎服，10~15g，捣汁服；或入丸、散。外用适量。

【使用注意】脾胃虚寒易泄者不宜；孕妇慎用。

【现代研究】化学研究显示含天名精内酯醇，天名精内酯酮，大叶土木香内酯和依瓦菊素等。药理研究显示有抑制金黄色葡萄球菌、大肠杆菌、伤寒杆菌和福氏痢疾杆菌等作用。临床用于治疗咽喉炎，扁桃体炎，牙痛，疔疮，痔疮，皮肤痒疹，吐血，衄血和外伤出血等。

67 决明子

【古籍原文】味咸，平。主青盲，目淫，肤赤，白膜，眼赤痛，泪出。久服，益精光，轻身。生川泽。

【来　源】为豆科植物决明 *Cassia obtusifolia* L. 或小决明 *Cassia tora* L. 的成熟种子。

【形态特征】一年生半灌木状草本。上部分支多。叶互生，羽状复叶；小叶3对，叶片倒卵形或倒卵状长圆形，先端圆形，稍偏斜，下面及边缘有柔毛。花成对腋生；萼片5片；花冠黄色，花瓣5片；雄蕊10枚；子房细长，花柱弯曲。荚果细长，近三棱形。种子多数。

【性味功效】苦、咸、甘，微寒。清肝明目，润肠通便。

【古方选录】《证治准绳·类方》决明子散：决明子、黄连、升麻、枳壳（麸炒）、玄参各一两，黄芩七钱半，车前子、栀子仁、地肤子、人参各半两。用法：研粗末，每服三钱，水煎，食后服，日三次。功效：清肝泻火明目。主治：眼卒生翳膜，视物昏暗。

【用法用量】煎服，9~15g。用于通便不宜久煎，入丸、散剂更佳。

【使用注意】脾胃虚寒便溏者忌用。

【现代研究】化学研究显示含大黄酚，大黄素，美

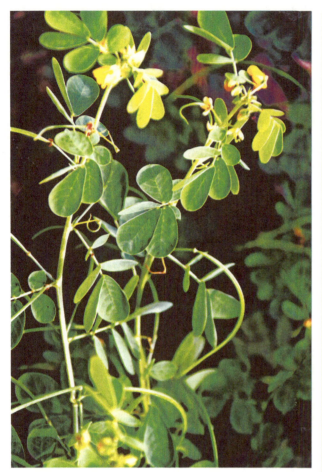

轮有花3~10朵，花萼钟状，紫色，二唇形；雄蕊2枚；子房深4裂。小坚果4个。

【性味功效】 苦，微寒。活血祛瘀，通经止痛，清心除烦，凉血消痈。

【古方选录】《时方歌括》丹参饮：丹参一两，檀香、砂仁各一钱。用法：水煎服。功效：行气化瘀止痛。主治：气滞血瘀致脘腹疼痛。

【用法用量】 煎服，10~15g；或入丸、散。生用清心除烦力强；酒炙活血化瘀调经力强。

【使用注意】 孕妇慎用。不宜与藜芦同用。

【现代研究】 化学研究显示含隐丹参酮，异丹参酮，丹参素，丹参酸，原儿茶酸和原儿茶醛等。药理研究显示有扩张冠状动脉，增加冠状动脉血流量，改善心肌缺血，降血压，降血液黏度，抑制血小板和凝血功能，降血脂，抗肝纤维化，促进骨折和皮肤切口愈合，抗胃溃疡，镇静和镇痛，抗炎，抗过敏和抑制多种致病菌等作用。临床用于治疗脑血栓，冠心病心绞痛，高血压病，血栓闭塞性脉管炎和慢性肝炎等。

决明子素，黄决明素，决明素，决明子苷，决明子蒽酮和决明子内酯等。药理研究显示能抑制葡萄球菌、白喉杆菌、伤寒杆菌、石膏样毛癣菌和红色毛癣菌等作用，有降血压，利尿，降血脂，抑制动脉粥样硬化，抗血小板聚集，保肝和缓泻等作用。临床用于治疗高血压病，高脂血症，急性结膜炎，真菌性阴道炎和夜盲症等。

68 丹参（紫丹参）

【古籍原文】 味苦，微寒。主心腹邪气，肠鸣幽幽如走水，寒热积聚，破癥除瘕，止烦满，益气。一名郤蝉草。生川谷。

【来　　源】 为唇形科植物丹参 *Salvia miltiorrhiza* Bge. 的根。

【形态特征】 多年生草本。高30~80cm，全株密被柔毛。根圆柱形，砖红色。茎直立，4棱，上部多分支。羽状复叶对生，小叶5~7片，叶片卵形或卵状椭圆形，先端尖，基部楔形或圆形；边缘有锯齿；两面密被白色柔毛。轮伞花序腋生或顶生，每

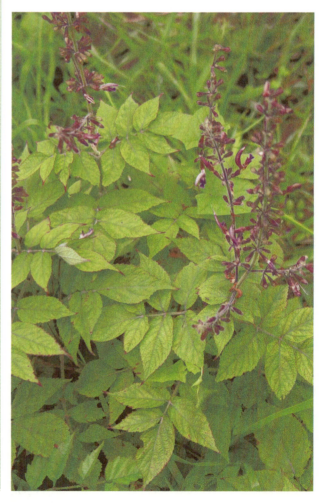

69 茜根（茜草、茜草根）

【古籍原文】味苦，寒。主寒湿，风痹，黄疸，补中。生川谷。

【来　　源】为茜草科植物茜草*Rubia cordifolia* L.的根及根茎。

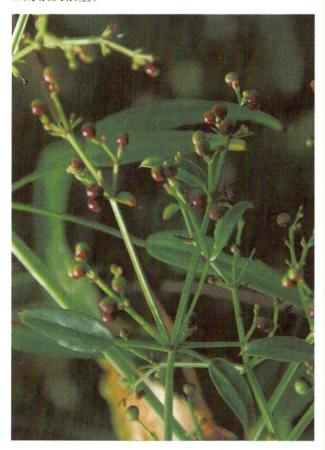

【形态特征】多年生攀援草本。长1~3m。支根数条至数十条，外皮黄赤色。茎方形，有4棱；棱上有倒生刺。叶4片轮生，有长柄；叶片卵状心形或狭卵形；先端渐尖，基部心形或圆形；全缘。聚伞花序圆锥状，腋生或顶生；花小；花冠5裂；淡黄色。浆果小球形，肉质，红色转黑色。

【性味功效】苦，寒。凉血，祛瘀，止血，通经。

【古方选录】《世医得效方》茜根丸：茜草根、升麻、地榆、黄连、当归、枳壳、白芍药各等分。用法：研末，醋糊为丸，梧桐子大，每服五十丸，空腹米饮送下。功效：清热凉血，止血止痛。主治：毒痢下血，心烦腹痛，脉或大。

【用法用量】煎服，6~10g；或入丸、散。止血炒炭用，活血通经生用或酒炙用。

【使用注意】孕妇慎用。

【现代研究】化学研究显示含蒽醌衍生物，萘醌衍生物，萘氢醌衍生物，环己肽，三萜化合物及茜草苷、皂苷和蔗糖等。药理研究显示有缩短凝血时间，止血，升高白细胞，促进实验动物骨髓造血干细胞增殖、分化和抗癌等作用。临床用于治疗肺结核咯血，消化道出血，功能性子宫出血，血小板减少性紫癜，白细胞减少症，肝炎和肠炎等。

70 飞　廉

【古籍原文】味苦，平。主骨节热，胫重酸疼。久服，令人身轻。一名飞轻。生川泽。

【来　　源】为菊科植物丝毛飞廉*Carduus crispus* L.的全草或根。

【形态特征】二年生草本。茎直立，高50~100cm，具纵条棱，并附有绿色间歇的刺齿状翼。主根肥厚，伸直或偏斜。叶互生；下部叶椭圆状披针形，羽状深裂，裂片边缘具刺，上面绿色。头状花序2~3朵生于枝端，总苞钟形，苞片多层；花全部为管状花，两性，紫红色；先端5裂；雄蕊5枚；雌蕊1枚。瘦果长椭圆形。

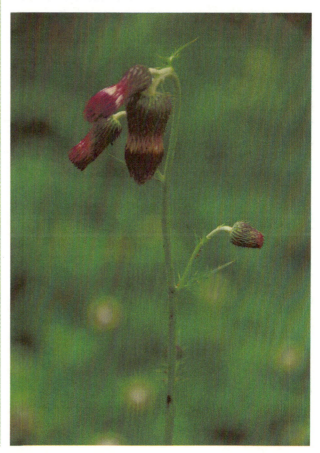

【性味功效】微苦，凉。清热，利湿，凉血，散瘀。

【临床用方】《黑龙江中药》：飞廉全草500g，何首乌150g，生地黄250g。用法：酒浸泡1周，每天服一小杯（20~50ml）。功效：补益精血，祛风止痛。主治：关节炎肿痛。

【用法用量】水煎服，9~15g；或浸酒。

【使用注意】孕妇慎用。

【现代研究】化学研究显示茎含去氢飞廉碱和去氢飞廉定等。药理研究显示有提高冠状动脉血流量，保护心肌等作用。临床用于治疗感冒，流行性感冒，鼻出血，功能性子宫出血，尿血，风湿性关节炎和跌打损伤疼痛等。

71 五味子

【古籍原文】味酸，温。主益气，咳逆上气，劳伤羸瘦。补不足，强阴，益男子精。生山谷。

【来　　源】为木兰科植物五味子*Schisandra chinensis*（Tuncz.）Baill. 的成熟果实。

【形态特征】落叶木质藤本。长达8m。茎皮灰褐色，小枝褐色，稍具棱。叶互生，叶柄细长；叶片

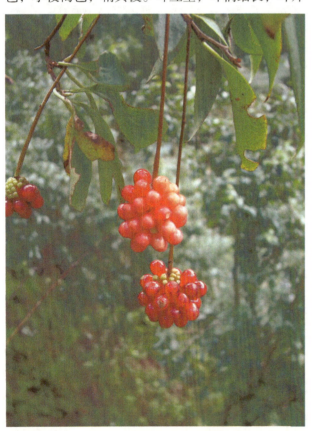

薄而带膜质，卵形至阔椭圆形，先端尖，基部楔形至圆形，边缘有小齿牙；上面绿色，下面淡黄色。花单性，雌雄异株；雄花具长梗，花被6~9片；雌花花被6~9片，雌蕊多数，螺旋状排列于花托上，子房倒梨形。浆果球形，成熟时深红色，内含种子1粒。

【性味功效】酸、甘，温。收敛固涩，益气生津，补肾宁心。

【古方选录】《杂病源流犀烛·脏腑门》五味子汤：五味子、山茱萸、龙骨、牡蛎、何首乌、远志、五倍子、地骨皮各适量。用法：水煎服，日三次。功效：补肾益精，收敛固涩。主治：肾虚汗出。

【用法用量】煎服，2~6g；研末服，1~3g。

【使用注意】外有表邪，内有实热，咳嗽、麻疹初起均不宜用。

【现代研究】化学研究显示干果含柠檬酸，苹果酸，酒石酸，单糖类和树脂等；种子含脂肪油，挥发油，叶绿素，β-谷固醇，柠檬酸，维生素类，鞣质及少量糖类等。药理研究显示有兴奋中枢神经，镇咳，祛痰，强心，降血压，抗肝损伤，降低血清转氨酶，增强免疫功能，抑制金黄色葡萄球菌、肺炎杆菌、沙门菌等作用。临床用于治疗病毒性肝炎，神经衰弱，糖尿病，急性细菌性痢疾和肠炎等。

72 旋华（旋花）

【古籍原文】味甘，温。主益气，去面皯黑色，媚好。其根味辛，主腹中寒热邪气，利小便。久服，不饥，轻身。一名筋根华，一名金沸。生平泽。

【来　　源】为旋花科植物旋花*Calystegia sepium*（L.）R. Br. 的花、茎、叶和根。

【形态特征】多年生缠绕草本。全株无毛。茎缠绕或匍匐，有细棱。叶互生，具长柄，叶形多变，常呈三角状卵形或宽卵形，先端渐尖或锐尖，叶基戟形或心形，全缘或基部稍延伸为具2~3齿缺的裂片。花单生于叶腋，具长花梗；苞片2片，宽卵形；萼片5片，卵形；花冠漏斗状，白色或淡红色；雄蕊5枚；子房无毛，柱头2裂。蒴果卵形。种子黑褐色。

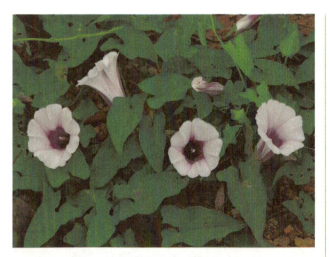

【性味功效】甘，温。益气，养颜，涩精。

【临床用方】治胃痛腹胀：旋花根、苦蒜各20g。用法：水煎服。

【用法用量】水煎服，10~20g。

【现代研究】药理研究显示有降血糖的作用。临床用于治疗劳伤，跌打损伤，蜂窝织炎，遗尿，遗精和蛔虫病等。

73 兰草（佩兰）

【古籍原文】味辛，平。主利水道，杀蛊毒，辟不祥。久服，益气轻身，不老通神明。一名水香。生池泽。

【来　　源】为菊科植物佩兰*Eupatorium fortunei* Turcz.的地上部分。

【形态特征】多年生草本。根茎横走。茎直立，高70~120cm，下部光滑无毛。叶对生，下部叶片常枯萎，中部叶片通常3深裂，先端渐尖，边缘有锯齿，上部叶较小；通常不分裂。头状花序排列成聚伞状，每个头状花序具花4~6朵，全部为管状花；花冠白色；雄蕊5枚；子房下位，柱头2裂。瘦果圆柱形，熟时黑色。

【性味功效】辛，平。芳香化湿，醒脾开胃，发表解暑。

【古方选录】《黄帝内经·素问》兰草汤：佩兰适量。用法：水煎饮服。功效：芳香化湿，清脾胃热。主治：脾瘅，口甘多涎，纳食减少。

【用法用量】煎服，3~10g；或单用开水泡服。

【使用注意】不宜久煎。

【现代研究】化学研究显示含挥发油，油中含聚伞

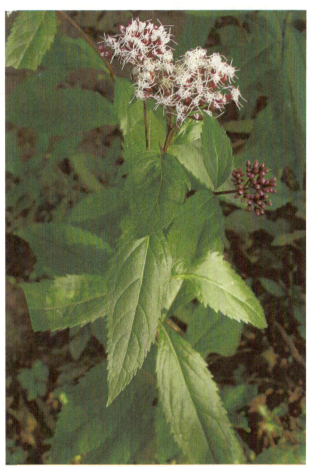

花素、乙酸橙花醇酯和百里香酚甲醚等。药理研究显示有保护胃黏膜，增强人唾液淀粉酶活性，抑制白喉杆菌、伤寒杆菌、金黄色葡萄球菌等作用。临床用于治疗外感暑热，夏秋季感冒和急性胃肠炎等。

74 蛇床子

【古籍原文】味苦，平。主妇人阴中肿痛，男子阴痿、湿痒，除痹气，利关节，癫痫，恶创。久服轻身。一名蛇米。生川谷及田野。

【来　　源】为伞形科植物蛇床子*Cnidium monnieri*（L.）Cuss.的成熟果实。

【形态特征】一年生草本。高30~80cm。茎圆柱形，中空，疏生细柔毛。基生叶有短柄；茎上部叶具短柄；二至三回羽状分裂，最终裂片线状披针形，先端锐尖，基部鞘状。复伞形花序顶生或侧生；总苞片8~10片，线形有长尖；花瓣5片，白色；雄蕊5枚；子房下位，花柱2枚。双悬果圆形，果棱成翅状。

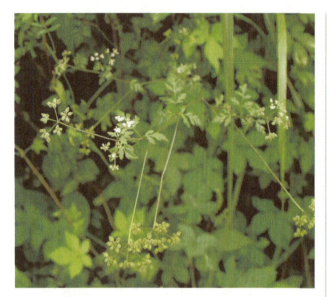

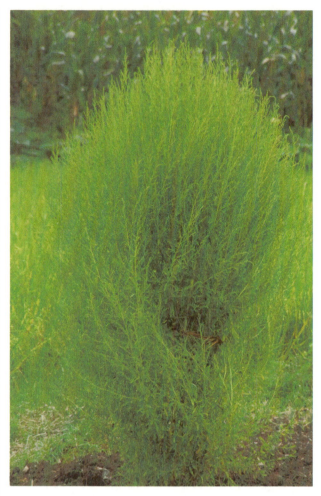

【性味功效】辛、苦，温；有小毒。温肾壮阳，燥湿祛风，杀虫止痒。

【古方选录】《医宗金鉴·外科心法要诀》蛇床子汤：威灵仙、蛇床子、当归尾、土大黄、苦参各五钱，砂仁壳三钱，老葱头七个。用法：水煎，熏洗。功效：清热解毒，活血通络。主治：肾囊风（阴囊水肿）。

【用法用量】煎服，3~10g。外用适量，煎汤熏洗；或研末调敷。

【使用注意】阴虚火旺及下焦湿热者忌用。

【现代研究】化学研究显示含挥发油，蛇床酚，欧前胡内酯，花椒毒素，花椒毒酚，异茴芹香豆素，棕榈酸和β-谷甾醇等。药理研究显示有祛痰，平喘，抗心律失常，抗真菌、病毒、滴虫，抗变态反应，抗诱变，延缓衰老及性激素样作用。临床用于治疗疥疮，头疮，滴虫性阴道炎，急性渗出性皮肤病，哮喘，阴囊、肛门湿疹瘙痒等。

75 地肤子

【古籍原文】味苦，寒。主膀胱热，利小便，补中，益精气。久服，耳目聪明，轻身耐老。一名地葵。生平泽及田野。

【来　　源】为藜科植物地肤Kochia scoparia（L.）Schrad. 的成熟果实。

【形态特征】一年生草本。高50~150cm。茎直立，多分支，淡绿色或浅红色，生短柔毛。叶互生，无柄；叶片狭长或线状披针形；先端渐尖，基部楔形，全缘，上面绿色无毛，下面淡绿色；通常3条主脉。花生于叶腋，集成稀疏穗状花序；花小，两性或雌性，黄绿色，被片5片；雄蕊5枚；柱头2枚。胞果扁球形。种子扁球形，黑褐色。

【性味功效】辛、苦，寒。清热利湿，祛风止痒。

【古方选录】《外台秘要》引《广济方》地肤子丸：地肤子五两，决明子一升。用法：捣筛，米饮为丸。食后，饮服二十至三十丸。主治：雀目。

【用法用量】煎服，9~15g；鲜品加倍。外用适量，煎汤熏洗。

【使用注意】脾胃虚寒者和孕妇慎用。

【现代研究】化学研究显示含齐墩果酸，挥发油，蛋白质，生物碱，阿魏酸钠，黄酮，正三十烷醇，脂肪油和维生素A等。药理研究显示有抑制伤寒杆菌、许兰黄癣菌、铁锈色小芽胞癣菌、羊毛状小芽胞癣菌和星形奴卡菌作用，还有增加心脏灌流量、抑制胶原和二磷酸腺苷（ADP）诱发的血小板聚集等作用。临床用于治疗皮肤瘙痒，荨麻疹和过敏性皮炎等。

76 景天

【古籍原文】味苦，平。主大热，火创，身热，烦邪恶气。花主女人漏下赤白，轻身明目。一名戒火，一名慎火。生川谷。

【来　源】为景天科植物景天Sedum crythrotictum Miq.的全草。

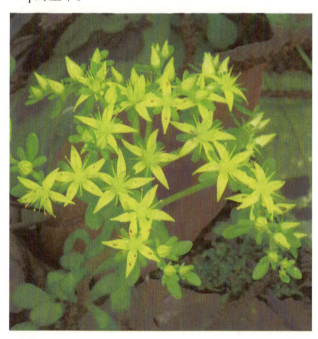

【形态特征】多年生肉质草本。高30~70cm。块根胡萝卜状。茎直立，不分支。叶对生，少有互生或3叶轮生，近无柄；叶片长圆形或长方卵形，先端急尖或钝，基部渐狭，边缘有疏锯齿。伞房花序顶生，花密生，花梗与花等长；萼片、花瓣均为5片；雄蕊10枚；心皮5枚。蓇葖果直立，先端渐尖。

【性味功效】甘、酸，平。清热凉血，润肺止咳。

【古方选录】《太平圣惠方》：景天草鲜品适量。用法：捣绞取汁，日三五次点眼。功效：清热明目。主治：眼生花翳，多泪涩痛。

【用法用量】水煎服，15~30g，鲜品加倍。外用适量。

【现代研究】化学研究显示含景天庚醛糖，蔗糖及果糖等。临床用于治疗月经不调，慢性支气管炎咳嗽，急性咽喉炎，烫伤及鸡眼等。

77 因陈（茵陈）

【古籍原文】味苦，平。主风湿寒热，邪气，热结，黄疸。久服轻身，益气耐老。生邱陵阪岸上。

【来　源】为菊科植物滨蒿Artemisia scoparia Waldst. et Kit.或茵陈蒿Artemisia capillaris Thunb.的嫩茎叶或全草。

【形态特征】多年生半灌木。有垂直或歪斜的根。茎直立，多分支，当年枝顶端有叶丛生，被密绢毛。叶二回羽状分裂，下部叶裂片较宽短；中部以上叶长裂片细，条形；上部叶羽状分裂。头状花序多数排列成复总状；总苞球形，顶端尖，边缘膜质，背面稍绿色；花黄色，外层雌性，6~10朵，能育。瘦果矩圆形，无毛。

【性味功效】苦、辛，微寒。清利湿热，利胆退黄。

【古方选录】《伤寒论》茵陈蒿汤：茵陈六两，栀子十四枚，大黄（去皮）二两。用法：先煎茵陈，再入他药同煎，去滓，日服三次。功效：清热利湿退黄。主治：湿热黄疸，一身面目俱黄，黄色鲜明，发热，但头汗出，身无汗，口渴，腹微满，大便秘结，小便短赤等。

【用法用量】煎服，6~15g。外用适量，煎汤熏洗。

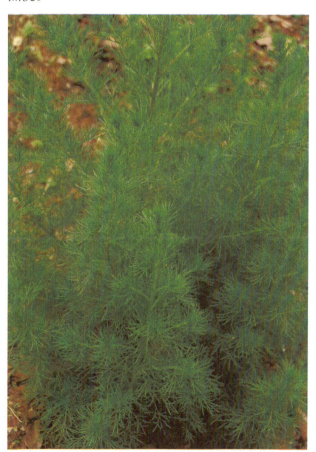

【现代研究】化学研究显示含挥发油，蒿属香豆精，绿原酸，咖啡酸，对羟基苯乙酮和甲基茵陈色原酮等。药理研究显示有显著利胆，增加胆汁中胆酸和胆红素排泄，防治肝损害，利尿，解热，平喘，抑制金黄色葡萄球菌、伤寒杆菌、大肠杆菌，杀灭真菌、流感病毒等作用。临床用于治疗高脂血症，胆道蛔虫，新生儿黄疸，黄疸型肝炎，胆石症，冠心病及胆囊炎等。

78 杜若（杜衡）

【古籍原文】味辛，微温。主胸胁下逆气，温中，风入脑户，头肿痛，多涕，泪出。久服，益精，明目轻身。一名杜衡。生川泽。

【来　　源】为马兜铃科植物杜衡*Asarum forbesii* Maxim.的全草。

【形态特征】多年生草本。根状茎粗短，下生多数细根。叶具长柄；叶片肾形，上面有白色斑。春季开花，花被管钟状，外面黄绿带浅褐色，内面紫色；雄蕊12枚，花药长三角形；子房半下位，花柱6枚。蒴果肉质，近球形，有多数黑褐色种子。

【性味功效】辛，温；有小毒。活血止痛，散寒止咳。

【古方选录】《补缺肘后方》：瓜蒂二分，杜衡三分，人参一分。用法：捣、筛，以汤服一钱匕，日二三服。主治：呼吸喘息，若犹觉停滞在心胸，膈中不和者。

【用法用量】水煎服，3~9g。

【使用注意】风热、燥痰咳嗽者不宜。

【现代研究】化学研究显示含杜衡甲素、杜衡乙素、

杜衡丙素、杜衡丁素，还含挥发油，油中有甲基丁香酚、龙脑、异龙脑、黄樟醚、榄香素及反式细辛脑等。药理研究显示所含挥发油有麻醉作用。临床用于治疗感冒头痛，损伤疼痛，蛇咬伤，风湿病关节疼痛，皮肤细菌、真菌感染和龋齿疼痛等。

79 沙参（南沙参）

【古籍原文】味苦，微寒。主血积惊气，除寒热，补中，益肺气。久服利人。一名知母。生川谷。

【来　　源】为桔梗科植物沙参*Adenophora stricta* Miq.或轮叶沙参*A. tetraphylla*（Thunb.） Fisch.的根。

【形态特征】轮叶沙参：多年生草本。高60~100cm。根粗壮，胡萝卜形。茎直立，单一。基生叶心形；茎生叶3~6片，通常4片轮生，无柄或短柄；叶片椭圆形或披针形，边缘有锯齿，上面绿色，下面淡绿色，有密柔毛。大型圆锥花序；萼齿5枚；花冠钟形，蓝紫色；裂片5片。蒴果卵圆形。种子多数。

【性味功效】甘，微寒。养阴清肺，益胃生津，化痰，益气。

【古方选录】《温病条辨》沙参麦冬汤：沙参、麦冬各三钱，玉竹二钱，生甘草一钱，桑叶、白扁豆、天花粉各一钱五分。用法：水煎服，日二次。功效：清养肺胃，生津润燥。主治：燥伤肺胃，津液亏损证，症见咽干口渴，干咳少痰，舌红少苔等。

【用法用量】煎服，9~15g。

【使用注意】不宜与藜芦同用。

【现代研究】化学研究显示含蒲公英萜酮，β-谷

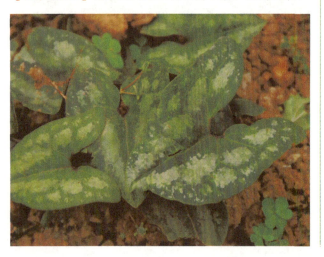

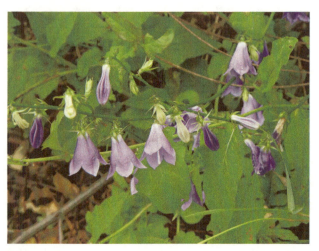

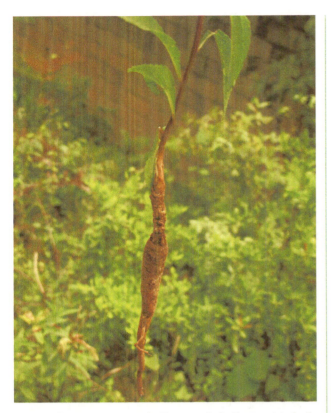

甾醇，胡萝卜苷，沙参苷Ⅰ、沙参苷Ⅱ、沙参苷Ⅳ，亚麻仁油酸酯，硬脂酸，甲酸及羽扇豆烯酮等。药理研究显示有祛痰、强心、免疫调节和抗真菌等作用。临床用于治疗急性支气管炎，慢性支气管炎，百日咳，肺炎，感冒咳嗽，肺热咳嗽及慢性咽炎等。

80 ※白兔藿

【古籍原文】味苦，平。主蛇虺，蜂虿，猘狗，菜肉蛊毒，痓。一名白葛。生山谷。

【古代研究】陶弘景曰："此药解毒，莫之与敌"，然"而人不复用，不闻识者"。该药草在后世中药类专著中无记载，有待考证。

81 徐长卿

【古籍原文】味辛，温。主鬼物，百精，蛊毒，疫疾，邪恶气，温疟。久服，强悍轻身。一名鬼督邮。生山谷。

【来　　源】为萝藦科植物徐长卿 *Cynanchum paniculatum*（Bge.）Kitag.的根及根茎。

【形态特征】多年生草本。高约65cm。根茎短，须根多数。茎细，刚直，节间长。叶对生，披针形至线形，先端尖，全缘，边缘稍外翻，有睫毛；基部渐狭。圆锥花序顶生于叶腋，总花柄多分支，花梗细柔，花多数；花萼5深裂，黄绿色；副花冠5枚，黄色；雄蕊5枚；雌蕊1枚。蓇葖果角状。种子卵形而扁，暗褐色，顶端着生多数银白色绒毛。

【性味功效】辛，温。祛风，化湿，止痛，止痒。

【古方选录】《太平圣惠方》：徐长卿一两，安息香（酒浸，细研，去滓，慢火熬成膏）一两。用法：安息香煎和丸，梧桐子大，醋汤下十丸。功效：活血止痛。主治：恶疰心痛，闷绝欲死。

【用法用量】煎服，3~12g，不宜久煎。

【使用注意】孕妇慎用。

【现代研究】化学研究显示含牡丹酚，黄酮苷，挥发油，糖类，氨基酸，珊瑚苷元及微量生物碱等。药理研究显示有镇痛，镇静，抗惊厥，解热，解痉，降血压，增加冠脉血流量，改善心肌代谢，降血脂及抑制金黄色葡萄球菌、甲型链球菌、福氏痢疾杆菌等作用。临床用于治疗胃痛，胆绞痛，慢性支气管炎，失眠，慢性胃炎，湿疹，荨麻疹，接触性皮炎及顽癣等。

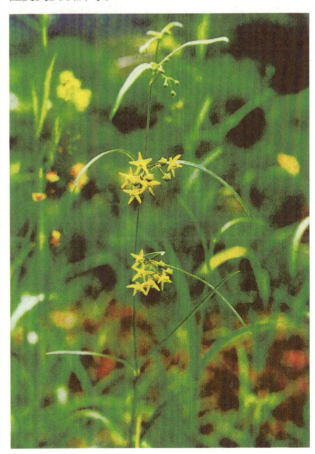

82 石龙刍（龙珠）

【古籍原文】味苦，微寒。主心腹邪气，小便不利，淋闭，风湿，鬼注，恶毒。久服，补虚羸，轻身，耳目聪明，延年。一名龙须，一名草续断，一名龙珠。生山谷。

【来　　源】为灯心草科植物野灯心草Juncus setchuensis Buchen.的全草。

【形态特征】多年生草本。高30～50cm。根茎多短缩，须根较坚硬。茎细弱，灰绿色，有纵条纹。叶多基生；叶鞘红褐色至棕褐色；叶片退化为芒刺状。聚伞花序，多花或仅有数朵；花被6片，卵状披针形，淡绿色，边缘膜质；雄蕊3枚，短于花被；子房上位，花柱极短，柱头3枚。蒴果近球形，成熟时棕褐色。种子偏斜倒卵形。

【性味功效】苦，凉。利水通淋。

【临床用方】治小便淋痛：石龙刍、川木通各10g，车前草、生甘草各6g。水煎服。

【用法用量】水煎服，6~15g。

83 ※薇衔

【古籍原文】味苦，平。主风湿痹，历节痛，惊痫，吐舌，悸气，贼风，鼠瘘，痈肿。一名糜衔。生川泽。

【古代研究】李时珍曰："乃《素问》所用治风病自汗药，而后世不知用之。"该药草在后世中药类专著中无记载，有待考证。

84 云实

【古籍原文】味辛，温。主泄利肠澼；杀虫、蛊毒，去邪；结气，止痛；除寒热。花，主见鬼精物。多食令人狂走。久服，轻身通神明。生川谷。

【来　　源】为豆科植物云实Caesalpinia sepiaria Roxb.的种子、根。

【形态特征】落叶攀援灌木。干皮密生倒钩刺。裸芽叠生，枝、叶轴及花序密生灰色或褐色柔毛。二回羽状复叶，复叶羽片3～10对；每羽片有小叶

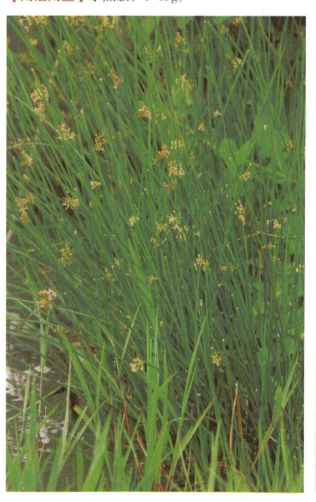

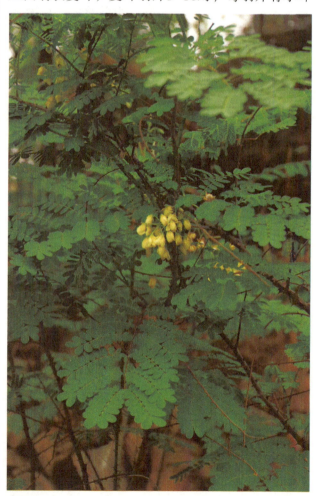

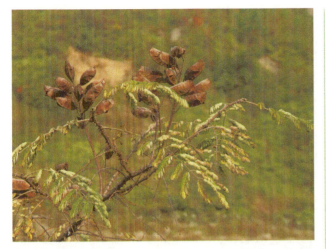

7~15对，长圆形，先端近圆形，基部圆钝，两面有柔毛。总状花序顶生，花亮黄色；萼片5片，花瓣5片；雄蕊10枚，分离；子房上位，1室。荚果近木质，栗色，无毛。种子6~9粒，长圆形，褐色。

【性味功效】辛，温。清热除湿，发表散寒，透疹。

【古方选录】《太平圣惠方》云实丸：云实二合，附子（炮裂，去皮、脐）一两，龙骨一两，女萎一两。用法：捣罗研末，煮枣肉和丸如梧桐子大。每服一丸，粥饮下，每服不计时候。主治：赤白痢不瘥，羸困。

【用法用量】水煎服，10~15g。

【使用注意】风热感冒、湿热泻痢者不宜。

【现代研究】化学研究显示根、果实含鞣质，种子含脂肪油。药理研究显示有止咳，祛痰，平喘和抑制金黄色葡萄球菌等作用。临床用于治疗疟疾，痢疾，麻疹，感冒，风湿性关节炎和慢性支气管炎咳嗽等。

85 王不留行

【古籍原文】味苦，平。主金创，止血，逐痛，出刺，除风痹内寒。久服，轻身，耐老增寿。生山谷。

【来　　源】为石竹科植物麦蓝菜 *Vaccaria segetalis* （Neck.）Garcke的成熟果实。

【形态特征】一年生或二年生草本。茎直立，高30~70cm，圆柱形，节处有膨大，上部呈二叉状分支。叶对生，无柄；卵状披针形或线状披针形，先端渐尖，基部圆形或近心形，全缘。顶端聚伞花序

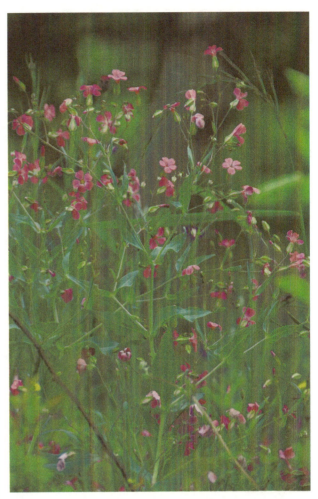

疏生，萼筒有5个绿色棱刺，先端5裂；花瓣5片，分离，淡红色；雄蕊10枚，不等长；雌蕊1枚；子房椭圆形，1室，花柱2枚，细长。蒴果广卵形。

【性味功效】苦，平。活血通经，下乳消肿，利尿通淋。

【古方选录】《金匮要略》王不留行散：王不留行、蒴藋细叶、桑白皮各十分，甘草十八分，川椒三分，厚朴、黄芩、干姜、芍药各二分。用法：前三味烧灰存性，和余药研末，每服一方寸匕，疮小者外敷，疮大者内服。功效：活血止血，行气止痛。主治：金创损伤。兼外感风寒者去桑白皮。

【用法用量】煎服，5~10g。外用适量。

【使用注意】孕妇慎用。

【现代研究】化学研究显示含王不留行皂苷，王不留行黄酮苷，异肥皂草苷，植酸钙镁，磷脂和豆脂醇等。药理研究显示有抗着床，抗早孕，促进乳汁分泌，杀伤食道癌细胞以及镇痛等作用。临床用于治疗带状疱疹，急性乳腺炎，子宫肌瘤及泌尿道结石等。

86 升 麻

【古籍原文】味甘，辛。主解百毒，杀百老物殃鬼，辟温疾，瘴邪，毒蛊。久服不夭。一名周升麻。生山谷。

【来　　源】为毛茛科植物升麻Cimicifuga foetida L. 的根茎。

【形态特征】多年生草本。高1~2m。根茎呈不规则块状，须根多而长。茎直立，分支。数回羽状复叶，叶柄密被柔毛，小叶片卵形或披针形，边缘有深锯齿，上面绿色，下面灰绿色，两面被短柔毛。复总状花序着生于叶腋或枝顶；花两性，萼片5片，白色，具毛；雄蕊多数；心皮2~5枚，被腺毛，胚珠多数。蓇葖果长矩圆形，略扁。种子6~8粒。

【性味功效】辛、微甘，微寒。发表透疹，清热解毒，升举阳气。

【古方选录】《症因脉治·卷二》升麻清胃散：升麻、生地黄、黄连、牡丹皮、栀子、当归、大黄（酒蒸）各五分。用法：研粗末，水煎服，日三次。功效：清热解毒，活血凉血。主治：胃肠积热致内伤牙衄，右关脉洪数。

【用法用量】煎服，3~10g。发表透疹、清热解毒生用；升阳举陷炙用。

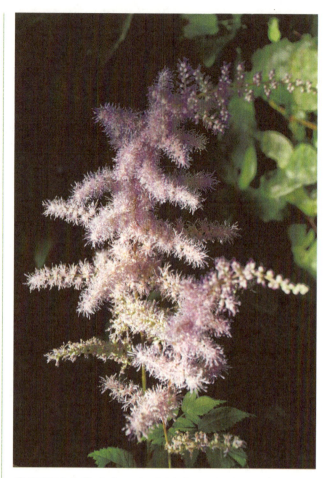

【使用注意】麻疹已透、阴虚火旺及阴虚阳亢者忌用。

【现代研究】化学研究显示含升麻碱，升麻素，水杨酸，咖啡酸，阿魏酸，鞣质及脂肪酸等。药理研究显示有镇痛，抑制心肌收缩，减慢心率，降血压，抑制人体子宫颈癌细胞和明显缩短凝血时间等作用。临床用于治疗子宫脱垂，胃下垂，便血和莨菪类药物中毒等。

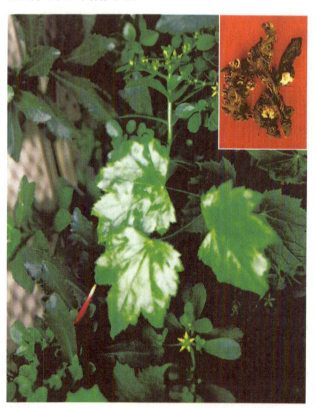

87 ※青 蘘

【古籍原文】味甘，寒。主五脏邪气，风寒湿痹，益气，补脑髓，坚筋骨。久服，耳目聪明，不饥，不老增寿。巨胜苗也。生川谷。

【来　　源】为胡麻科植物脂麻Sesamum indicum L.的叶。

【形态特征】一年生草本。高80~180cm。茎直立，四棱形，棱角突出，基部稍木质化。叶对生，或上部互生；叶片卵形、长圆形或披针形，先端急尖或渐尖，基部楔形，全缘，有锯齿或下部叶3浅裂，表面绿色，背面淡绿色，两面无毛或稍被白色柔毛。花单生，或2~3朵生于叶腋；花萼稍合生，5裂，裂片披针形；花冠唇形筒状，白色，有紫色或黄色彩晕；雄蕊4枚，着生于花冠筒基部，花药黄色；雌蕊1枚。蒴果椭圆形，多棱，纵裂。种子黑褐色。

【性味功效】甘，寒。益气，健骨。

【现代研究】后世多用作食用日用之品，沐头、梳发或做菜，入药鲜见。

88 ※姑 活

【古籍原文】味甘，温。主大风邪气，湿痹寒痛。久服，轻身益寿耐老。一名冬葵子。

【性味功效】甘，温。祛风寒湿。

【古代研究】陶弘景言："方药亦无用此者。"该药草在后世中药类专著中无记载，有待考证。

89 ※别 羁

【古籍原文】味苦，微温。主风寒湿痹，身重，四肢疼酸，寒邪，历节痛。生川谷。

【性味功效】苦，温。祛风寒湿，通经止痛。

【古代研究】陶弘景言："方家时有用处，今俗变绝尔。"该药草在后世中药类专著中无记载，有待考证。

90 ※屈 草

【古籍原文】味苦，微寒。主胸胁下痛，邪气，腹间寒热，阴痹。久服，轻身益气，耐老。生川泽。

【性味功效】苦，微寒。祛风寒湿。

【古代研究】陶弘景言："方药不复用，俗无识者。"该药草在后世中药类专著中无记载，有待考证。

91 ※淮 木

【古籍原文】味苦，平。主久咳上气，肠中虚羸，女子阴蚀，漏下赤白沃。一名百岁城中木。生山谷。

【性味功效】苦，平。降气止咳，祛湿止带。

【古代研究】陶弘景言："方药亦不复用。"该药草在后世中药类专著中无记载，有待考证。

92 牡桂、菌桂（肉桂）

【古籍原文】牡桂：味辛，温。主上气咳逆，结气，喉痹，吐吸，利关节，补中益气。久服，通神，轻身不老。生山谷。菌桂：味辛，温。主百病，养精神，和颜色，为诸药先聘通使。久服，轻身不老，面生光华，媚好常如童子。生山谷。

【来　源】为樟科植物肉桂*Cinnamomum cassia* Presl 的树皮。

【形态特征】常绿乔木。高12~17m。树皮灰褐色，芳香，幼枝略呈四棱形。叶互生，革质，近披针形，先端尖，基部钝，全缘，上面绿色，下面灰绿色。圆锥花序腋生或近顶生，花被裂片6片，黄绿色；发育雄蕊9枚，3轮，花药矩圆形；子房椭圆形，1室。浆果椭圆形至倒卵形，暗紫色。种子长卵形，紫色。

【性味功效】辛、甘，大热。补火助阳，引火归

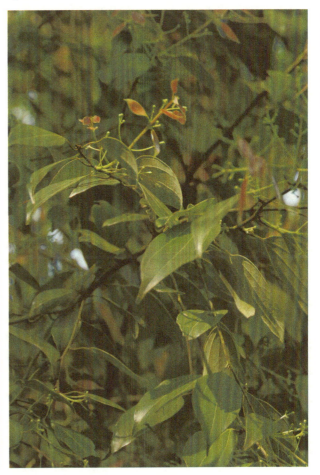

元，散寒止痛，温通经脉。

【古方选录】《兰室秘藏·妇人门》桂附汤：肉桂一钱，附子三钱，黄柏、知母各五分。用法：研粗末，水煎，食远服。主治：白带腥臭，多悲不乐。

【用法用量】煎服，1~5g，宜后下；研末冲服，每次1~2g；或入丸、散。

【使用注意】阴虚火旺、实热、血热出血者及孕妇忌用。不宜与赤石脂同用。

【现代研究】化学研究显示树皮含桂皮油、鞣质、黏液质、树脂等，油中有桂皮醛以及乙酸桂皮酯、乙酸苯丙酯等。药理研究显示桂皮醛可增加心肌收缩力，有镇静、镇痛、解热和抗惊厥等作用；桂皮油有增强消化功能，排除积气，缓解胃肠痉挛性疼痛等作用。临床用于治疗风湿性、类风湿性脊柱炎，腰肌劳损，小儿腹泻，支气管哮喘等。

93 松香（松脂）

【古籍原文】味苦，温。主痈疽，恶疮，头疡，白秃，疥瘙，风气。安五脏，除热。久服，轻身不老延年。一名松膏，一名松肪。生山谷。

【来　　源】为松科植物马尾松Pinus massoniana Lamb.或油松Pinus tabuliformis Carr.的树脂。

【形态特征】马尾松：常绿乔木。高可达40m。树皮红褐色鳞片状；大枝斜展，幼树树冠圆锥形；一年生枝淡黄褐色，无白粉；冬芽褐色，圆柱形。针叶两针一束，细柔。球果卵圆形或圆锥状卵形，长

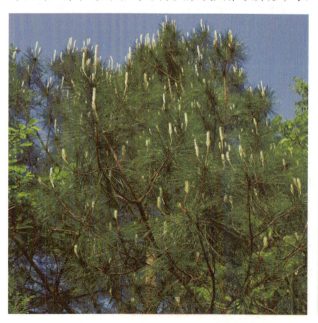

4~7cm，直径2.5~4cm，有短梗，成熟呈栗褐色，鳞盾菱形。种子卵圆形，有翅。

【性味功效】苦、甘，温。祛风燥湿，排脓拔毒，生肌止痛。

【古方选录】《怪症奇方》：松香粉八两，铜青二钱，蓖麻仁五钱。用法：同捣作膏，摊贴患处。主治：一切肿毒。

【用法用量】煎服，2~5g；或入丸、散；或浸酒。外用适量。

【使用注意】热痹者不宜；血虚者慎用。

【现代研究】化学研究显示含松香酸酐及游离的松香酸，树脂烃，挥发油，槲皮素，山柰苷及苦味物质等。药理研究显示松脂提取物对小鼠离体肠肌自发性收缩抑制明显，还有镇咳和祛痰等作用。临床用于治疗银屑病，黄水疮，血栓性脉管炎和慢性支气管炎等。

94 槐实（槐角）

【古籍原文】味苦，寒。主五内邪气热，止涎唾，补绝伤，五痔，火创，妇人乳瘕，子脏急痛。生平泽。

【来　　源】为豆科植物槐Sophora japonica L.的成熟果实。

【形态特征】落叶乔木。高达25m。树皮灰色或深灰色，粗糙纵裂，内皮鲜黄色；枝棕色，皮孔明显。奇数羽状复叶互生，叶柄基部膨大；小叶卵状长圆形或卵状披针形，先端尖，基部圆形，全缘。圆锥花序顶生；花乳白色，花萼5浅裂；花冠蝶形，旗瓣阔心形；雄蕊10枚；子房筒状。荚果长2.5~12cm，有节，呈珠状，肉质，不开裂。种子6粒，深棕色。

【性味功效】苦，寒。清热泻火，凉血止血。

【古方选录】《太平惠民和剂局方》槐角丸：炒槐角一斤，枳壳（麸炒）、当归（酒浸一宿）、地榆、防风、黄芩各半斤。用法：酒糊为丸，梧桐子大，每服三十丸。功效：止痒痛，消肿聚，祛湿毒。主治：大肠湿热，痔瘘肿痛，大便下血。

【用法用量】煎服，6~9g；或入丸、散。

【使用注意】孕妇慎用。

【现代研究】化学研究显示含多种黄酮类，种子含

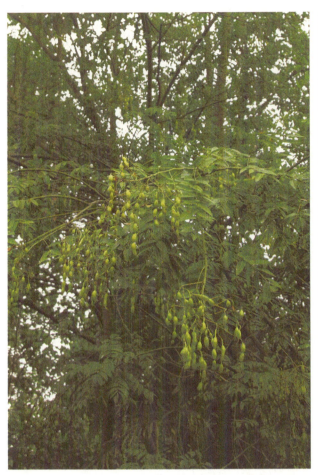

油酸、亚油酸和亚麻酸等。药理研究显示能缩短出血、凝血时间，炒炭后止血作用显著，还有升血糖，不同程度抑制葡萄球菌、大肠杆菌等作用。临床用于治疗高血压病，急性结膜炎，急性膀胱炎血尿淋漓，急性结肠炎和痔疮等。

95 枸杞根（地骨皮）

【古籍原文】味苦，寒。主五内邪气，热中，消渴，周痹。久服，坚筋骨，轻身不老。一名杞根，一名地骨，一名枸杞，一名地辅。生平泽。

【来　源】为茄科植物枸杞*Lycium chinense* Mill.或宁夏枸杞*Lycium barbarum* L.的根皮。

【形态特征】落叶灌木。高约1m。蔓生，茎杆细长，外皮灰色，有棘刺生于叶腋。叶互生或数片丛生，卵状棱形至卵状披针形，先端尖或钝，基部狭楔形，全缘。花单一或数花簇生于叶腋；花萼钟状，3~5裂；花冠漏斗状，先端5裂；雄蕊5枚；雌蕊1枚。浆果卵形或长圆形，熟时红色。

【性味功效】甘，寒。凉血除蒸，清肺降火。

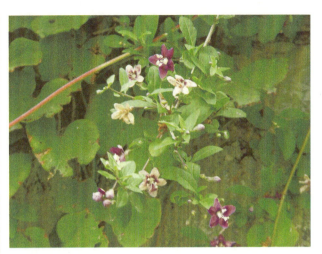

【古方选录】《小儿药证直诀》地骨皮散：地骨皮、银柴胡、知母、半夏（汤洗十次）、人参、炙甘草、赤茯苓各等分。用法：研细末，每服二钱，生姜五片，水煎，食后服。主治：阴虚潮热。

【用法用量】煎服，9~15g；或入丸、散。

【使用注意】外感风热及脾虚便溏者不宜。

【现代研究】化学研究显示含甜菜碱，苦可胺A，枸杞素A，枸杞素B，β-谷甾醇，枸杞酰胺，亚油酸、亚麻酸、蜂花酸、桂皮酸及多种酚类物质等。药理研究显示有抑制伤寒杆菌、甲型副伤寒杆菌、福氏痢疾杆菌、降血压、降血糖、降血脂、升白细胞数和镇静等作用。临床用于治疗糖尿病，疟疾，感冒发热，原发性高血压和淋巴结核等。

96 柏实（柏子仁）

【古籍原文】味甘，平。主惊悸，安五脏，益气，除湿痹。久服，令人悦泽，美色，耳目聪明，不饥不老，轻身延年。生山谷。

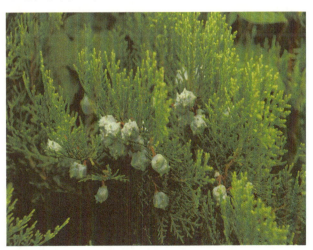

【来　　源】为柏科植物侧柏*Platycladus orientalis*（L.）Franco的成熟种仁。

【形态特征】常绿乔木。高达20m。树皮薄，淡灰褐色，裂成长条状；分支密，小枝扁平，排成一平面，直展。鳞形叶交互对生，扁平；有腺点，侧面叶呈龙骨状，覆盖在正面叶上。雌雄同株，雄球花生于下部短枝顶上，雌球花生于上部小枝上。球果卵状椭圆形，肉质，浅蓝色，后变为木质，深褐色。种子椭圆形，淡黄色，质柔软。

【性味功效】甘，平。养心安神，润肠通便，止汗。

【古方选录】《类证治裁》柏子仁汤：柏子仁、半夏曲各二两，牡蛎、人参、白术、麻黄根、五味子各一两，麦麸半两。用法：水煎服。主治：心虚盗汗。

【用法用量】煎服，3~10g；或入丸、散。便溏者用柏子仁霜。

【使用注意】便溏及痰多者慎用。

【现代研究】化学研究显示含柏木醇，谷甾醇，双萜类成分，脂肪油，少量挥发油和皂苷等。药理研究显示有润肠通便作用，对损伤造成的记忆再现障碍和记忆消失有明显改善作用。临床用于治疗斑秃，脱发，失眠，神经衰弱，流行性腮腺炎和习惯性流产等。

97 伏苓（茯苓）

【古籍原文】味甘，平。主胸胁逆气，忧恚，惊邪，恐悸，心下结痛，寒热，烦满，咳逆，口焦舌干，利小便。久服，安魂魄，养神，不饥延年。一名茯菟。生山谷。

【来　　源】为多孔菌科真菌茯苓*Poria cocos*（Schw.）Wolf的菌核。

【形态特征】菌核寄生于赤松或马尾松等树根上，为不规则块状，球形、扁形、长圆形或长椭圆形不等，大小不一。表面浅灰棕色或黑棕色，呈瘤体皱缩，内部白色稍带粉红色，由无数菌丝组成。子实体伞形，口缘稍有齿；蜂窝状，通常附菌核的外皮而生，初白色，后转为淡棕色。担子棒状；担孢子椭圆形至圆柱形，平滑，无色。

【性味功效】甘、淡，平。利水渗湿，健脾，

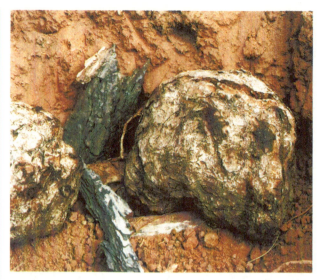

宁心。

【古方选录】《伤寒论》五苓散：泽泻一两六铢，猪苓、茯苓、白术各十八铢，桂枝半两。用法：共研为散，白饮和服方寸匕，日三服，多饮暖水取汗；或水煎服。功效：利水渗湿，温阳化气。主治：蓄水证，痰饮证，水肿，泄泻，小便不利，霍乱等。

【用法用量】煎服，10~15g；或入丸、散。

【使用注意】虚寒滑精者忌用。

【现代研究】化学研究显示含茯苓酸，茯苓聚糖，脂肪酸，树胶，麦角甾醇，月桂酸，蛋白质，脂肪，胆碱和少量无机成分等。药理研究显示有明显利尿，促进机体水盐代谢，镇静，促进体液免疫，提高T淋巴细胞增殖反应和巨噬细胞功能等作用。临床用于治疗小儿肾病综合征，肾炎水肿，慢性精神分裂症，婴幼儿腹泻及部分肿瘤性疾病等。

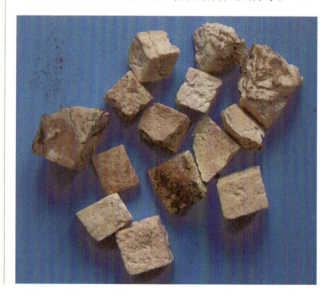

98 榆 皮

【古籍原文】味甘，平。主大小便不通，利水道，除邪气。久服，轻身不饥。其实尤良。一名零榆。生山谷。

【来　源】为榆科植物榆树Ulmus pumila L.的根皮。

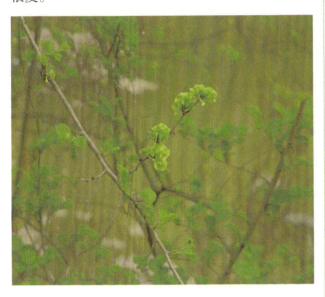

【形态特征】落叶乔木。高达15m。单叶互生；叶片椭圆状卵形或椭圆状披针形，先端渐尖，边缘有锯齿。花先叶开放，簇状聚伞花序生于去年枝的叶腋，花两性；花被4裂，紫色；雄蕊4枚；子房扁平，花柱2枚。翅果近圆形或倒卵形。种子位于翅果的中部或近上部。

【性味功效】涩，平。收敛，止血。

【古方选录】《圣济总录》榆白皮汤：榆白皮三两，冬葵子一合，滑石二两，石韦、瞿麦、生地黄各一两。用法：研粗末，每次五钱，水煎，食前温服。功效：清热通淋，凉血止血。主治：小便出血，溺时淋痛。

【用法用量】煎服，10~15g；外用适量，研末，麻油调敷。

【使用注意】胃气虚寒者慎用。

【现代研究】化学研究显示树皮及根皮含β-谷甾醇、豆甾醇、植物甾醇、鞣质、黏液质和脂肪等，根皮还含多量黏液质等。药理研究显示对白色葡萄球菌、铜绿假单胞菌、伤寒杆菌等有抑制作用。临床用于治疗皮肤感染，褥疮，紫癜，白癜风，烧伤，烫伤，痈疮和白带增多等。

99 酸枣（酸枣仁）

【古籍原文】味酸，平。主心腹寒热，邪结气聚，四肢酸疼，湿痹。久服，安五脏，轻身延年。生川泽。

【来　源】为鼠李科植物酸枣Ziziphus jujuba Mill. var. spinosa（Bunge）Hu ex H. F. Chow的成熟种子。

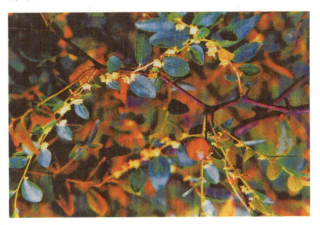

【形态特征】落叶灌木，稀为小乔木。高1~3m。单叶互生；托叶针状；叶片长圆状卵形，先端钝，基部圆形，边缘具细锯齿。花2~3朵簇生于叶腋；花萼5裂，裂片卵状三角形；花瓣5片，黄绿色；雄蕊5枚；花盘明显，10浅裂；子房椭圆形，花柱2裂。核果肉质球形，成熟时暗红褐色，有酸味。

【性味功效】甘、酸，平。养心补肝，宁心安神，敛汗，生津。

【古方选录】《金匮要略》酸枣仁汤：酸枣仁（炒）三升，知母、茯苓、川芎各二两，甘草一两。用法：水煎服。功效：养血安神，清热除烦。主治：肝血不足，阴虚内热者，症见失眠心悸，虚烦不

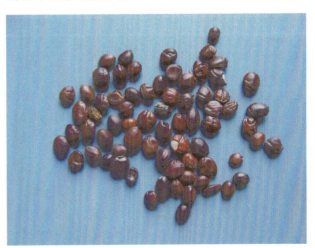

安，头目眩晕，舌红，脉弦细或数。

【用法用量】煎服，10~15g；或入丸、散。

【使用注意】脾虚便溏者不宜。

【现代研究】化学研究显示含生物碱，三萜类化合物，酸枣仁皂苷，多种氨基酸，大量脂肪油，蛋白质，阿魏酸和维生素C等。药理研究显示有镇静催眠，镇痛，降温，延长惊厥潜伏期，对抗心律失常引起的血压下降和房室传导阻滞，兴奋子宫，降低胆固醇总量和低密度脂蛋白等作用。临床用于治疗失眠，神经衰弱和结核病等。

100 檗木（黄柏、黄檗）

【古籍原文】味苦，寒。主五脏，肠胃中结热，黄疸，肠痔，止泄利，女子漏下赤白，阴阳蚀创。一名檀桓。生山谷。

【来　　源】为芸香科植物黄皮树*Phellodendron chinense* Schneid.或黄檗*Phellodendron amurense* Rupr.的树皮。

【形态特征】黄皮树：落叶乔木。高10~12m。树皮棕褐色，内层黄色。奇数羽状复叶，对生；小叶厚纸质，矩圆状卵形，先端渐尖，基部宽楔形或圆形，近全缘。花单性，雌雄异株，排成顶生圆锥花序；萼片5片；花瓣5~8片；雄蕊5~6枚；雌花子房上位。果轴及果枝粗大，被短毛。核果球形，成熟后黑色。

【性味功效】苦，寒。清热燥湿，泻火除蒸，解毒疗疮。

【古方选录】《洞天奥旨·卷十三》柏黛散：黄柏、青黛各二钱。用法：研细末，麻油调敷患处。主

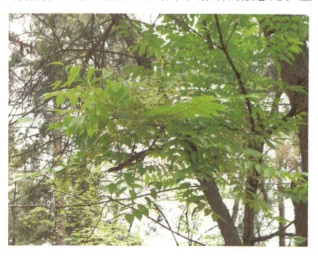

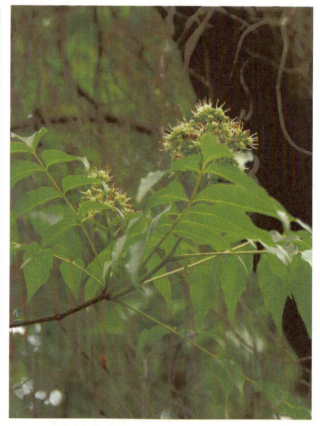

治：日晒疮，火癍疮。

【用法用量】煎服，3~12g；或入丸、散。外用适量。

【使用注意】脾胃虚寒者忌用。

【现代研究】化学研究显示含小檗碱，黄柏碱，木兰花碱，掌叶防己碱，内酯和甾醇等。药理研究显示有解热，抗炎，抗菌，抗血小板凝集，降血糖和降血压等作用。临床用于治疗细菌性痢疾，肠炎腹泻，肝炎，胆囊炎，痔疮便血，带下病，急性结膜炎和皮肤细菌性感染等。

101 干　漆

【古籍原文】味辛，温，无毒。主绝伤，补中，续筋骨，填髓脑，安五脏，五缓六急，风寒湿痹。生漆去长虫。久服，轻身耐老。生川谷。

【来　　源】为漆树科植物漆树*Toxicodendron vernicifluum*（Stokes）F. A. Barkl.的树脂经加工后的干燥品。

【形态特征】落叶乔木。高达20m。树皮幼时灰白色，平滑，老则深灰色，粗糙；冬芽生枝顶。奇数羽状复叶，螺旋状互生，小叶11~15片，叶片卵形

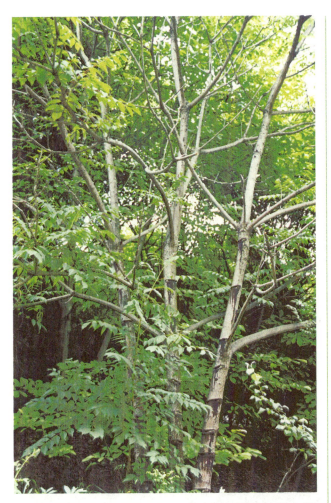

或长方卵形，先端长尖，基部阔楔形或不整齐圆形，全缘。圆锥花序；花小，单性异株，黄绿色；花萼裂片阔卵形；花瓣5片；雄蕊5枚；子房球形，柱头3裂。核果大，偏斜，果核坚硬，压扁。

【性味功效】辛，温；有毒。活血祛瘀，消积杀虫。

【古方选录】《圣济总录》干漆散：干漆（碎，炒令烟）、当归（切，焙）各一两。用法：研末，每服二钱，荆芥酒调下，以下为度。主治：妇人产后胞衣不下，或产后恶血不行，腹痛隐隐。

【用法用量】入丸、散，2~5g。外用适量。

【使用注意】体虚无瘀血者及孕妇忌用。

【现代研究】化学研究显示含漆酚，少量氢化漆酚，漆树蓝蛋白，虫漆酶，鞣质及树胶等。药理研究显示有平滑肌解痉，收缩血管，升血压，散大瞳孔，拟肾上腺素等作用；大剂量时对心脏有抑制作用，使血压下降，瞳孔缩小，还有麻痹中枢神经系统等作用；干漆炭能缩短出血和凝血时间。漆酚能引起过敏性皮炎。临床用于治疗闭经和肠道寄生虫病等。

102 五加皮（南五加）

【古籍原文】味辛，温。主心腹疝气，腹痛，益气，疗躄，小儿不能行，疽创，阴蚀。一名豺漆。

【来　源】为五加科植物细柱五加Acanthopanax gracilistylus W. W. Smith的根皮。

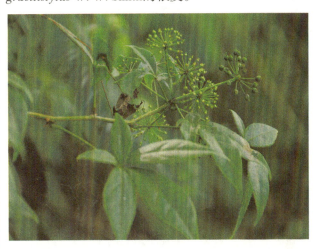

【形态特征】灌木，有时蔓生。高2~3m。枝灰棕色，茎直立或攀援，在叶柄基部或单生扁平刺。叶互生，叶柄有细刺；掌状复叶5片，顶端1片较大，小叶倒卵形至倒披针形，先端尖，基部楔形，边缘具细锯齿。伞形花序单生于叶腋或短枝末梢；花萼5齿裂；花黄绿色，花瓣5片；雄蕊5枚；子房2室。核果近浆果状，扁球形，熟时黑色。

【性味功效】辛，苦，温。祛风除湿，补益肝肾，强筋壮骨，利水消肿。

【古方选录】《圣济总录》五加皮汤：五加皮、芍药、萆薢、桂枝、芦根、杜仲各半两。用法：研粗末，每服二钱，水煎，不拘时服。主治：风湿腰痛。

【用法用量】煎服，4.5~10g；或入丸、散；或浸酒。

【使用注意】萝藦科植物杠柳皮又名北五加，有小毒，不能与五加皮混用。

【现代研究】化学研究显示根皮含丁香苷，刺五加苷，右旋芝麻素，硬脂酸，棕榈酸，挥发油，亚麻酸，β-谷甾醇，维生素A和维生素B$_1$等。药理研究显示有抗炎，镇痛，抗应激，提高血清抗体浓度，影响机体核酸代谢和性激素样作用等。临床用于治疗跌打损伤，风湿病关节疼痛，久病腰痛，年老体弱，小儿行迟，水肿和骨折等。

神农本草经彩色药图

SHENNONGBENCAOJING CAISE YAOTU

103 蔓荆实（蔓荆子）

【古籍原文】味苦，微寒。主筋骨间寒热，湿痹，拘挛，明目，坚齿，利九窍，去白虫。久服，轻身耐老。小荆实亦等。生山谷。

【来　源】为马鞭草科植物单叶蔓荆*Vitex trifolia* L. var. *simplicifolia* Cham.或蔓荆*Vitex trifolia* L.的成熟果实。

【形态特征】单叶蔓荆：落叶小灌木。植株高约2m。全株被灰白色柔毛。主茎匍匐地面，幼枝四棱形。单叶对生；叶片倒卵形至椭圆形，先端钝圆，基部楔形，全缘。圆锥花序顶生；花萼钟状，先端5齿裂；花冠淡紫色，5裂；雄蕊4枚；子房球形，柱头2裂。核果球形。

【性味功效】辛、苦，微寒。疏散风热，清利头目。

【古方选录】《太平圣惠方》蔓荆子散：蔓荆子适量。用法：研末，猪脂调涂患处。主治：小儿头秃不生发，苦痒。

【用法用量】煎服，5~10g。

【使用注意】风寒表证头痛者不宜。

【现代研究】化学研究显示单叶蔓荆果实含蔓荆子黄素（紫花牡荆素），挥发油，生物碱，脂肪油及维生素A样物质等。药理研究显示有镇静，镇痛，止痛，退热，抑制金黄色葡萄球菌，降血压，抗凝血，显著祛痰和平喘等作用。临床用于治疗感冒头痛，神经性头痛，血管痉挛性头痛，高血压病头晕头痛，过敏性鼻炎及中耳炎等。

104 辛夷（辛夷花）

【古籍原文】味辛，温。主五脏，身体寒风，头脑痛，面皯。久服，下气，轻身明目，增年耐老。一名辛矧，一名侯桃，一名房木。生川谷。

【来　源】为木兰科植物望春花*Magnolia biondii* Pam.或同属近缘植物的花蕾。

【形态特征】落叶灌木。高4~5m。树干皮灰白色，小枝紫褐色，具纵阔椭圆形皮孔；冬芽顶生，被浅灰绿色绢毛。叶互生；叶片椭圆形或倒卵状椭圆形，先端渐尖，基部圆形，全缘，两面无毛。花单一生于小枝顶端，先叶开放；花萼3片；花冠6片；

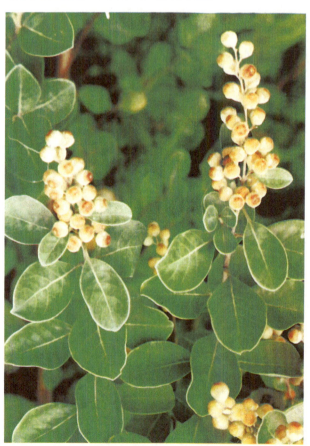

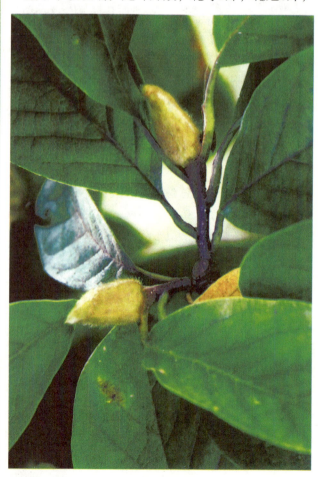

058

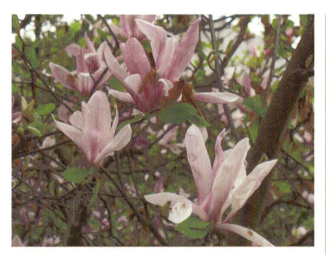

雄蕊多数；心皮多数分离。果实长椭圆形，稍弯曲。

【性味功效】辛，温。散风寒，通鼻窍。

【古方选录】《济生方》苍耳散：辛夷半两，苍耳子二钱半，白芷一两，薄荷半钱。用法：研细末，每服二钱，食后用葱、茶清调下。功效：散风寒，通鼻窍。主治：鼻渊，流黄浊鼻涕，鼻塞不通。

【用法用量】宜包煎或开水泡服，3~10g；或入丸、散。

【使用注意】阴虚火旺致鼻病者不宜使用。

【现代研究】化学研究显示含挥发油和生物碱等。药理研究显示有收缩鼻黏膜血管，显著降血压，轻度抑制心率，直接扩张血管，镇痛和消炎等作用。临床用于治疗感冒鼻塞，急、慢性鼻炎，鼻窦炎，咳嗽和支气管哮喘等。

105 桑上寄生（桑寄生）

【古籍原文】味苦，平。主腰痛，小儿背强，痈肿，安胎，充肌肤，坚发齿，长须眉。其实明目，轻身通神。一名寄屑，一名寓木，一名宛童。生川谷。

【来　源】为桑寄生科植物桑寄生 *Taxillus chinensis* （DC.）Danser 的带叶茎枝。

【形态特征】灌木。嫩枝、叶密被锈色星状毛，后变无毛；小枝灰褐色，具细小皮孔。叶对生或近对生，叶片厚纸质，卵形至长圆形。伞形花序，腋生或生于小枝已落叶膜部。花通常2朵，苞片鳞片状，褐色。浆果椭圆状或近球形，果皮密生小瘤体，浅黄色。

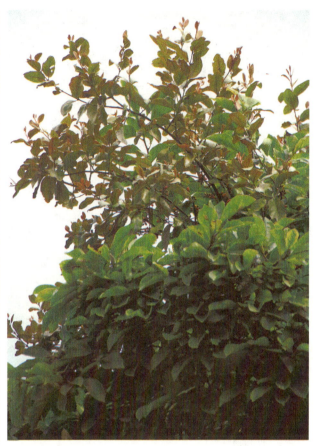

【性味功效】苦、甘，平。祛风湿，补肝肾，强筋骨，安胎元。

【古方选录】《证治准绳·女科》桑寄生散：桑寄生、当归（酒浸）、川芎、续断（酒浸）、阿胶（蛤粉炒）、炒香附、茯神、白术各一钱，人参、炙甘草各半钱。用法：生姜五片，水煎服。主治：胎漏，经血妄行，淋沥不已。

【用法用量】煎服，9~15g；或入丸、散；或浸酒。

【现代研究】化学研究显示含广寄生苷，槲皮素，槲皮苷，萹蓄苷及少量右旋儿茶酚等。药理研究显示有镇静，降血压，利尿，舒张冠状血管，增加冠状动脉流量，抑制血管运动中枢和交感神经中枢，抑制伤寒杆菌、葡萄球菌及脊髓灰质炎病毒等作用。临床用于治疗高血压病，高脂血症，冠心病心绞痛，风湿病关节肿痛和类风湿性关节炎等。

106 杜　仲

【古籍原文】味辛，平。主腰脊痛，补中，益精气，坚筋骨，强志，除阴下痒湿，小便余沥。久服，轻身耐老。一名思仙。生山谷。

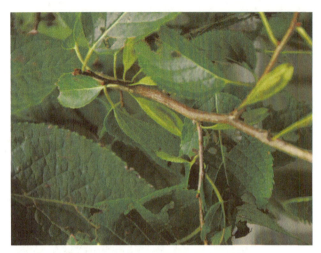

【来　　源】为杜仲科植物杜仲Eucommia ulmoides Oliv.的树皮。

【形态特征】落叶乔木。高达20m。小枝光滑，黄褐色或较淡，具片状髓。皮、枝均含有胶质。单叶互生，叶片椭圆形或卵形，先端渐尖，基部广楔形，边缘有锯齿，幼叶上面疏被柔毛，下面毛较密。花单性，雌雄异株；雄花有雄蕊6~10枚；雌花有1个裸露而延长的子房。翅果卵状长椭圆形而扁，内有种子1粒。

【性味功效】甘，温。补肝肾，强筋骨，安胎。

【古方选录】《证治准绳·女科》杜仲丸：杜仲

（姜汁炒）、续断（酒浸）各二两。用法：研细末，枣肉为丸，梧桐子大，每服七十丸，米汤送下。主治：妊娠二三月，胎动不安，腰痛如坠。

【用法用量】煎服，6~10g；或入丸、散；或浸酒。盐水炒用效果更佳。

【使用注意】阴虚火旺者不宜。

【现代研究】化学研究显示含木脂素，木脂素苷，松脂素双糖苷，杜仲苷，筋骨草苷，杜仲素A，绿原酸，生物碱，蛋白质，维生素和杜仲胶等。药理研究显示有降血压，调节细胞免疫，增强巨噬细胞吞噬功能，促使肝糖元堆积，使胸腺萎缩、血浆中皮质醇含量增加，增强耐缺氧能力，镇静，镇痛，抗菌，抗真菌，利尿和抗脂质过氧化等作用。临床用于治疗高血压病眩晕头痛、目昏，风湿病，腰腿关节痛，子宫脱垂和习惯性流产等。

107 女贞实（女贞子）

【古籍原文】味苦，平。主补中，安五脏，养精神，除百疾。久服，肥健，轻身不老。生山谷。

【来　　源】为樨科植物女贞Ligustrum lucidum Ait.的成熟果实。

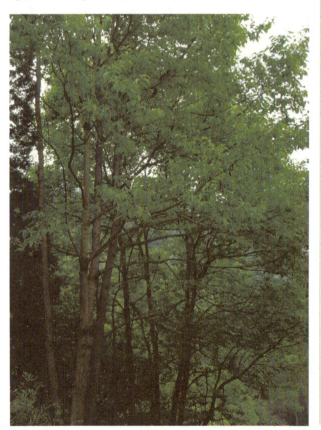

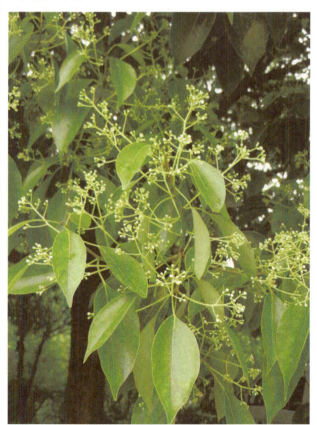

【形态特征】常绿灌木或乔木。高达25m。树皮灰褐色，疏生圆形或长圆形皮孔。单叶对生，叶柄具沟；叶片革质，卵形或卵状披针形，先端尖，基部圆形或宽楔形。圆锥花序顶生，花无梗；花萼无毛；花冠裂片反折；雄蕊和花冠裂片略等长；柱头棒状。核果肾形或近肾形，深蓝黑色，被白粉。

【性味功效】甘、苦，凉。滋补肝肾，乌发明目。

【古方选录】《医醇賸义》女贞汤：女贞子四钱，生地黄、龟板各六钱，当归、茯苓、石斛、天花粉、萆薢、牛膝、车前子各二钱。用法：水煎服。主治：肾受燥热，淋浊溺痛，腰脚无力。

【用法用量】煎服，6~12g；或入丸、散。黄酒拌蒸减苦寒之性，使滋补之力增加。

【现代研究】化学研究显示含齐墩果酸，女贞子酸，女贞子苷，熊果酸，β-谷甾醇，槲皮素，女贞子多糖，氨基酸，挥发油及铜、铁、锌、锰等。药理研究显示有抑制金黄色葡萄球菌、福氏痢疾杆菌、伤寒杆菌、抗炎、增强细胞免疫、降血脂、抑制动脉粥样硬化和降血糖等作用。临床用于治疗顽固性失眠，慢性萎缩性胃炎，高脂血症，冠心病，口腔溃疡，急性结膜炎红肿等。

108 木兰（木兰皮）

【古籍原文】味苦，寒。主身大热在皮肤中，去面热、赤疱、酒皶，恶风疾，阴下痒湿，明耳目。一名林兰。生川谷。

【来　源】为木兰科植物辛夷*Magnolia liliflora* Desr.的树皮。

【形态特征】落叶灌木，高4~5m。树干皮灰白色，小枝紫褐色，具纵阔椭圆形皮孔；冬芽顶生，被浅灰绿色绢毛。叶互生；叶片椭圆形或倒卵状椭圆形，先端渐尖，基部圆形，全缘，两面无毛。花单一生于小枝顶端，先叶开放；花萼3片；花冠6片；雄蕊多数；心皮多数分离。果实长椭圆形，稍弯曲。

【性味功效】苦，寒。清热燥湿，祛风止痒。

【古方选录】《圣济总录》黄芪木兰散：黄芪（锉）二两，木兰皮（锉）一两。用法：捣为散，每服二至三钱，食前热酒调下。日三次。主治：酒疸，心懊痛，足胫满，小便黄，面发赤斑或黄黑色（此由饮酒大醉，当风入水所致）。

【用法用量】煎服或入丸、散，5~10g。

【使用注意】脾胃虚寒者慎用。

109 蕤核（蕤仁）

【古籍原文】味甘，温，主心腹邪气，明目，目赤痛伤，泪出。久服，轻身益气，不饥。生川谷。

【来　源】为蔷薇科植物蕤核*Prinsepia uniflora* Batal.的成熟果核。

【形态特征】落叶灌木。高1~2m。茎多分支，叶腋有短刺。单叶互生；叶片线状长圆形或条状披针形，先端钝，基部楔形，全缘或有细锯齿。花两性，1~3朵蔟生于叶腋；萼筒杯状，5裂；花瓣5片，白色；雄蕊10枚，两轮；雌蕊子房卵圆形，柱头头状。核扁圆形，有网状花纹。

【性味功效】甘，微寒。疏风散热，养肝明目。

【古方选录】《经验良方》：蕤仁、杏仁各一两。用法：去皮研匀，入腻粉少许为丸。每日一次，热

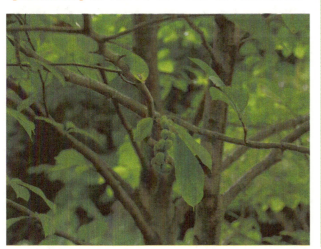

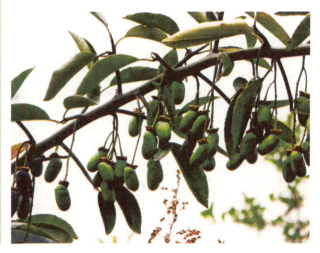

水溶化后清洗。功效：清热生肌。主治：赤烂眼。

【用法用量】煎服，5~9g。外用适量，点眼；或水煎洗。

【使用注意】肝肾阴虚，视物昏花者不宜。

110 橘柚（陈皮、橘皮）

【古籍原文】味辛，温。主胸中瘕热，逆气，利水谷。久服，去臭，下气，通神。一名橘皮。生川谷。

【来　源】为芸香科植物橘Citrus reticulata Blanco的成熟果皮。

【形态特征】常绿小乔木或灌木。高3~4m。枝有刺。叶互生；叶片披针形或椭圆形，先端渐尖，基部楔形，全缘或波状，有半透明油点。花单生或数朵丛生于枝端或叶腋；花萼杯状，5裂；花瓣5片，白色；雄蕊15~30枚；雌蕊1枚，子房圆形，柱头头状。柑果近圆形或扁圆形，果皮薄而宽。种子卵圆形，白色，一端尖，数粒至数十粒或无。

【性味功效】辛、苦，温。理气健脾，燥湿化痰。

【古方选录】《简要济众方》平胃散：苍术五斤，厚朴（姜汁炒）、陈皮（去白）各三斤二两，甘草（炒）三十两。用法：研细末，每服两钱，加生姜两片，大枣两枚，同煎，去姜渣，空心食前热服。功效：燥湿运脾，行气和胃。主治：湿滞脾胃证。脘腹胀满，不思饮食，嗳气吞酸，肢体沉重，常多自利，舌苔白腻而厚，脉缓。

【用法用量】煎服，3~10g；或入丸、散。药用以放置陈久者为佳，故名陈皮。

【现代研究】化学研究显示含挥发油，橙皮苷，川陈皮素，维生素B_1，肌醇，挥发油中有柠檬烯、α-

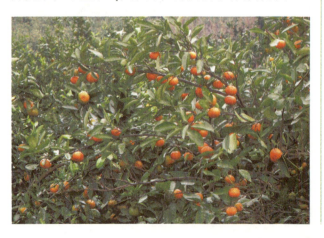

蒎烯、β-蒎烯和枸橼醛等。药理研究显示有促进消化液分泌，排除肠管内积气，祛痰，降低胆固醇，抗血栓形成和抑制子宫等作用。临床用于治疗感冒咳嗽，气管炎痰多咳嗽，百日咳，急性胃炎呕吐呃逆，急性乳腺炎，胆石症及溃疡性结肠炎等。

111 发髮（血余炭）

【古籍原文】味苦，温。主五癃，关格不通，利小便水道，疗小儿痫，大人痉，仍自还神化。

【来　源】人头发制成的炭化物。

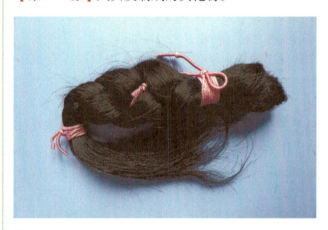

【药材特征】药材呈不规则块状，大小不一，全体乌黑发亮，表面有多数不规则小孔。体轻，质脆易碎，断面呈不平坦的海绵样。用火烧之有焦发气，味苦。以体轻、色乌亮、块状者为佳。

【性味功效】苦，平。收敛止血，化瘀，利尿。

【古方选录】《类证治裁》三灰散：血余炭、地榆（炒炭）、槐花（炒炭）各等量。用法：每次二钱，开水或米汤冲服。功效：凉血止血。主治：大便下血。

【用法用量】煎服，5~10g；研末服，1.5~3.0g。外用适量。

【使用注意】收集的头发用碱水洗去油脂，清水漂净，焖煅后用。

【现代研究】化学研究显示含碳素，胱氨酸，脂肪，蛋白质及钙、钠、钾、锌、铜、铁、锰、砷等。药理研究显示有缩短出血、凝血时间和血浆再钙化时间，收缩黏膜毛细血管，抑制金黄色葡萄球菌、伤寒杆菌、痢疾杆菌及利尿等作用。临床用于治疗功能性子宫出血，外伤出血，声带黏膜下出血，慢性声带炎，声音嘶哑，鼻出血，牙龈出血，泌尿系统感染血尿和产后尿潴留等。

112 龙 骨

【古籍原文】味甘，平。主心腹鬼疰，精物老魅，咳逆，泄利脓血，女子漏下，癥瘕坚结，小儿热气惊痫。齿：主小儿、大人惊痫，癫疾，狂走，心下结气，不能喘息，诸痉，杀精物。久服，轻身通神明，延年。生山谷。

【来　　源】为古代大型哺乳动物象类、三趾马类、犀类、鹿类、牛类等的骨骼化石。

【药材特征】药材为不规则块状，大小不一。表面白色、灰白色或黄白色，较光滑，有的具纹理与裂隙，或具棕色条纹或斑块。质硬，断面不平坦，色白，细腻如粉质。吸湿力较强。

【性味功效】甘、涩，平。平肝潜阳，镇静安神，收敛固涩。

【古方选录】《医方集解》金锁固精丸：沙苑蒺藜（炒）、芡实（蒸）、莲须各二两，龙骨（酥炙）、煅牡蛎各一两。用法：莲子肉打粉糊丸，空腹淡盐汤送下。功效：补肾涩精。主治：肾虚不固之遗精。遗精滑泄，神疲乏力，腰痛耳鸣，舌淡苔白，脉细弱。

【用法用量】煎服，15~30g，宜先煎；平肝潜阳宜生用，收敛固涩宜煅用。外用适量。

【使用注意】湿热积滞者不宜。

【现代研究】化学研究显示含碳酸钙（$CaCO_3$）、磷酸钙[$Ca_3(PO_4)_2$]以及铁、钾、钠、氯、铜、锰和硫酸根（SO_4^{2-}）等。药理研究显示有促进睡眠，抗惊厥，促进血液凝固，降低血管壁通透性和减轻

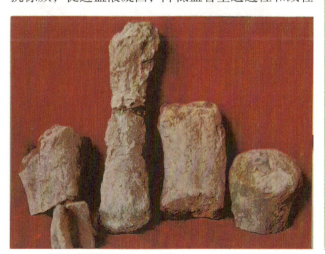

骨骼肌兴奋等作用。临床用于治疗小儿佝偻病，多汗，精神分裂症，胃及十二指肠溃疡，遗精，带下病等。

113 麝 香

【古籍原文】味辛，温。主辟恶气，杀鬼精物，温疟，蛊毒，痫痉，去三虫。久服除邪，不梦寤厌寐。生川谷。

【来　　源】为鹿科动物林麝 *Moschus berezovskii* Flerov、马麝 *Moschus sifanicus* Przewalski 或原麝 *Moschus moschiferus* Linnaeus 成熟雄体腺体囊中的分泌物。

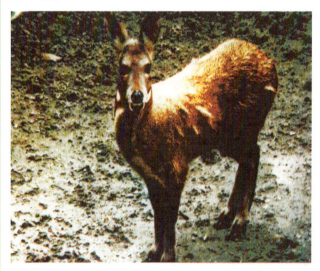

【形态特征】林麝：动物体长约75cm，体重约10kg。毛角较深，深褐色或灰褐色，成体身上一般无显著肉桂黄或土黄点状斑纹。耳背多为褐色或黑褐色；耳多为黑褐色或棕褐色，内白色；眼下部有2条白色毛带延伸至颈和胸部。成年雄麝有1对獠牙，腹下有1个分泌麝香的腺体囊，开口于生殖孔前面。雌麝无腺体囊和獠牙。

【性味功效】辛，温。开窍醒神，活血通经，消肿止痛。

【临床用方】《中药制剂手册》六神丸：麝香、牛黄、珍珠（豆腐制）各1钱5分，冰片、蟾酥、雄黄各1钱。用法：研细末，水泛为丸，百草霜为衣。功效：消肿解毒。主治：烂喉痧，喉风，乳蛾，咽喉肿痛，痈疽疮疖等。

【用法用量】入丸、散，0.03~0.10g。外用适量。

【使用注意】孕妇禁用。

【现代研究】化学研究显示含麝香酮，麝香醇，胆固醇，氨基酸，纤维素，蛋白激酶激活剂和无机盐类等。药理研究显示有兴奋中枢神经系统，增强中枢神经耐缺氧能力，改善脑循环，镇痛，强心，增加冠脉血流量，升高血压，抗血小板凝集和兴奋子宫等作用。麝香及制剂临床用于治疗冠心病心绞痛，血管神经性头痛，支气管哮喘，外伤疼痛和白癜风等。

114 牛 黄

【古籍原文】味苦，平。主惊痫，寒热，热盛，狂，痉，除邪，逐鬼。生平泽。

【来　源】为牛科动物牛 *Bos taurus domesticus* Gmelin 的胆结石。

【形态特征】牛：动物体长1.5~2m，体重280kg左右，体毛大部分为黄色。体格强壮结实，头大额广，鼻阔口大，上唇上部有2个大的鼻孔，其间皮肤硬而光滑，无毛，成为鼻镜。眼、耳较大。头上有角1对，左右分开，角之长短、大小因品种而异，弯曲无分支，中空，内有骨质角髓。四肢匀称，4趾，均有蹄甲，其后方2趾不着地，称悬蹄。尾较长，尾端具丛毛。

【性味功效】甘，凉。清心，豁痰，开窍，凉肝，熄风，解毒。

【古方选录】《证治准绳·幼科》牛黄解毒丸：牛黄三钱，甘草、金银花各一两，草河车五钱。用法：研细末，炼蜜为丸。外用适量，搽涂患处。功效：清热解毒，消痈散疔。主治：小儿胎毒疮疖及一切疮疡。

【用法用量】入丸、散，0.15~0.35g。外用适量，

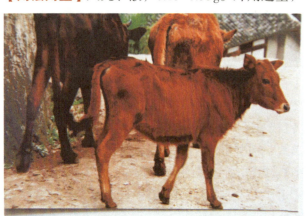

研末外敷。

【使用注意】非实热证不宜用。孕妇慎用。

【现代研究】化学研究显示含胆红素，胆绿素，胆酸，去氧胆酸，胆固醇，脂肪酸，卵磷脂，肽类，牛磺酸，多种氨基酸及钠、钙等。药理研究显示有镇静，抗惊厥，解热，利胆，保肝，抗炎，祛痰镇咳，止血，降血脂和降血压等作用。临床用于治疗上呼吸道感染，癫痫病，白血病，痈疮，口腔溃疡和肝癌等。

115 熊脂（熊油）

【古籍原文】味甘，微寒。主风痹不仁，筋急，五脏腹中积聚，寒热，羸瘦，头疡，白秃，面皯疱。久服，强志，不饥，轻身。生山谷。

【来　源】为熊科动物黑熊 *Selenarctos thibetannus* G. Curvier 或棕熊 *Ursus arctos arctos* Linnaeus 的皮下脂肪。

【形态特征】黑熊：动物体形较大，体重约150kg。头部宽圆。吻部短而尖；鼻端裸露；眼小；耳较长，伸出头顶两侧。颈部短粗。胸部有一倒"人"字形白斑。尾很短。毛漆黑色，有光泽。四肢粗健，前后足均具5趾，前足腕垫宽大与掌垫相连，

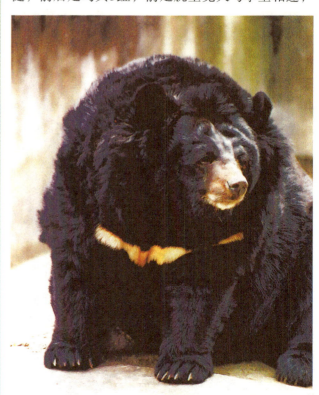

后足跖垫亦宽大且肥厚。具爪。

【性味功效】甘，温。补虚损，强筋骨，润肌肤。

【古方选录】《洞天奥旨》熊脂膏：熊油一两，瓦松三钱，轻粉、樟脑各一钱。用法：患处先以桂枝、甘草各三钱煎汤洗之，各药研为末，熊油调药末涂搽，日三次。功效：解毒杀虫，生肌润肤。主治：鹅掌风。

【用法用量】内服，熬炼后开水冲服。外用适量，局部涂搽。

【使用注意】脾胃素虚者慎用。

116 白胶（鹿角胶）

【古籍原文】味甘，平。主伤中，劳绝，腰痛，羸瘦，补中益气，妇人血闭，无子，止痛，安胎。久服，轻身延年。一名鹿角胶。

【来　源】为鹿科动物梅花鹿*Cervus nippon* Temminck或马鹿*Cervus elaphus* Linnaeus等的角经水煎熬浓缩而成的固体胶。

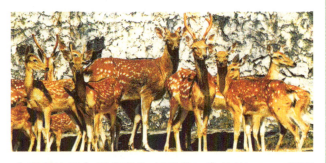

【形态特征】梅花鹿为中型兽，身长约1.5m。眶下腺明显，耳大直立，颈及四肢细长，尾短。雄鹿第二年开始生角，不分叉，密被黄色或白色细茸毛，以后每年早春脱换新角，增生一叉，至生四叉。雌鹿无角。冬毛厚密，呈棕灰色或棕黄色，四季均有白色斑点。夏毛薄，全身红棕色。耳内及腹面毛白色。

【性味功效】甘、咸，温。温补肝肾，益精血，止血。

【古方选录】《太平圣惠方》鹿角胶汤：鹿角胶一两，人参、白茯苓各半两。用法：研粗末，每次三钱，水煎，去滓温服。功效：益气补血，安胎止血。主治：妊娠胎动，漏血不止。

【用法用量】开水或黄酒烊化服；或入丸、散、膏剂，5~15g。

【使用注意】阴虚火旺者忌用。

【现代研究】化学研究显示含胶质，蛋白质，磷酸钙[$Ca_3(PO_4)_2$]，碳酸钙（$CaCO_3$），多种氨基酸和氮化物等。药理研究显示有促进淋巴母细胞转化以增加血中红细胞、白细胞和血小板等，促进钙吸收和转运，抗炎、抗过敏和消肿等作用。临床用于治疗神经衰弱，久患溃疡不愈等。

117 阿胶（驴皮胶）

【古籍原文】味甘，平。主心腹内崩，劳极，洒洒如疟状，腰腹痛，四肢酸疼，女子下血，安胎。久服，轻身益气。一名傅致胶。

【来　源】为马科动物驴*Equus asinus* L.的皮经煎煮、浓缩制成的固体胶。

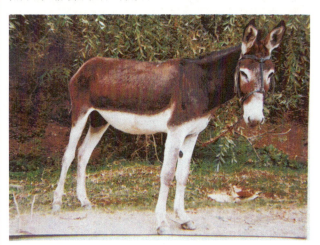

【形态特征】驴：体型如马而瘦小，成横的长方形。头大，眼圆，耳长。面部平直，头颈高扬，颈部较宽厚，鬃毛稀少。四肢粗短，蹄质坚硬。尾基部粗而末梢细。体毛厚而短，有黑色、栗色、灰色三种，颈背部有一条短的深色横纹，嘴部有明显的白色嘴圈。耳郭背面同身色。腹部及四肢内面均为白色。

【性味功效】甘，平。补血滋阴，止血，润燥。

【古方选录】《小儿药证直诀》补肺阿胶散：阿胶（麸炒）一两五分，炒牛蒡子、炙甘草各二钱五分，马兜铃五钱，杏仁七个，炒糯米一两。用法：每次二钱，水煎，食后服。功效：养阴补肺，宁嗽止血。主治：肺阴虚火盛致咳喘，咽干，少痰或痰中带血。

【用法用量】开水或黄酒烊化兑服；或入丸、散、

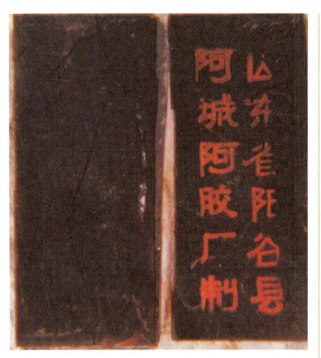

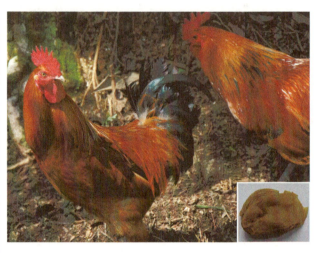

膏剂，3~9g。外用适量。

【使用注意】脾胃虚弱者慎用。

【现代研究】化学研究显示含骨胶原，赖氨酸、精氨酸、组氨酸、甘氨酸、丙氨酸等，糖胺聚糖类硫酸皮肤素及钙、硫、钾、钠等。药理研究显示有提高红细胞数和血红蛋白量，促进造血功能，抗休克，增加血清钙，抗疲劳，耐缺氧和延缓衰老等作用。临床用于治疗白细胞减少症，肺结核咯血及多种出血，口腔溃疡，贫血，慢性溃疡性结肠炎，习惯性流产和体质虚弱等。

118 丹雄鸡（鸡内金）

【古籍原文】味甘，微温。主女人崩中漏下，赤白沃，补虚，温中，止血，通神，杀毒，辟不祥。头：主杀鬼，东门上者尤良。肪：主耳聋。肠：主遗溺。肶胵裹黄皮：主泄利。尿白：主消渴，伤寒寒热。黑雌鸡：主风寒湿痹，五缓六急，安胎。翮羽：主下血闭。鸡子：主除热，火疮痫痉，可作虎魄神物。鸡白蠹：肥脂。生平泽。

【来　　源】为雉科动物鸡*Gallus gallus domesticus* Brisson的沙囊内壁。

【形态特征】因饲养、杂交的关系，鸡的品种繁多，形体大小及毛色不一。嘴短而坚，略呈圆锥形，上嘴稍弯曲。鼻孔裂状，被有鳞状瓣，眼有瞬膜。头上有肉冠，喉部两侧有肉垂，通常褐红色；肉冠以雄性为高大，雌性低小，肉垂同样。翼短；羽色雌雄不同，雄者羽色较美，有长而绚丽的尾羽，雌者尾羽甚短。足健壮，跗、跖及趾均被有鳞板。雄者跗、跖部后方有距。

【性味功效】甘，平。健胃消食，涩精止遗，通淋化石。

【古方选录】《医学衷中参西录》鸡胵汤：生鸡内金、白芍各四钱，生姜、白术各三钱，柴胡、陈皮各二钱。用法：水煎服。功效：消食健脾，理气除胀。主治：脾胃虚弱致食不消化，或气郁腹胀，饮食不下。

【用法用量】煎服，3~10g；或研末服，1.5~3.0g。

【使用注意】脾虚无积滞者慎用。

【现代研究】化学研究显示含胃激素，角蛋白，胃蛋白酶，淀粉酶，多种维生素，赖氨酸、组氨酸、精氨酸以及铝、钙、铬等。药理研究显示有提高胃液分泌量、酸度及消化力，增强胃肠运动功能，促进胃排空和加速尿中排除放射性锶等作用。临床用于治疗尿路结石、胆结石，婴幼儿腹泻，小儿消化不良，胃石症，萎缩性胃炎，肝硬化腹水，佝偻病和肠炎等。

119 雁　肪

【古籍原文】味甘，平。主风挛拘急，偏枯，气不通利。久服，益气不饥，轻身耐老。一名鹜肪。生池泽。

【来　　源】为鸭科动物白额雁*Anser albifrons*（Scopoli）的脂肪。

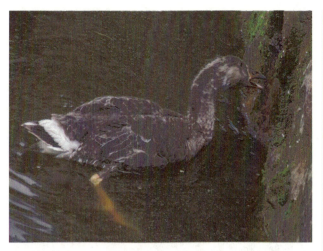

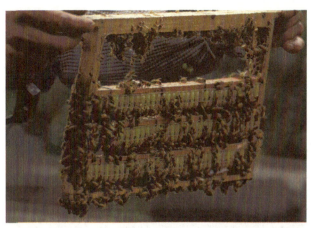

【形态特征】动物雄鸟体长约70cm，雌鸟较小。嘴扁平，被有软皮，肉色或玫瑰色，尖端具角质嘴甲，灰色或白色。虹膜棕色。头、颈和背部羽毛棕黑色，羽缘灰白色，尾羽棕黑色。胸腹部灰棕色，布有不规则黑色斑。腿脚橙黄色，有4趾，前3趾间具蹼，蹼淡黄色；爪短而钝。

【性味功效】甘，平。活血，祛风，清热解毒。

【古方选录】《外台秘要》雁肪汤：雁肪一具，甘草（炙）、当归、桂心、芍药、人参、石膏各二两，桃仁（去皮尖）三十枚，大枣（擘）二十枚，大黄二两。用法：以水一斗二升先煮雁肪，取汁一斗煮他药，取五升，去滓分服。主治：结热澼，心下肿，胸中痞塞，呕逆不止。

【用法用量】内服，熬油或煎汤。外用适量，局部涂搽。

120 蜂蜜（石蜜）

【古籍原文】味甘，平。主心腹邪气，诸惊痫痉，安五脏诸不足，益气补中，止痛解毒，除众病，和百药。久服，强志轻身，不饥不老。一名石饴。生山谷。

【来　　源】为蜜蜂科昆虫中华蜜蜂Apis cerana Fabricius或意大利蜂Apis mellifera Linnaeus所酿的蜜。

【药材特征】中华蜜蜂有蜂王、雄蜂和工蜂3种。蜜蜂是一种营群体生活的昆虫。每个蜂群由1个蜂王（雌性）、数百计的雄蜂和数万计的工蜂组成。工蜂为生殖系统不发育的雌蜂，全体被黄褐色毛，头略呈三角形。胸部3节，翅2对，膜质透明。腹部圆锥状，有毒和螫针。工蜂专司采蜜、酿蜜、喂饲幼虫、筑巢及防御等职。蜂蜜是一种稠厚的透明或半透明液体，白色、淡黄色、橘黄色或琥珀色。夏季如清油状，半透明有光泽；冬季则不透明，并有葡萄糖的结晶析出。芳香，味甜。

【性味功效】甘，平。解毒，补中，润肠，止痛。外用生肌敛疮。

【古方选录】《金匮要略》甘草粉蜜汤：甘草二两，粉一两，蜜四两。用法：水煮甘草，内粉、蜜，搅令和，煎如薄粥，分两次温服。主治：蛔虫病，吐涎心痛，发作有时。

【用法用量】冲服，15~30g。外用适量。

【使用注意】糖尿病病人不宜。

【现代研究】化学研究显示含葡萄糖，果糖，有机酸，淀粉酶，维生素A、维生素B、维生素C、维生素D、维生素K，叶酸，泛酸，烟酸，多种氨基酸，蛋白质，树胶，天然香料及钾、铁、钙、钠、铜、锰、磷等。药理研究显示有抗菌，抗真菌，抗阴道滴虫和抗病毒，增强机体免疫功能，调节心脏功能，促使胃肠平滑肌蠕动，解毒，抗肿瘤，滋补强壮与促进组织再生等作用。临床用于治疗烧伤，冻伤，便秘，十二指肠溃疡，结肠炎，角膜溃疡，鼻窦炎，神经官能症，便秘，痔疮和外伤科感染性疾病等。

121 蜂　子

【古籍原文】味甘，平。主风头，除蛊毒，补虚羸伤中。久服，令人光泽，好颜色，不老。大黄蜂子，主心腹胀满痛，轻身益气。土蜂子，主痈肿。一名蜚零。生山谷。

【来　　源】为蜜蜂科昆虫中华蜜蜂Apis cerana

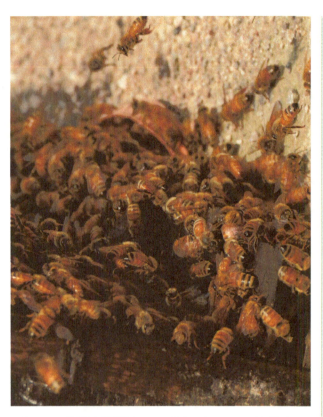

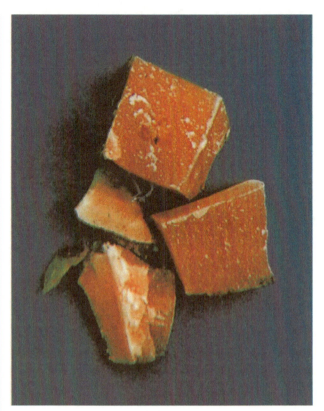

Fabricius或意大利蜂*Apis mellifera* Linnaeus的幼虫。

【性味功效】甘，平；有毒。补虚，解毒。

【古方选录】《太平圣惠方》：土蜂子（微炒）二七枚，干蝎（全者，生用）二七枚，雄黄（细研）半两，牛黄（细研）一分。用法：诸药研细，粳米饭和丸如梧桐子大。不计时候，温酒研下五丸。主治：急惊风。

【用法用量】入丸、散，1~2g。外用适量。

【使用注意】不宜久服。

122 蜂蜡（蜜蜡）

【古籍原文】味甘，微温。主下利脓血，补中，续绝伤，金创，益气，不饥耐老。生山谷。

【来　　源】为蜜蜂科昆虫中华蜜蜂*Apis cerana* Fabricius等分泌的蜡。

【药材特征】黄蜡：药材呈不规则块状，大小不一，黄色、黄白色或淡黄棕色，不透明或微透明，表面光滑，手摸有油腻感。体轻，能浮于水面。断面呈沙粒状。有蜂蜜样香气，味微甘，嚼之细腻。不溶于水，溶于有机溶剂。

【性味功效】甘，微温、平。解毒，敛疮，生肌，止痛。

【古方选录】《备急千金要方》胶蜡汤：阿胶一两，蜡（如博棋）三枚，当归一两半，黄连二两，黄柏一两，陈廪米一升。用法：水煮米，去米纳药，再煮，去滓，纳胶、蜡令烊，分四服，一日令尽。主治：产后二日内，下诸杂五色痢。

【用法用量】外用适量，熔化敷患处。常作为成药赋形剂及油膏基质。

【使用注意】湿热痢疾初起者禁服。

【现代研究】化学研究显示含酯类，游离酸类，游离醇类，烃类，微量挥发油和色素等。药理研究显示有清除活性氧，抗菌和防腐等作用。临床用于治疗痈疽，溃疡不收，遗精，带下病和梅核气等。

123 牡　蛎

【古籍原文】味咸，平。主伤寒寒热，温疟洒洒，惊恚怒气，除拘缓、鼠瘘，女子带下赤白。久服，强骨节，杀邪气，延年。一名蛎蛤。生池泽。

【来　　源】为牡蛎科动物长牡蛎*Ostrea gigas* Thunberg以及同属近缘多种动物的贝壳。

【形态特征】长牡蛎：动物贝壳呈长条形，坚厚，壳长140~330mm，高57~115mm。左壳稍凹，壳顶附着面小；右壳较平如盖；背腹缘几乎平行，壳表

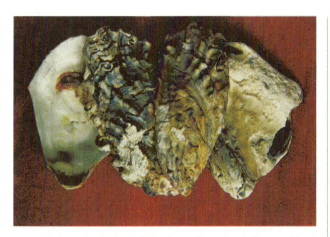

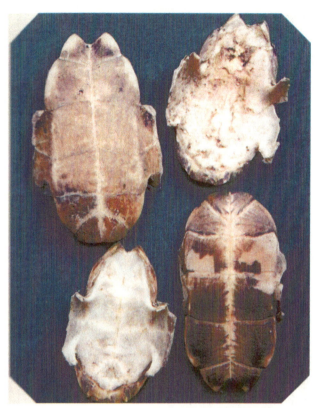

面淡紫色、灰白色或黄褐色。壳顶向后缘环生排列稀疏的鳞片，略呈波状。壳内面瓷白色，韧带槽长而宽大，闭壳肌痕大，位于壳的后部背侧，呈棕黄色马蹄形。

【性味功效】咸，微寒。重镇安神，潜阳补阴，软坚散结。

【古方选录】《太平惠民和剂局方》牡蛎散：煅牡蛎（米泔水浸）、黄芪、麻黄根各一两。用法：研粗末，每次三钱，加浮小麦一百粒，水煎热服。每日二次。功效：固表敛汗。主治：气虚表不固致自汗、盗汗、心悸短气、虚烦体倦等。

【用法用量】煎服，9~30g，打碎先煎。外用适量。

【使用注意】收敛固涩煅用，其余生用。

【现代研究】化学研究显示含碳酸钙（$CaCO_3$），磷酸钙[$Ca_3(PO_4)_2$]，硫酸钙（$CaSO_4$），氧化铁（Fe_2O_3），少量无机元素和有机质等。药理研究显示有增强免疫，镇静，局部麻醉，抗实验性胃溃疡，降低血管渗透性，调节机体电解质平衡，抑制神经和肌肉兴奋等作用。临床用于治疗高血压病眩晕头痛，肝、脾肿大，淋巴结核和缺碘性甲状腺疾病等。

124 龟甲（龟板）

【古籍原文】味咸，平。主漏下赤白，破癥瘕，痎疟，五痔，阴蚀，湿痹，四肢重弱，小儿囟不合。久服，轻身不饥。一名神屋。生池泽。

【来　源】为龟科动物乌龟 Chinemys reevesii （Gray）的背甲及腹甲。

【形态特征】动物体呈扁圆形，腹背均有坚硬的甲。头形较粗略方，头顶前半部平滑，略呈三角形；鼓膜圆形明显。吻端尖圆，颌无齿而成角喙。背腹两甲等长。甲由骨板组成，骨板外被鳞甲，甲长约12cm，宽8.6cm。四肢扁平，指、趾间具蹼。尾短而细，头、四肢及尾均能缩入壳内。

【性味功效】甘、咸，微寒。滋阴潜阳，益肾强骨，养血补心，固经止崩。

【古方选录】《丹溪心法》大补阴丸：熟地黄（酒蒸）、龟板（酥炙）各六两，黄柏、知母各四两。用法：猪脊髓、蜂蜜为丸，梧桐子大。每服五十丸，空腹盐汤送下。功效：滋阴降火。主治：阴虚火旺证，症见骨蒸潮热，盗汗遗精，咳嗽咯血，心

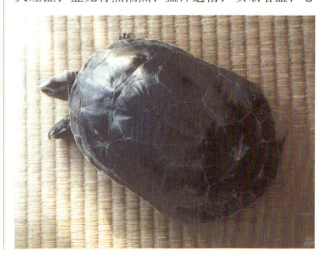

烦易怒，足膝疼热，或消渴易饥等。

【用法用量】煎服，9~24g，打碎先煎。

【使用注意】脾胃虚寒者慎用。

【现代研究】化学研究显示含骨胶原，角蛋白，氧化钙（CaO），氧化镁（MgO），脂类，蛋白质，甾类化合物，多种氨基酸及钙、磷、镁等。药理研究显示能显著降低甲状腺机能，降低血清中红细胞膜Na^+、K^+-ATP酶活性，降低血浆黏度，提高细胞免疫和体液免疫，兴奋子宫和延缓衰老等作用。临床用于治疗甲状腺功能亢进，结核病，糖尿病，小儿骨发育不良，佝偻病，高血压病，慢性肾炎和神经衰弱等。

125 桑螵蛸

【古籍原文】味咸，平。主伤中，疝瘕，阴痿，益精生子，女子血闭，腰痛，通五淋，利小便水道。一名蚀疣。生桑枝上。采，蒸之。

【来　源】为螳螂科昆虫大刀螂Tenodera sinensis Saussure、小刀螂Statilia maculata（Thunberg）的卵鞘。

【形态特征】昆虫体形较大，呈黄褐色或绿色，长

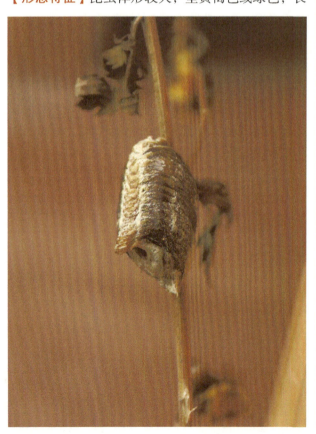

约7cm。头三角形。前胸背板、肩部较发达，后部至前肢基部稍宽。前胸细长，侧缘有细齿排列。中纵沟两旁有细小的疣状突起。前翅革质，前缘带绿色，末端有较明显的褐色翅脉；后翅比前翅稍长，有深浅不等的黑褐色斑点散布其间。雌性腹部特别膨大。足3对，细长。前胸足粗大，镰刀状。中足和后足细长。

【性味功效】咸、甘，平。补肾助阳，固精缩尿。

【古方选录】《本草衍义》桑螵蛸散：桑螵蛸、远志、石菖蒲、龙骨、人参、茯神、当归、龟甲（炙）各一两。用法：研粗末，每次二钱，人参煎汤送服；或煎汤服。功效：调补心肾，涩精止遗。主治：心肾两虚之遗尿、遗精。

【用法用量】煎服，5~10g；或入丸、散。

【使用注意】阴虚火旺或膀胱有热致小便频数者忌用。

【现代研究】化学研究显示含蛋白质，脂肪，磷脂，铁，钙，胡萝卜类色素，柠檬酸钙结晶，糖蛋白，脂蛋白，天门冬氨酸，苏氨酸，丝氨酸，胱氨酸和缬氨酸等。药理研究显示有轻微抗利尿作用。临床用于治疗遗精，遗尿，阳痿，早泄，老人尿频，小儿遗尿，产后或人工流产后小便频数等。

126 海蛤（海蛤壳）

【古籍原文】味苦，平。主咳逆上气，喘息，烦满，胸痛，寒热。一名魁蛤。生池泽。

【来　源】为帘蛤科动物青蛤Cyclina sinensis（Gmelin）等几种海蛤的贝壳。

【形态特征】动物贝壳2片，近圆形，高与长几相等，宽约为长的2/3。壳顶突出，位于背侧中央。韧带黄褐色。贝壳表面凸出，生长线在顶部细密，不甚明显。壳表面淡黄色或棕红色；壳内面白色，边缘具整齐小齿，小齿近背缘愈大。铰合部狭长而平，外套痕明显，外套窦深。前闭壳肌痕细长，呈半月形；后闭壳肌痕大，呈椭圆形。

【性味功效】苦、咸，寒。清热化痰，软坚散结，制酸止痛；外用收湿敛疮。

【古方选录】《卫生鸿宝》青蛤丸：青黛、煅蛤粉各三钱。用法：研细末，炼蜜为丸，指头大。每服三丸，睡前嚼化。功效：清肝泻肺，凉血止血。主

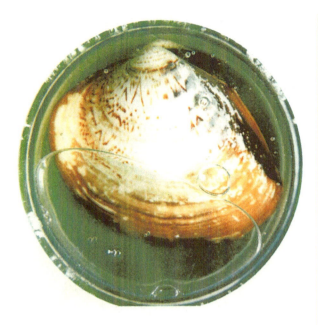

尖，微向腹面弯曲。韧带黑褐色，贝壳表面膨胀，光滑，壳皮黄褐色或黄灰色。贝壳内面白色，前后缘略带紫色。铰合部宽。右壳主齿3枚及前侧齿2枚。外套痕明显，外套窦短。前闭壳肌痕小，略呈半圆形；后闭壳肌痕大，呈卵圆形。

【性味功效】咸，平。清热，利湿，化痰，软坚。

【古方选录】《金匮要略》文蛤散：文蛤适量。用法：杵为散，沸汤五合，和服方寸匕。功效：清热生津。主治：伤津后渴欲饮水不止。

【用法用量】水煎服，6~12g；或入丸、散。外用适量。

【使用注意】气虚有寒者不宜使用。

【现代研究】化学研究显示含碳酸钙（$CaCO_3$）、甲壳质等。

治：肝火犯肺，头晕耳鸣，咳痰带血，咽喉不利，胸胁作痛等。

【用法用量】煎服，6~15g，打碎先煎，或蛤粉包煎。外用适量，研极细粉撒布或油调后敷患处。

【使用注意】脾虚及寒痰、湿痰者不宜使用。

【现代研究】化学研究显示含碳酸钙（$CaCO_3$）和壳角质等。临床用于治疗咳喘，淋巴结结核，甲状腺肿大，水肿，淋病，痔疮，崩漏和带下病等。

127 文 蛤

【古籍原文】味咸，平。主恶疮，蚀五痔。生东海。

【来　源】为帘蛤科动物文蛤 *Meretrix meretrix* Linnaeus的贝壳。

【形态特征】动物贝壳2片，坚厚，背缘略呈三角形，腹缘略呈圆形。壳顶突出略呈三角形，先端

128 蠡鱼（鳢鱼、乌鳢）

【古籍原文】味甘，寒。主湿痹，面目浮肿，下大水，一名鲖鱼。生池泽。

【来　源】为鲤科动物乌鳢 *Ophicephalus argus* Cantor的肉。

【形态特征】动物体圆呈棒状。体长为头长的3.2~3.7倍，为体高的4.5~4.8倍。头略扁平，其背部有许多小感觉孔。吻长圆形。口裂大。两颌、犁骨及腭骨均有细齿，有时还间杂大型牙齿。鳃裂大，鳃耙10~13个。背鳍47~52条，臀鳍31~33条，侧线鳞60~61片。尾鳍圆形。体上部灰黑色，下部灰黄色或灰白色。体侧有"八"字形排列的黑色条纹。头侧有2条纵行黑条纹。

【性味功效】甘，寒。补脾，利水。

【古方选录】《太平圣惠方》鳢鱼汤：鳢鱼（洗

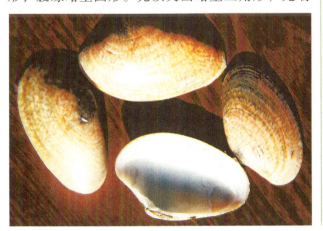

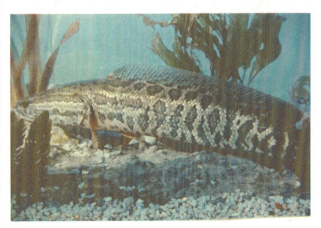

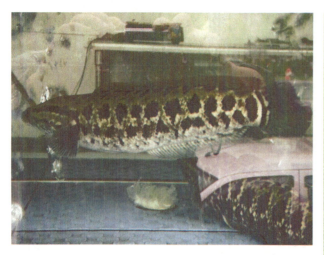

去鳞、肠，令净）二斤，赤茯苓、泽泻、泽漆、桑根白皮（锉）、紫苏茎叶各一两，杏仁（汤浸，去皮、尖）半两。用法：各药细锉，先以水五升，煮鱼取汁三升，去鱼纳药，煮取二升，去滓，每于食前温服一中盏，其鱼亦宜食之。主治：卒身面浮肿，小肠涩，大便难，上气喘息。

【用法用量】煮或蒸，或烤熟食之，50~250g。

【使用注意】过敏者忌用。

【现代研究】化学研究显示食用部分每100g含水分78g，蛋白质19.8g，脂肪1.4g，灰分1.2g，钙57mg，磷163mg，铁0.5mg，维生素B$_1$0.03mg，维生素B$_2$0.25mg和维生素B$_3$2.8mg等。

129 鲤鱼胆

【古籍原文】味苦，寒。主目热赤痛，青盲，明目。久服，强悍，益志气。生池泽。

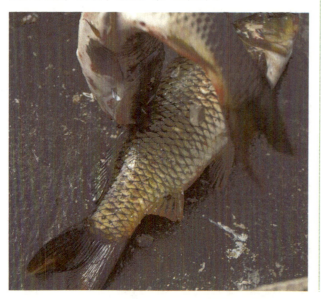

【来　源】为鲤科动物鲤鱼 *Cyprinus carpio* Linnaeus 的胆囊。

【形态特征】动物体呈纺锤形而侧扁，背部在背鳍前稍隆起。成鱼大者长达90cm。口端位，呈马蹄形；吻钝，唇厚。上颚两旁有短触须1对，口的后角有长触须1对。下咽齿3行，内侧齿呈白齿状。腮孔阔，腮耙15~22个。鳞大，圆形，紧着于皮肤，呈覆瓦状排列。背鳍及臀鳍均有1根强大的硬刺。体背部纯黑色，侧线的下方近金黄色，腹部淡白色。

【性味功效】苦，寒。清热明目，散翳消肿。

【古方选录】《圣济总录》光明散：鲤鱼一头，取胆用。用法：胆刺破，滴汁在铜照上，阴干，竹刀刮下细末，每用少许，时时点眼。功效：清肝明目。主治：肝胆火旺致眼生晕，不问新久。

【用法用量】内服，和药做丸。外用适量，取汁点涂。

【使用注意】《药性论》："忌与蜀漆同用。"

【现代研究】化学研究显示含胆汁酸，胆色素，脂类，鲤甾醇和别鹅去氧胆酸等。

130 藕实茎（藕）

【古籍原文】味甘，平。主补中养神，益气力，除百疾。久服，轻身耐老，不饥延年。一名水芝丹。生池泽。

【来　源】为睡莲科植物莲 *Nelumbo nucifera* Gaertn.的根茎。

【形态特征】多年生水生草本。根茎横生，肥厚，节间膨大，内有多数纵行通气孔洞，外生须状不定根。叶丛生浮于水面；圆心脏形或肾圆形，先端钝圆，基部尖锐或钝圆，全缘；上面绿色，下面带红色或暗紫色。花浮于水面；花萼4片；雄蕊多数，花药黄色；柱头辐射。浆果球形，松软。细小种子多数。

【性味功效】甘，寒。清热生津，凉血止血，散瘀。

【古方选录】《圣济总录》姜藕饮：生藕（洗，切）一两，生姜（洗，切）一分。用法：研绞取汁，分三服，不拘时。主治：霍乱吐不止，兼渴。

【用法用量】生食、捣汁或煮熟食用，适量。外用

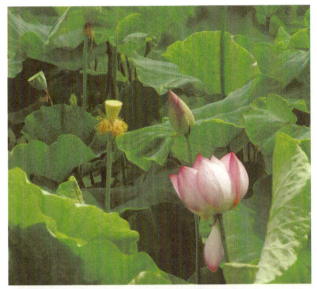

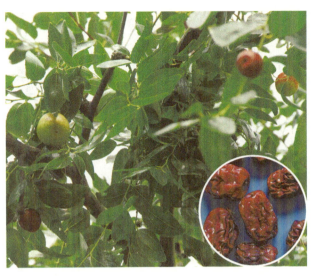

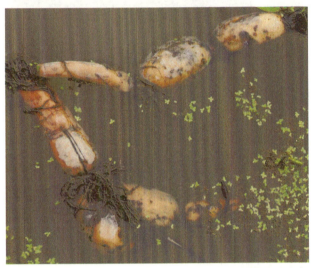

适量，捣烂外敷。

【使用注意】《物类相感志》记载：忌铁器。

【现代研究】化学研究显示根茎含淀粉，蛋白质，天门冬素，维生素C，焦性儿茶酚，d-没食子儿茶精，新绿原酸，无色矢车菊素和无色飞燕草素等。现在以食用为主。

131 大枣（红枣）

【古籍原文】味甘，平。主心腹邪气，安中养脾，助十二经，平胃气，通九窍，补少气、少津液，身中不足，大惊，四肢重，和百药。久服，轻身长年。叶覆麻黄能令出汗。生平泽。

【来　　源】为鼠李科植物枣*Ziziphus jujuba* Mill.的成熟果实。

【形态特征】灌木或乔木。高达10m。小枝有细长

的刺，刺直立或钩状。叶卵圆形至卵状披针形，长3~7cm，宽2~3.5cm，有细锯齿，基生3出脉。聚伞花序腋生；花小，黄绿色。核果大，卵形或矩圆形，长1.5~5cm，深红色，味甜，核两端锐尖。花期5~7月，果期8~10月。

【性味功效】甘，温。补脾益气，养血安神。

【古方选录】《金匮要略》甘麦大枣汤：甘草三两，小麦一升，大枣十枚。用法：水煎，分三次服。功效：养心安神，和中缓急。主治：妇人脏躁，喜悲伤，欲哭等。

【用法用量】煎服，6~15g；或入丸、散。直接食用，开水泡服。

【使用注意】味甘质腻，脾弱食少湿困者不宜使用。

【现代研究】化学研究显示果实含生物碱，三萜酸类化合物和皂苷类化合物等；果实水溶性浸出物含果糖，葡萄糖，蔗糖，阿拉伯聚糖和半乳糖醛酸聚糖等。药理研究显示有抗变态反应，增强肌力，延缓衰老，抗肿瘤，保肝和镇静等作用。临床用于治疗内痔出血，春季卡他性结膜炎，更年期综合征，银屑病和过敏性紫癜等。

132 蒲萄（葡萄）

【古籍原文】味甘，平。主筋骨湿痹，益气，倍力，强志，令人肥健，耐饥，忍风寒。久食，轻身不老延年。可作酒。生山谷。

【来　　源】为葡萄科植物葡萄*Vitis vinifera* L.的成熟果实。

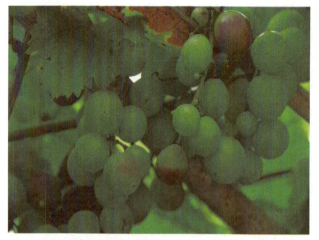

【形态特征】木质藤本。树皮成片状剥落，幼枝有毛或无毛；卷曲分支。叶圆卵形，3裂至中部附近，基部心形，边缘有粗齿，两面无毛或下面有短柔毛。圆锥花序与叶对生；花杂性异株，花小，淡黄绿色；花瓣5片，上部合生呈帽状；雄蕊5枚，花盘由5个腺体所成；子房2室，每室有2枚胚珠。浆果椭圆状球形或球形。

【性味功效】甘、微酸，平。生津，解热，益气。

【古方选录】《太平圣惠方》葡萄煎：葡萄五合，藕汁五合，生地黄汁五合，蜜五两。用法：制为稀汤，食前服二合。主治：热淋，小便涩少，淋痛沥血。

【用法用量】鲜果实50~100g，洗净，直接生食；做汤或制成蜜饯食用；酿酒或绞汁饮服。

【使用注意】糖尿病病人慎用。

【现代研究】化学研究显示含葡萄糖，果糖，蔗糖，木糖，酒石酸，草酸，柠檬酸，苹果酸，蛋白质，维生素和无机元素等。药理研究显示果实有生物类黄酮P样活性，茎叶有收敛作用。临床用于治疗年老久病体质虚弱，发热口渴，感冒咽痛和急性咽喉炎肿痛等。

133 蓬 蘽*

【古籍原文】味酸，平。主安五脏，益精气，长阴令坚，强志倍力，有子。久服，轻身不老。一名覆盆。生平泽。

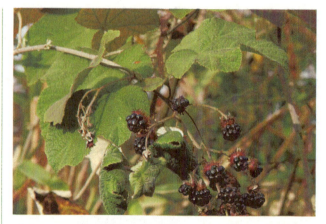

【来　　源】为蔷薇科植物灰白茅莓*Rubus tephrodes* Hance 的成熟果实。

【形态特征】落叶蔓性灌木，高1~3m。小枝及叶柄有针状刺和灰白色绒毛。单叶互生；纸质；叶片近圆形或广卵形，先端短尖，基部心形，边缘有浅刻或不规则锯齿，叶下面密生灰色绒毛。圆锥花序顶生；花瓣5片，白色；萼片5裂；雄蕊、雌蕊多数。聚合果近圆形，紫褐色。果期9~11月。

【性味功效】甘、酸，温。补肝肾，缩尿。

【古方选录】《方脉正宗》：蓬藁（炒）、人参、白术、当归、黄芪各二钱，怀熟地二两。用法：水煎服。主治：阴虚风动眩晕。

【用法用量】煎服，6~10g；或入丸、散。

【使用注意】阴虚火旺者忌用。

134 鸡头实（芡实）

【古籍原文】味苦，平。主湿痹，腰脊膝痛，补中，除暴疾，益精气，强志，令耳目聪明。久服，轻身不饥，耐老神仙。一名雁啄实。生池泽。

【来　　源】为睡莲科植物芡 *Euryale ferox* Salisb. 的成熟种仁。

【形态特征】多年生水生草本。全株具尖刺。根茎粗壮而短，具白色须根及不明显的茎。初生叶沉水，箭形或椭圆肾形，叶柄无刺；后生叶浮于水面，革质，椭圆形至圆形，叶脉凸起，边缘上折。花单生，昼开夜合；萼片4片，内面紫色；花瓣多数，长圆状披针形，紫红色；雄蕊多数；子房下

---

*蘽，古通"藟"。

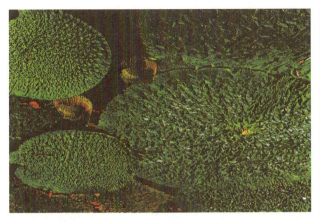

位，心皮8枚。浆果球形，暗紫红色。种子球形，黑色。

【性味功效】甘、涩、平。益肾固精，补脾止泻，除湿止带。

【古方选录】《洪氏集验方》水陆二仙丹：芡实、金樱子各等量。用法：芡实连壳捣碎，金樱子去刺捣碎，蒸熟。和丸如梧桐子大。每次五十丸，盐汤送下。主治：男子遗精白浊，女子带下。

【用法用量】煎服，9~15g；或入丸、散；亦可适量煮粥食。

【使用注意】大小便不利者禁用；食滞不化者慎用。

【现代研究】化学研究显示含淀粉，蛋白质，脂肪，碳水化合物，钙，磷，铁，维生素B_1，维生素B_2，烟酸，胡萝卜素和维生素C等。药理研究显示有一定的抗氧化和心肌保护作用。临床用于治疗遗精、滑精，白带增多，慢性前列腺炎和肾炎蛋白尿等。

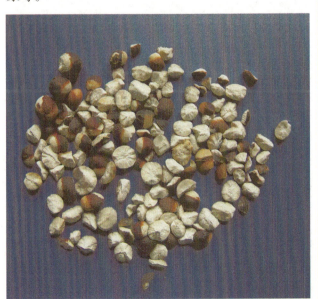

135 胡麻（芝麻、黑脂麻）

【古籍原文】味甘，平。主伤中虚羸，补五内，益气力，长肌肉，填髓脑。久服，轻身不老。一名巨胜。叶，名青蘘。生川泽。

【来　源】为胡麻科植物脂麻Sesamum indicum L.的成熟种子。

【形态特征】一年生草本。高80~180cm。茎直立，四棱形，棱角突出，基部稍木质化。叶对生，或上部互生；叶片卵形、长圆形或披针形，先端急尖或渐尖，基部楔形，全缘，有锯齿或下部叶3浅裂，表面绿色，背面淡绿色，两面无毛或稍被白色柔毛。花单生，或2~3朵生于叶腋；花萼稍合生，5裂，裂片披针形；花冠唇形筒状，白色，有紫色或黄色彩晕；雄蕊4枚，着生于花冠筒基部，花药黄色；雌蕊1枚。蒴果椭圆形，多棱，纵裂。种子黑褐色。

【性味功效】甘，平。补肝肾，益精血，润肠燥。

【古方选录】《寿世保元》桑麻丸：桑叶（研末）、白蜜各一斤，黑芝麻四两。用法：芝麻擂碎熬浓

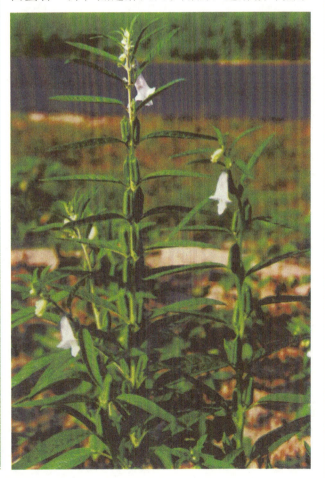

汁，和蜜炼至滴水成珠，入桑叶为丸。早晚盐汤送下。主治：久病体虚，久咳眼花，肌肤甲错。

【用法用量】煎服，9~15g；或入丸、散。

【使用注意】便溏者不宜。

【现代研究】化学研究显示含脂肪油45%~60%，木脂类，α-球蛋白，β-球蛋白，多种氨基酸，芝麻糖，维生素E，植物甾醇，叶酸，烟酸及多种无机元素等。药理研究显示有减轻炎性刺激，促进炎症修复，抑制肠道炎症反应，使肠管蠕动，预防肠粘连发生，降低胆固醇，降低血糖和延缓衰老等作用。临床用于治疗消化性溃疡，便秘，寻常疣，中老年体虚和烧伤等。

136 麻蕡（火麻仁叶）

【古籍原文】味辛，平。主五劳七伤，利五脏，下血，寒气。多食，令人见鬼狂走。久服，通神明，轻身。麻子，味甘，平。主补中益气，肥健，不老神仙。一名麻勃。生川谷。

【来　　源】为桑科植物大麻Cannabis sativa L.的

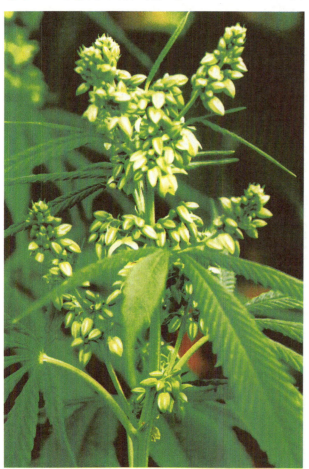

幼嫩果穗。

【形态特征】一年生草本。高1~3m。茎直立，分支，表面有纵沟，密被短柔毛。掌状复叶互生，茎下部的叶对生；小叶3~11片，披针形至线状披针形，先端长尖，基部楔形，边缘有粗锯齿；上面深绿色，粗糙，下面密被灰白色黏毛。花单性，雌雄异株；雄花呈疏生的圆锥花序，黄绿色，花被5片；雄蕊5枚；雌花丛生于叶腋；绿色，雌蕊1枚；子房圆球形。瘦果扁卵形。

【性味功效】辛，平；有毒。祛风，止痛，镇痉。

【用法用量】煎服，0.3~0.6g。外用适量，局部捣敷。

【使用注意】体虚及孕妇忌用。

【现代研究】后世药用以种仁"麻子仁"为主，该药草不用久矣。

137 冬葵子（冬葵果）

【古籍原文】味甘，寒。主五脏六腑，寒热，羸瘦，五癃，利小便。久服，坚骨长肌肉，轻身延年。

【来　　源】为锦葵科植物野葵Malva verticillata

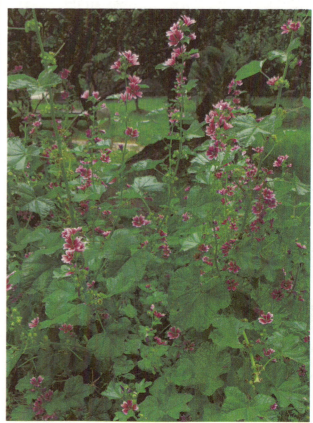

L.和冬葵Malva crispa L.的成熟果实。

【形态特征】野葵：一年生草本。高60~90cm。茎直立，被疏毛或几无毛。叶互生；掌状，5~7浅裂，圆形或近圆形，基部心形，边缘具钝锯齿，叶有柄。花小，丛生于叶腋，淡红色；萼5裂，花瓣5片。果实扁圆形。

【性味功效】甘，寒。润肠通便，利水消肿。

【古方选录】《备急千金要方》：冬葵果一升。用法：水三升，煎服，每日三次。功效：凉血，通淋。主治：血淋，虚劳尿血。

【用法用量】煎服，3~9g。

【使用注意】脾虚便溏者及孕妇忌用。

【现代研究】化学研究显示果实含脂肪油，蛋白质和淀粉等；种子含脂肪油及蛋白质等。药理研究显示有排除或消除尿路结石，降血脂和抗动脉粥样硬化等作用。临床用于治疗便秘，尿路感染和尿路结石等。

138 苋 实

【古籍原文】味甘，寒。主青盲，明目，除邪，利大小便，去寒热。久服，益气力，不饥轻身。一名马苋。

【来　　源】为苋科植物苋Amaranthus tricolor L.的茎叶、种子。

【形态特征】一年生草本。分支较多。叶对生，叶片卵状椭圆形至披针形，红色、紫色或绿紫杂色等。花单性或杂性，密集成簇，花簇球形，腋生或顶生；花被3片，矩圆形，具芒尖；雄蕊3枚；雌花柱2~3枚。胞果矩圆形。种子黑褐色。

【性味功效】甘，寒。清肝明目，通利二便。

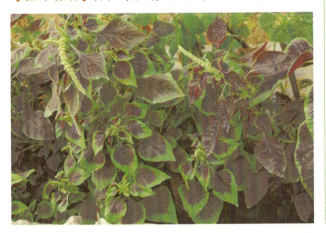

【古方选录】《太平圣惠方》：苋实末半两，分二服，以新汲水调下。主治：大小便难。

【用法用量】煎服，6~10g。

【使用注意】脾胃虚寒者不宜使用。

【现代研究】化学研究显示叶含大量维生素C及苋色素；种子含脂肪油，油中有肉豆蔻酸、棕榈酸、花生酸、油酸及山嵛酸等。临床用于治疗急性黄疸型肝炎，肠炎，痢疾，过敏性皮炎和湿疹等。

139 瓜 蒂

【古籍原文】味苦，寒。主大水，身面四肢浮肿，下水，杀蛊毒，咳逆上气，及食诸果不消，病在胸腹中，皆吐下之。生平泽。

【来　　源】为葫芦科植物甜瓜Cucumis melo L.的果柄。

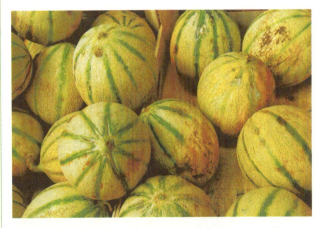

【形态特征】一年生匍匐或攀援草本。茎、枝有黄褐色或白色的糙毛和突起。卷须单一。叶互生；叶片厚纸质，近圆形或肾形，被毛，边缘不分裂或3~7浅裂。花单性，雌雄同株；雄花数朵簇生于叶腋；花萼筒狭钟形，密被白色长柔毛；花冠黄色；雄蕊3枚；雌花单生。果实多球形或长椭圆形。种子白色，卵形或长圆形。

【性味功效】苦，寒；有毒。涌吐痰食，除湿退黄。

【古方选录】《伤寒论》瓜蒂散：瓜蒂（炒黄）、赤小豆各一分。用法：研末和匀，每服一钱匕；豆豉一合煮作稀糜，去渣取汁，和散顿服。功效：涌吐痰食。主治：痰涎宿食壅于上焦，胸中痞闷，烦懊不安，气冲咽喉等。

【用法用量】煎服，2.5~5.0g；或入丸、散，每次

1.0~1.3g。外用适量。

【使用注意】吐血、咯血、胃弱者及孕妇忌用。

【现代研究】化学研究显示含葫芦苦素，异葫芦苦素B，α-菠菜甾醇，甾醇和皂苷等。药理研究显示有强烈催吐，增强免疫力，保肝和抗肿瘤等作用。临床用于治疗食物中毒，急性黄疸型肝炎，慢性肝炎，原发性肝癌和慢性鼻炎等。

140 瓜子（冬瓜子、白瓜子）

【古籍原文】味甘，平。主令人说泽，好颜色，益气，不饥。久服，轻身耐老。一名水芝。生平泽。

【来　源】为葫芦科植物冬瓜Benincasa hispida（Thunb.）Cogn.的种子。

【形态特征】一年生攀援或架生草本。茎有棱沟，密被黄褐色刺毛及长柔毛，卷须分支。单叶互生，叶柄粗大；叶片卵圆形或近于肾形，先端急尖，基部深心形，边缘具锯齿，两面均被粗毛。花单性，雌雄同株，花萼管状，5裂；花冠黄色，5裂至基部；雄花有雄蕊5枚，花药卵形；雌花子房长圆筒形。瓠果大型，肉质，椭圆形或长方椭圆形，先绿

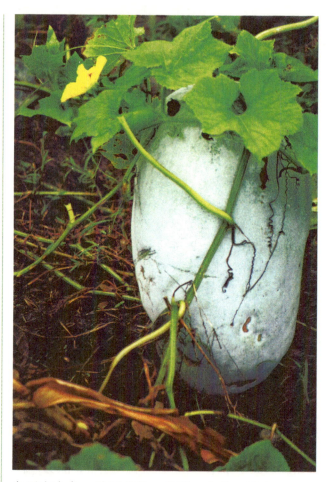

色后变白色。种子多数，卵形，白色，压扁。

【性味功效】甘，凉。润肺，化痰，消痈，利水。

【古方选录】《摘元方》：干冬瓜子、麦门冬、黄连各二两。用法：水煎服。主治：消渴不止，小便多。

【用法用量】煎服，3~12g。外用适量，水煎浸洗；或研膏涂敷。

【使用注意】脾胃虚寒者慎用。

【现代研究】化学研究显示种子含甘油三酯，脂肪酸，磷脂酰胆碱，神经鞘磷脂和甾醇类化合物等。药理研究显示有促进免疫和抑制胰蛋白酶活力等作用。临床用于治疗支气管炎咳嗽痰多，肺脓肿，急性阑尾炎，急性肾炎水肿及尿路感染等。

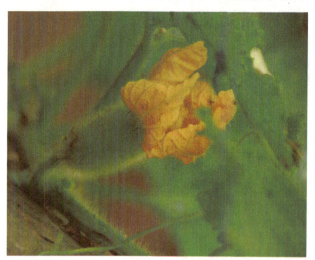

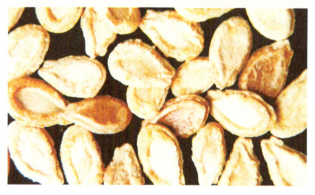

141 苦菜

【古籍原文】味苦，寒。主五脏邪气，厌谷，胃痹。久服，安心益气，聪察，少卧，轻身耐老。一名荼草，一名选。生川谷、山陵、道旁。

【来　源】为菊科植物苦苣菜Sonchus oleraceus L.的全草。

【形态特征】一年生或二年生草本。高30~100cm。茎直立，中空，具乳汁，顶端及中上部或具有稀疏腺毛。叶互生，长椭圆状披针形，先端锐尖，边缘羽裂或琴状羽裂，有不规则刺状尖齿；基部叶有短柄，茎上叶无柄，耳郭状抱茎。头状花序顶生，总苞圆筒状；舌状花黄色；雄蕊5枚；子房下位。瘦果倒卵状椭圆形，扁平，成熟时红褐色。

【性味功效】苦，寒。清热，凉血，解毒。

【古方选录】《滇南本草》：紫苦菜适量。用法：捣汁水煎，酒和服。主治：妇人乳结红肿疼痛。

【用法用量】煎服，15~30g。外用适量，捣汁涂抹；或水煎浸洗。

【使用注意】脾胃虚寒者忌用。

【现代研究】临床用于治疗急性胃炎腹痛，月经不调，慢性支气管炎咳嗽，痔疮和痈疽疮疡等。

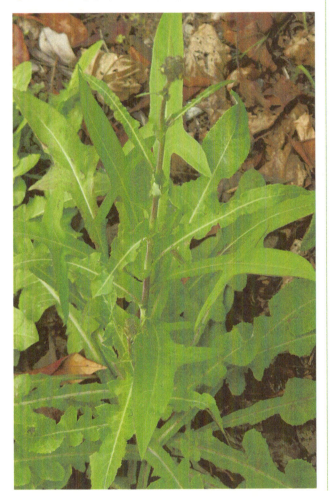

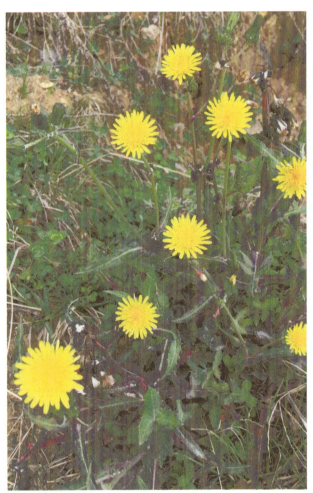

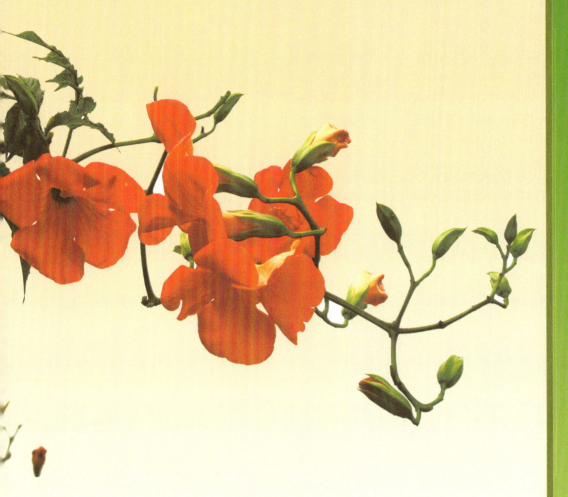

神农本草经·中品

1 雄 黄

【古籍原文】味苦，平、寒。主寒热鼠瘘，恶疮，疽痔，死肌，杀精物恶鬼、邪气、百虫毒，胜五兵。炼食之，轻食神仙。一名黄食石。生山谷。

【来　　源】为硫化物类矿石雄黄族雄黄Realgar的矿石。

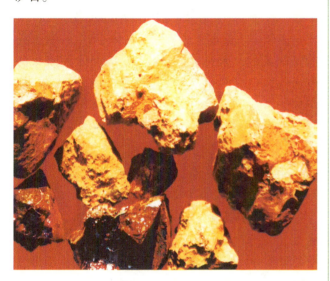

【形态特征】单斜晶系。晶体细小，较少呈柱状、短柱状或针状。通常呈粒状、致密块状，有时呈土状、粉末状、皮壳状集合体。橘红色，表面或有暗黑色及灰色的锈色。条痕浅橘红色。晶体呈金刚光泽，断口呈树脂光泽。硬度1.5~2.0，相对密度3.56，阳光久照会发生破坏而转变为淡橘红色粉末。锤击之有刺鼻蒜臭。

【性味功效】酸，温；有毒。外用杀虫止痒攻毒，内服补火助阳。

【古方选录】《外科全生集》雄脑散：雄黄、樟脑各等分。用法：共研细末，麻油调敷。主治：瘰疬烂延。

【用法用量】内服，1.5~3.0g。

【使用注意】孕妇忌用。不可过量内服。

【现代研究】化学研究显示含二硫化二砷（As_2S_2）和硅、铅、铁、钙、镁等。药理研究显示有杀灭金黄色葡萄球菌、铜绿假单胞菌、变形杆菌、大肠杆菌和抑制堇色毛癣菌等作用。雄黄中毒症状为上吐下泻。临床用于治疗哮喘、癫痫、面神经麻痹、带状疱疹、急性牙周炎、颈椎病头痛、眩晕、流行性腮腺炎及胆道蛔虫等。

2 雌 黄

【古籍原文】味辛，平。主恶疮、头秃、痂疥，杀毒、虫、虱，身痒，邪气诸毒。炼之久服，轻身，增年不老。生山谷。

【来　　源】为硫化物类矿物雌黄Orpiment的矿石。

【形态特征】单斜晶系。晶体常呈柱状，往往带有弯曲的晶面，集合体则呈杆状、块状、鸡冠状。柠檬黄色，有时微带浅褐色。条痕与矿物本色相同，惟色彩更为鲜明。光泽视方向不同而变化，由金刚光泽至脂肪光泽，新鲜断面呈强烈的珍珠光泽。半透明。解理完全。硬度1.5~2.0。比重3.4~3.5。具柔性，薄片能弯曲，但无弹性。

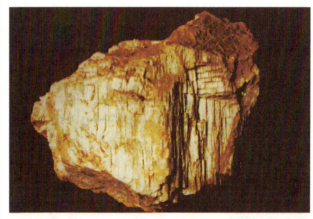

【性味功效】辛，平；有毒。燥湿，杀虫，解毒。

【古方选录】《太平圣惠方》杀虫方：雌黄不限多少。用法：细研如粉，以醋并鸡子黄和令匀，涂于疮上，干即更涂。主治：乌癞疮。

【用法用量】内服入丸、散，0.1~0.3g。外用适量，研末外敷。

【使用注意】孕妇忌用。不可过量内服。

【现代研究】化学研究显示含三硫化二砷（As_2S_3），通常带有杂质，如硫化锑（Sb_2S_3）、二硫化亚铁（FeS_2）、二氧化硅（SiO_2）、泥质等。药理研究显示对多种皮肤真菌有抑制作用。因其有毒，以外用为主，极少内服。

3 石流黄（硫黄）

【古籍原文】味酸，温。主妇人阴蚀，疽，痔，恶血，坚筋骨，除头秃，能化金、银、铜、铁奇物。生山谷。

【来　　源】为硫黄矿或用含硫矿物经加工制得。

【形态特征】药材为不规则的块状，大小不一。呈黄色，或带浅绿色或浅棕黄色。表面不平坦，常有麻纹及细砂孔；有光泽，半透明。体轻，质脆易碎。断面常呈粗针状结晶形。有特异的臭气，味淡。以色黄、光亮、松脆、无杂质者为佳。燃之易熔融，发蓝色火焰，并放出刺激性的臭气。不溶于水及盐酸、硫酸；遇硝酸或王水被氧化成硫酸；溶于二硫化碳、煤油及松节油。

【性味功效】酸，温；有毒。外用解毒杀虫疗疮，内服补火助阳通便。

【古方选录】《梅氏集验方》：硫黄适量。用法：研细末，外敷创面。主治：阴中湿疱疮。

【用法用量】内服入丸、散，1.5~3.0g；炮制后用。外用适量，研末撒或油调涂；或烧烟熏患处。

【使用注意】硫黄内服宜用制品，不宜多服、久服。孕妇或阴虚火旺者忌服。畏朴硝，不宜同用。

【现代研究】化学研究显示含硫，尚含砷、硒、碲等。药理研究显示有溶解角质，杀疥虫，杀菌，杀真菌，缓泻，消炎，镇咳和祛痰等作用。明显增强氯丙嗪及硫喷妥钠的中枢抑制作用。临床外用治疗慢性气管炎，慢性湿疹，毛囊炎和小便失禁等。

4　水　银

【古籍原文】味辛，寒。主疥、瘘、痂、疡、白秃，杀皮肤中虱，堕胎，除热，杀金、银、铜、锡毒。熔化还复为丹，久服，神仙不死。生平土。

【来　　源】为朱砂或自然汞炼出的液态金属。

【形态特征】常温下为银白色液体小珠，-39℃成等轴晶系的八面体，350℃挥发成气体。固体条痕为银白色，具光亮的金属光泽。比重13.6，易挥发。

【性味功效】辛，寒；有大毒。攻毒杀虫。

【古方选录】《肘后方》：水银、黄连、胡粉各一两。用法：研匀外敷，干后以唾调。主治：一切恶疮。

【用法用量】外用适量，与其他药物研末调敷患处。

【使用注意】不宜内服。孕妇忌用。外用亦不可过量或久用，以免中毒。不宜与砒霜同用。

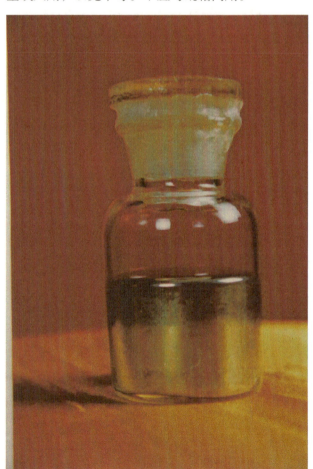

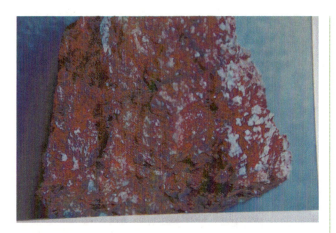

【现代研究】化学研究显示含单体金属元素汞。药理研究显示水银的化合物有消炎，抗菌，泻下和利尿等作用；元素汞不起药理作用，解离后的汞离子能与羟基结合而干扰细胞的代谢及功能。因水银毒性较大，现已罕用。

5 石 膏

【古籍原文】味辛，微寒。主中风寒热，心下逆气，惊喘，口干苦焦，不能息，腹中坚痛，除邪鬼，产乳，金创。生山谷。

【来　　源】为硫酸盐类石膏Gypsum的矿石。

【形态特征】药材为长块状或不规则形纤维状的结晶集合体，大小不一。全体白色至灰白色，大块者上下两面平坦，无光泽及纹理。质重质松，易分成小块，纵断面具纤维状纹理，并有绢丝样光泽。无臭，味淡。

【性味功效】辛、甘，大寒。清热泻火，除烦止渴。煅后外用收湿生肌，敛疮止血。

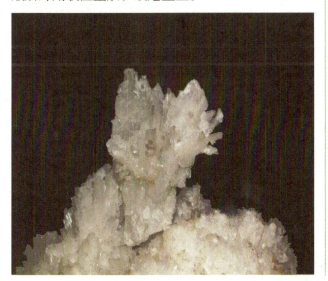

【古方选录】《普济方》石膏散：石膏二两，甘草（炙）半两。用法：研末，每服三钱，水调下或生姜汁、蜜调下。主治：热嗽喘甚，久不愈者。

【用法用量】煎服，15~60g，打碎先煎。外用火煅，研末涂敷患处。

【使用注意】虚寒证忌用。

【现代研究】化学研究显示含有含水硫酸钙（$CaSO_4 \cdot 2H_2O$），以及钛、铜、铁、铝、硅、锰、银、镁和钠等。煅石膏含无水硫酸钙（$CaSO_4$）。药理研究显示有解热、解渴作用，能增强离体兔肺泡巨噬细胞的吞噬能力。钙离子具有解痉、抗炎、抗渗出、抗过敏等作用。煅石膏有收敛作用。临床用于治疗感冒发烧，流行性感冒，血栓闭塞性脉管炎，口腔溃疡，扭挫伤，牙痛和小儿肺门淋巴结核等。

6 慈石（磁石）

【古籍原文】味辛，寒。主周痹，风湿，肢节中痛不可持物，洗洗酸痹，除大热、烦满及耳聋。一名玄石。生山谷。

【来　　源】为氧化物类矿物尖晶石族磁铁矿Magnetite。

【形态特征】等轴晶系。晶体为八面体、菱形十二面体等，或为粗至细粒的粒块状集合体。铁黑色，表面或氧化、水化为红黑、褐黑色调；风化严重者，附有水赤铁矿、褐铁矿被膜。条痕黑色。不透明。无解理，断口不平坦。硬度5.5~6.0，性脆，相对密度4.9~5.2。具强磁性，碎块可被磁铁吸着，或

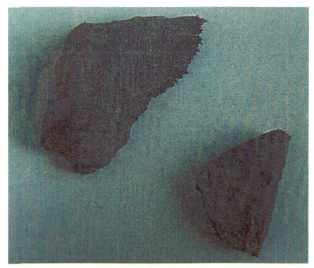

块体本身可吸引铁针等铁器。

【性味功效】咸，寒。镇惊安神，平肝潜阳，聪耳明目，纳气平喘。

【古方选录】《备急千金要方》神曲丸：磁石二两，朱砂一两，神曲四两。用法：研末，炼蜜为丸，如梧子大，饮服三丸，每日三次。主治：阴虚火旺，耳鸣嘈嘈。

【用法用量】煎服，9~30g，打碎先煎；入丸、散，每次1~3g。

【使用注意】不可多服、久服，脾胃虚弱者慎用。

【现代研究】化学研究显示主要含四氧化三铁（Fe_3O_4），还含有氧化亚铁（FeO），氧化铁（Fe_2O_3）及镁、锰、钙和磷等。药理研究显示有镇静、抗惊厥以及对缺铁性贫血进行补铁等作用。临床用于治疗白内障，青光眼，支气管哮喘，梅尼埃病，肺气肿，高血压病，贫血和失眠等。

7 凝水石（寒水石）

【古籍原文】味辛，寒。主身热，腹中积聚，邪气，皮中如火烧，烦满，水饮之。久服，不饥。一名白水石。生山谷。

【来　源】为硫酸盐类矿物石膏Gypsum或碳酸盐类矿物方解石Calcite的矿石。

【形态特征】三方晶系。晶体为菱面体，也有呈柱状及板状者。集合体常呈钟乳状或致密粒状体产出。颜色大都为无色或乳白色，如含有混入物，则染成灰、黄、玫瑰、红、褐等各种色彩。具玻璃样光泽。透明至不透明。完全解理，可沿3个不同的

方向劈开。断面贝壳状。硬度3。比重2.6~2.8。

【性味功效】咸，寒。清热泻火，解毒消肿。

【古方选录】《千金翼方》寒水石散：寒水石、白石脂、瓜蒌各五分，菟丝子（酒渍）、知母、桂心各三分。用法：研细末，每服五分七厘，麦粥送下，每日三次。主治：饮酒致肉疸，饮少，小便多，白如泔色。

【用法用量】煎服，10~15g，打碎先煎。外用火煅研末涂敷。

【使用注意】脾胃虚寒者忌用。

【现代研究】化学研究显示含含水硫酸钙（$CaSO_4 \cdot 2H_2O$），以及钛、铜、铁、铝、硅、锰、银、镁和钠等。煅后含无水硫酸钙（$CaSO_4$）。药理研究显示有解热，解渴，增强肺泡巨噬细胞吞噬能力等作用；钙离子具有解痉，抗炎，抗渗出，抗过敏等作用。临床用于治疗感冒发烧，流行性感冒，血栓闭塞性脉管炎，口腔溃疡，扭挫伤，牙痛和小儿肺门淋巴结核等。

8 阳起石

【古籍原文】味咸，微温。主崩中漏下，破子藏中血，癥瘕结气，寒热腹痛，无子，阴痿不起，补不足。一名白石。生山谷。

【来　源】为硅酸盐类矿石阳起石Actinolite或阳起石石棉Actinolite asbestos的矿石。

【药材特征】药材为长条形或扁长条形，大小不一，全体乳白色、青白色至青灰色。体重而质地松软，易剥离，断面呈纤维状，易纵向裂开。捻碎后呈丝状，绵软而光滑，富弹性。以火烧之变红而不熔。气味均无。

【性味功效】咸，温。温补命门，壮阳，除冷。

【古方选录】《济生方》阳起石丸：阳起石（火煅红，别研，令极细）二两，鹿茸（去毛，醋炙）一两。用法：研细末，醋煎艾汁，打糯米和为丸，如梧子大。每服百丸，食前空心米饮下。主治：冲任不固之胎动不安，虚寒之极，崩中不止，变生他证。

【用法用量】入丸、散，5~12g。

【使用注意】内服不宜过量、久服。

【现代研究】化学研究显示阳起石的组成是碱式硅酸镁钙[$Ca_2Mg_5(Si_4O_{11})_2 \cdot (OH)_2$]，还含少量锰、

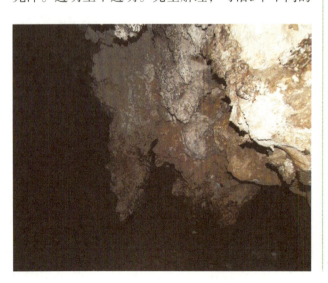

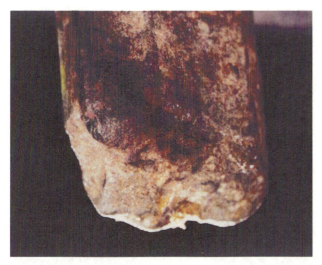

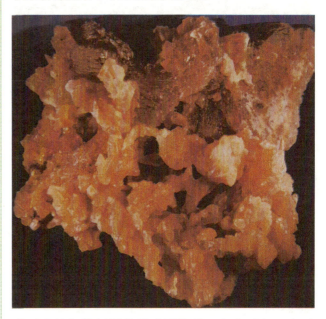

铝、铜、铁、钙、镁、铬、钛、钡等无机元素。药理研究显示有兴奋性机能的作用，并增加血中矿物质。副作用有致癌性。临床少用。

9　孔公孽

【古籍原文】味辛，温。主伤食不化，邪结气，恶疮，疽瘘，痔，利九窍，下乳汁。一名通石。生山谷。

【来　　源】为碳酸盐类矿物方解石Calcite的钟乳状集合体，中间稍细部分或有中空。

【形态特征】药材呈圆柱形或圆锥形，大小不一。表面白色、灰白色或灰褐色，凸凹不平。质坚而重，断面较平整，洁白色或棕黄色；中央多可见一圆孔，圆孔周围呈多数圈层。气无，味微咸。滴加稀盐酸则产生大量气泡。

【性味功效】甘、辛，温。通阳散寒，化痰散结，解毒。

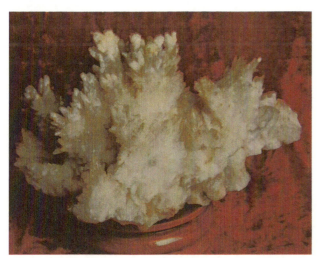

【古方选录】《肘后方》：孔公孽二斤，石斛五两，酒一斤。用法：酒浸泡饮服。主治：风气脚弱。

【用法用量】内服煎汤，9~15g，打碎先煎。外用适量。

【使用注意】阴虚火旺、肺热盛者及孕妇禁用。

【现代研究】化学研究显示含碳酸钙（$CaCO_3$）和微量元素如铁、铜、钾、锌、锰等。临床少用。

10　殷孽

【古籍原文】味辛，温。主烂伤，瘀血，泄利，寒热，鼠瘘，癥瘕结气。一名姜石。生山谷。

【来　　源】为碳酸盐类矿物方解石Calcite的钟乳状集合体附着于石上的粗大根盘。

【形态特征】呈圆柱形或圆锥形，大小不一。表面白色、灰白色或灰褐色，凸凹不平。质坚而重，断面较平整，洁白色或棕黄色。气无，味微咸。滴加稀盐酸则产生大量气泡。

【性味功效】辛、咸，温。温肾壮阳，散瘀，解毒。

【用法用量】内服煎汤，9~15g，打碎先煎。外用适量。

【使用注意】阴虚火旺者及孕妇忌用。

【现代研究】化学研究显示含碳酸钙（$CaCO_3$）和微量元素如铁、铜、钾、锌、锰等。临床少用。

11 铁精（铁落、铁精落）

【古籍原文】铁精：平。主明目，化铜。铁落：味辛，平。主风热，恶疮，疡疽，疮痂，疥，气在皮肤中。铁：主坚肌耐痛。生平泽。

【来　源】为生铁煅至红赤，外层氧化时被锤落的铁屑。

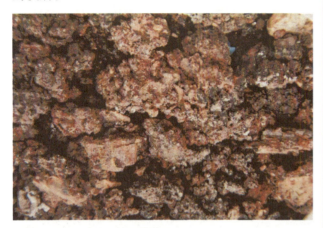

【形态特征】为不规则块状，大小不一。铁灰色至灰黑色。条痕钢灰色。无解理，不透明，新鲜面具金属光泽。硬度4，相对密度7.87，具延展性。体重，质坚硬，不易砸碎，断面锯齿状。气味均无。

【性味功效】辛，凉。平肝镇惊，安神。

【古方选录】《方脉正宗》：铁落三钱，甘草一钱。用法：水煎服。主治：暴怒发狂。

【用法用量】内服煎汤，醋或酒淬打碎先煎，15~30g。外用适量。

【使用注意】脾胃气虚及肝肾两亏者慎用。

【现代研究】化学研究显示主要含四氧化三铁（Fe_3O_4）。临床用于治疗心悸，睡眠不宁，狂妄惊痫等。

12 理　石

【古籍原文】味辛，寒。主身热，利胃，解烦，益精，明目，破积聚，去三虫。一名立制石。生山谷。

【来　源】为硫酸盐类矿物石膏Gypsum与硬石膏Anhydrite的集合体。

【形态特征】单斜晶系矿石，不规则块状。浅灰色。条痕白色。体较轻，质硬脆，可砸碎。断面大部分粗糙，呈暗灰色，解理面有明显亮星，部分

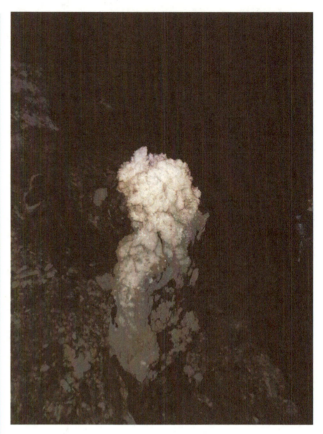

可见到明显的细纤维，纤维间也可见到亮星。气味皆淡。

【性味功效】辛、甘，寒。清热，除烦，止渴。

【古方选录】《丹溪方》：理石（煅）半斤。用法：研末，醋糊丸如梧子大。每服四五十丸，白汤下。功效：泻肺胃之火。主治：食积痰火。

【用法用量】内服煎汤，15~30g。

【使用注意】脾胃虚寒者忌用。

【现代研究】化学研究显示与石膏所含成分基本相同。

13 长　石

【古籍原文】味辛，寒。主身热，四肢寒厥，利小便，通血脉，明目，去翳眇，下三虫，杀蛊毒。久服不饥。一名方石。生山谷。

【来　源】为硫酸盐类矿物硬石膏Anhydrite。

【形态特征】斜方晶系矿石，扁块状或块状，有棱。浅灰色、灰色或深灰色。条痕白色或浅灰色。体较重，质坚硬，指甲不易产生划痕，可砸碎。断面有闪星样光泽。无臭，无味。

【性味功效】辛、苦，寒。清热泻火，通利小便，

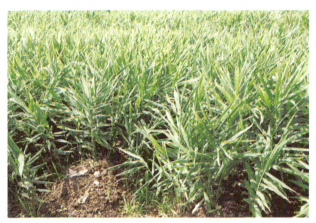

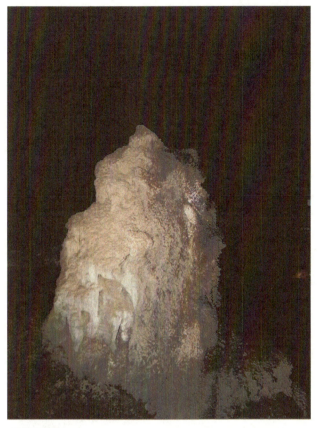

明目去翳。

【古方选录】《本草纲目》：长石、滑石、桑白皮各等分。用法：水煎饮服。主治：癃淋致小便不通。

【用法用量】内服煎汤，15~30g。

【使用注意】脾胃虚寒者忌用。

【现代研究】化学研究显示为天然不含水的石膏，主要成分是硫酸钙（$CaSO_4$），常夹杂有微量的氧化铝（Al_2O_3）、二硫化铁（FeS_2）、氧化镁（MgO）等。

14 ※肤青

【古籍原文】味辛，平。主蛊毒及蛇、菜、肉诸毒，恶疮。一名推青。生川谷。

【古代研究】陶弘景曰："俗方和仙经并无用此者，亦相当不复识。"后世不用。

15 干姜

【古籍原文】味辛，温。主胸满，咳逆上气，温中，止血，出汗，逐风湿痹，肠澼下利。生者尤

良。久服，去臭气，通神明。生川谷。

【来　　源】为姜科植物姜 *Zingiber officinale* Rosc. 的干燥根茎。

【形态特征】多年生草本。高40~100cm。根肉质，扁圆横走，有分支。叶互生，2列，无柄，叶鞘抱茎，叶片披针形，光滑无毛，叶舌膜质。花茎自根茎抽出，穗状花序椭圆形；苞片卵形，淡绿色；花冠黄绿色，裂片3片；雄蕊1枚；子房3室，花柱1枚。蒴果。种子多数，黑色。

【性味功效】辛，热。温中散寒，回阳通脉，温肺化饮。

【古方选录】《伤寒论》干姜附子汤：干姜一两，附子一枚（生用，去皮，切八片）。用法：切片，水煎煮，顿服。主治：伤寒下后，复发汗，昼日烦躁不得眠，夜而安静，不呕不渴，无表证，脉沉微，身无大热者。

【用法用量】煎服，3~10g；或入丸、散。

【使用注意】阴虚内热、血热妄行者忌用。

【现代研究】化学研究显示含挥发油，姜辣素，

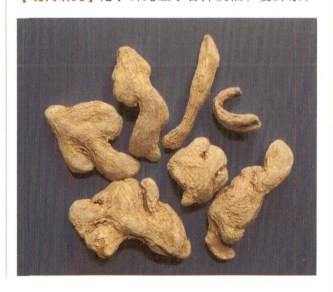

姜烯酮，姜酮和多种氨基酸，6-姜辣磺酸，姜糖脂，淀粉和树脂等。药理研究显示有兴奋心脏和血管运动中枢，抗缺氧，明显抑制胃液分泌，抗炎，灭螺和抗血吸虫，抗病原微生物，增进血液循环，使血压上升，促进发汗和抗血小板聚集等作用。临床用于治疗慢性胃炎胃痛，消化不良性腹泻，慢性支气管炎咳喘和低血压等。

16 枲耳实（苍耳子）

【古籍原文】味甘，温。主风寒头痛，风湿周痹，四肢拘挛痛，恶肉死肌。久服，益气，耳目聪明，强志，轻身。一名胡枲，一名地葵。生川谷。

【来　源】为菊科植物苍耳*Xanthium sibiricum* Patr.成熟带总苞的果实。

【形态特征】一年生草本。高20~90cm。根纺锤形。茎直立或少有分支，下部圆柱形，上部有纵沟，被灰白色粗糙毛。叶互生，有长柄，叶片宽三角形，先端锐尖，基部心形，具明显脉3条。头状花序聚生，单性同株；雄花序球形，花托圆柱形，小花管状；雌花序卵形，外面有倒刺毛，小花2朵，无花冠。瘦果包藏在有刺的总苞内。

【性味功效】辛、苦，温；有毒。散风寒，通鼻窍，祛风湿。

【古方选录】《太平圣惠方》苍耳子粥：苍耳子、粳米各适量。用法：研末或煎服。主治：目暗，耳鸣。

【用法用量】煎服，3~10g；或入丸、散。宜炒后去硬刺用。

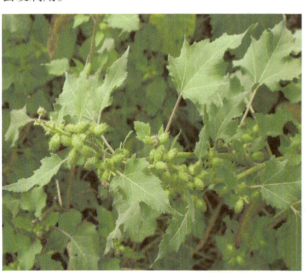

【使用注意】血虚头痛不宜服用。过量易致中毒。
【现代研究】化学研究显示含苍耳苷，苍耳醇，异苍耳醇，苍耳酯，脂肪油，蛋白质，氨基酸，生物碱，维生素C及树脂等。药理研究显示有镇咳，抑制心肌收缩，减慢心率，降低血糖，抑菌，抗炎，镇痛，抗癌，减少自由基损害等作用。苍耳子过量有一定肝肾毒性。临床用于治疗风疹瘙痒，慢性鼻炎，疟疾，流行性腮腺炎，神经性皮炎，腰腿痛，牙痛，扁平疣，慢性气管炎，细菌性痢疾和泌尿道感染等。

17 葛　根

【古籍原文】味甘，平。主消渴，身大热，呕吐，诸痹，起阴气，解诸毒。葛谷，主下痢十岁已上。一名鸡齐根。生川谷。

【来　源】为豆科植物甘葛藤*Pueraria thomsonii* Benth.的块根。

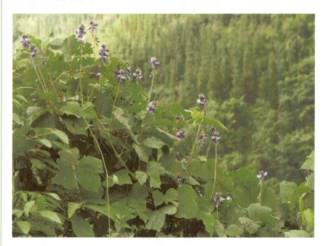

【形态特征】多年生藤本。块根肥厚。叶互生，具长柄；三出复叶，顶端叶片菱状圆形，先端急尖，基部圆形，两面均被白色伏生短毛；侧生小叶偏椭圆形或菱状椭圆形。总状花序腋生，花梗密被黄色绒毛；花萼5裂；旗瓣先端微凹，基部有2个短耳；雄蕊10枚；子房线形。荚果线形扁平。种子卵圆形而扁。

【性味功效】甘、辛，凉。解肌退热，生津止渴，透疹，升阳止泻，通经活络，解酒毒。

【古方选录】《伤寒论》葛根汤：葛根四两，麻黄、生姜各三两，桂枝、炙甘草、芍药各二两，大枣十二枚。用法：先煮麻黄、葛根，去末，内诸药，水煎，分三次服。主治：太阳病，项背强，无汗恶风；或太阳病无汗而小便反少，气上冲胸，口噤不得语，欲作刚痓者。

【用法用量】煎服，10~15g。解肌退热、透疹、生津宜生用；升阳止泻宜煨用。

【现代研究】化学研究显示含大豆苷，大豆黄素，葛根黄酮苷，葛根素，葛根藤素和多量淀粉等。药理研究显示有平滑肌解痉或松弛作用，能扩张冠状动脉血管和脑血管，降低心肌耗氧量，增加氧供应；还有降血压，明显解热，轻微降血糖，抑制痢疾杆菌等作用。临床用于治疗感冒发热，偏头痛，痔疮，急性胃肠炎，高血压病伴有颈项强直、疼痛，冠心病心绞痛，心律失常和足癣等。

18 栝楼根（天花粉）

【古籍原文】味苦，寒。主消渴，身热，烦满，大热，补虚，安中，续绝伤。一名地楼。生川谷及山阴。

【来　源】为葫芦科植物栝楼*Trichosanthes kirilowii* Maxim.及双边栝楼*Trichosanthes rosthornii* Harms的块根。

【形态特征】栝楼：多年生攀缘草本。长5m以上。根状茎肥厚，圆柱状，外皮黄色。茎多分支，无毛；卷须腋生，细长，顶端2~5裂。叶互生，近圆形或心形，长、宽均7~20cm，通常5~7掌状浅裂或中裂，很少深裂，或不分裂而仅有不等大的粗齿，裂片长圆形或长圆状椭圆形至卵状披针形，表面疏生短伏毛或无毛，顶端急尖或短渐尖，边缘有疏齿或缺刻状。雌雄异株；雄花数朵生于长10~20cm的总花梗上部，总状花序，少有单生；苞片倒卵形或宽卵形，长1.5~2cm，边缘有齿，花托筒状，长约3.5cm；花萼裂片披针形，全缘，长约1.5cm；花冠裂片倒卵形，顶端细线状，雄蕊3枚，花丝短，有毛，花药靠合；雌花单生，子房卵形，花柱3裂。果实近球形，熟时橙红色，光滑。种子多数，扁平。

【性味功效】甘、微苦，微寒。清热泻火，生津止渴，消肿排脓。

【古方选录】《症因脉治》栝楼根汤：栝楼根、麦门冬、知母、石膏、甘草各适量。用法：水煎服。

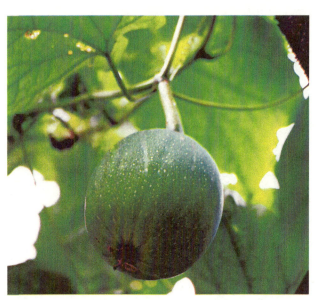

主治：燥火烁肺，口渴身热，二便赤涩，喘咳气逆，面赤唇焦，吐痰难出。

【用法用量】煎服，10~15g。外用适量。

【使用注意】虚寒证忌用。

【现代研究】化学研究显示含天花粉蛋白，天花粉多糖，β-半乳糖苷酶，瓜氨酸，丙氨酸，棕榈酸，α-菠菜甾醇，皂苷和多量淀粉等。药理研究显示天花粉蛋白可致流产，有抗早孕，抗肿瘤，抗菌，抗病毒，降血糖和调节免疫功能等作用。注射天花粉蛋白制剂6~8小时后可出现发热、头痛、咽痛、关节痛、颈活动不利等不良反应。临床用于中期引产；治疗葡萄胎，糖尿病，小儿惊风及流行性腮腺炎等。

19 苦　参

【古籍原文】味苦，寒。主心腹结气，癥瘕积聚，黄疸，溺有余沥，逐水，除痈肿，补中，明目，止泪。一名水槐，一名苦识。生山谷及田野。

【来　源】为豆科植物苦参*Sophora flavescens* Ait.的根。

【形态特征】亚灌木。高50~120cm。根圆柱形，外皮黄色。茎枝草本状，绿色，有纵沟，幼时被黄毛。奇数羽状复叶互生，小叶5~21片，卵状椭圆形、长椭圆形或披针形，先端圆或钝尖，基部阔楔形，全缘。总状花序顶生，苞片线形，花淡黄白色；萼钟状，先端5裂；花冠蝶形；雄蕊10枚；雌蕊1枚。荚果线形。种子3~7粒。

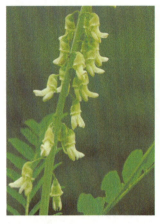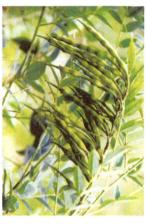

【性味功效】苦，寒。清热燥湿，杀虫，利尿。

【古方选录】《外科精义》苦参散：苦参、蔓荆子、何首乌、荆芥穗、威灵仙各等分。用法：研细末，每服二钱，食前酒调下，每日二次。主治：遍身疮疥，经年不效。

【用法用量】煎服，4.5~9.0g。外用适量，煎汤洗患处。

【使用注意】虚寒证忌用，因过于苦寒不宜多用。

【现代研究】化学研究显示含苦参碱、氧化苦参碱、槐定碱、异苦参碱等多种生物碱，还含苦参新醇A、苦参新醇B、苦参新醇C、苦参新醇D等黄酮类化合物，苦参皂苷、大豆皂苷等三萜皂苷和醌类化合物等。药理研究显示有抗心律失常，增加冠状动脉血流量，抗心肌缺血，平喘，抗过敏，升高外周白细胞数，明显抑制痢疾杆菌、大肠杆菌、变形杆菌，抗滴虫，抗病毒和抗肿瘤等作用。临床用于治疗宫颈炎，宫颈糜烂，滴虫性阴道炎，中耳炎，蛲虫病和白癜风等。

---

20 当归

【古籍原文】味甘，温。主咳逆上气，温疟寒热，洗洗在皮肤中，妇人漏下、绝子，诸恶疮疡金创。煮饮之。一名干归。生川谷。

【来　源】为伞形科植物当归*Angelica sinensis*（Oliv.）Diels 的根。

【形态特征】多年生草本。茎带紫色。基生叶及茎下部叶卵形，二至三回三出或羽状全裂，最终裂片卵形或卵状披针形，3浅裂，叶脉及边缘有白色细毛；叶柄有大叶鞘；茎上部叶羽状分裂。复伞形花序；伞辐9~13条；小总苞片2~4片；花梗12~36

枝，密生细柔毛；花白色。双悬果椭圆形，侧棱有翅。

【性味功效】甘、辛，温。补血活血，调经止痛，润肠通便。

【古方选录】《内外伤辨惑论》当归补血汤：黄芪一两，当归（酒洗）二钱。用法：水煎，去滓，空心食前温服。主治：肌热燥热，口渴引饮，目赤面红，昼夜不停，其脉洪大而虚，重按全无。

【用法用量】煎服，6~12g；或入丸、散。补血宜生用；酒炙长于活血。

【使用注意】湿热中阻、肺热痰火、阴虚阳亢等不宜；便溏者忌用。

【现代研究】化学研究显示含挥发油，蔗糖，果糖，酸性多糖，多种氨基酸，如缬氨酸、甲硫氨酸，还有钾、钠、钙、镁、硅、硒等无机元素。药理研究显示可双向调节子宫，有改善心肌血流，抗心律失常，扩张外周血管，增加外周血红细胞、白细胞、血红蛋白及骨髓有核细胞数，增强体液、细胞、非特异性免疫，抗辐射损伤，镇静，镇痛，催眠，抗炎，抗菌和抗损伤等作用。临床用于治疗缺血性中风，血栓闭塞性脉管炎，心律失常，上消化道出血，习惯性便秘，遗尿，慢性肝炎，咳嗽，急性乳腺炎，痛经和慢性附件炎等。

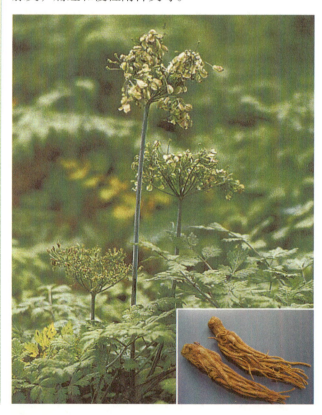

21 麻 黄

【古籍原文】味苦，温。主中风，伤寒，头痛，温疟。发表出汗，去邪热气，止咳逆上气，除寒热，破癥坚积聚。一名龙沙。生山谷。

【来　源】为麻黄科草麻黄*Ephedra sinica* Stapf、中麻黄*Ephedra intermedia* Schrenk et C. A. Mey. 或木贼麻黄*Ephedra equisetina* Bge.的草质茎。

【形态特征】草麻黄：草本状灌木。高20~40cm。木质茎短，匍匐状；小枝直伸或微曲，绿色，长圆柱形，细纵槽纹不明显，节明显。鳞叶膜质鞘状，上部2裂，裂片锐三角形，先端急尖。鳞球花序，雌雄异株；雄球花复穗状，苞片通常4对，雄蕊7~8枚；雌球花单生，成熟时苞片增大，肉质，红色。种子黑红色或灰褐色，三角状卵圆形或宽卵圆形。

【性味功效】辛、微苦，温。发汗解表，宣肺平喘，利水消肿。

【古方选录】《伤寒论》麻黄汤：麻黄（去节）三两，桂枝（去皮）二两，炙甘草一两，杏仁（去皮尖）七十个。用法：水煎，去滓，温服，覆取微似汗。主治：太阳病风寒在表，头项强痛，发热恶寒，无汗而喘，脉浮紧。

【用法用量】煎服，2~10g。生用发汗力强，蜜炙麻黄长于平喘。

【使用注意】虚喘无肺气壅滞者忌用；高血压病及失眠者慎用。

【现代研究】化学研究显示含麻黄碱，伪麻黄碱，甲基麻黄碱，去甲基麻黄碱，去甲基伪麻黄碱，麻黄次碱，平喘有效成分左旋-α-松油醇和2,3,5,6-四

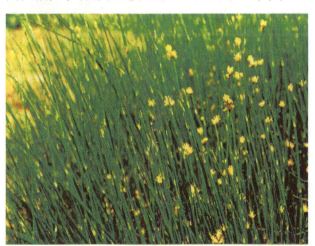

甲基吡嗪，芹菜素，山柰酚，蜀葵苷元，3-甲氧基蜀葵苷元及山柰酚鼠李糖苷等。药理研究显示有镇咳，发汗，兴奋心血管，调节呼吸系统，利尿，抗变态反应，抗炎，解热，抗病原微生物和兴奋中枢等作用。临床用于治疗急性、慢性支气管炎咳嗽，支气管哮喘，肺炎，急性肾炎水肿和小儿痉挛性喉炎等。

22 通草（木通）

【古籍原文】味辛，平。主去恶虫，除脾胃寒热，通利九窍、血脉、关节，令人不忘。一名附支。生山谷。

【来　源】为木通科植物木通*Akebia quinata*（Thunb.）Decne、三叶木通*Akebia trifoliata*（Thunb.）Koidz.、白木通*Akebia trifoliata*（Thunb.）Koidz. var. australis（Diels）Rehd. 的藤茎。

【形态特征】白木通：落叶或半常绿缠绕灌木。高6~10m。全株无毛。掌状复叶，小叶3片，卵形或卵状矩圆形，先端圆形，基部阔楔形或圆形，全

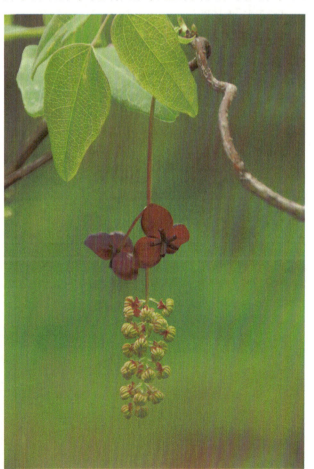

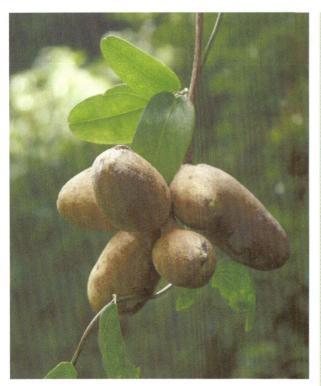

缘或微波状，两面绿色。花雌雄同株，总状花序腋生；花紫色、淡红色或淡紫色；雌花1~3朵，苞片线性，花被3片；雄蕊6枚；退化雌蕊3枚或4枚。蓇葖果椭圆形或长圆筒形。种子矩圆形，暗红色。

【性味功效】 苦，寒。利尿通淋，清心除烦，通经下乳。

【古方选录】《备急千金要方》：通草三两，生芦根（切）一升，橘皮一两，粳米三合。用法：水煎，随便稍饮，不瘥，更作。主治：伤寒后呕哕。

【用法用量】 煎服，3~6g。

【使用注意】 孕妇慎用。

【现代研究】 化学研究显示茎枝含木通苷，水解得到常春藤皂苷元、齐墩果酸、葡萄糖和鼠李糖等。药理研究显示有利尿，抗菌等作用。临床用于治疗闭经，痛经，小便赤涩淋痛，心烦，咽喉肿痛，产后乳少，风湿病筋骨疼痛和跌打损伤等。

23 芍药（白芍）

【古籍原文】 味苦，平。主邪气腹痛，除血痹，破坚积、寒热、癥瘕，止痛，利小便，益气。一名白木。生川谷及丘陵。

【来　源】 为芍药科植物芍药 *Paeonia lactiflora* Pall. 的根。

【形态特征】 多年生草本。高50~80cm。根肥大，圆柱形或略呈纺锤形。茎直立，光滑无毛。叶互生，具长柄，二回三出复叶，小叶片椭圆形至披针形，先端尖，基部楔形，全缘；叶缘具极细乳突，上面深绿色，下面淡绿色；叶基部常有红色。花甚大，单生于花茎的分支顶端，每花茎有2~5朵花；萼片3片，叶状；花瓣10片或更多，倒卵形，白色、粉红色或红色；雄蕊多数，花药黄色；心皮3~5枚，分离。蓇葖果3~5枚。

【性味功效】 苦、酸，微寒。养血调经，柔肝止痛，敛阴止汗，平抑肝阳。

【古方选录】《伤寒论》芍药甘草汤：芍药、甘草（炙）各四两。用法：水煎，分温再服。主治：诸拘急腹痛等。

【用法用量】 煎服，6~15g；或入丸、散。

【使用注意】"十八反"中反藜芦，不宜同用。

【现代研究】 化学研究显示含芍药苷，羟基芍药苷，苯甲酰芍药苷，苯甲酰羟基芍药苷，白芍药苷和鞣质，挥发油，胡萝卜苷，蔗糖等。药理研究显示有镇痛，调节免疫功能，抗炎，扩张冠状动脉，降血压，抗血小板聚集，保肝，解毒，抗肿瘤，抗诱变和抗菌等作用。临床用于治疗头痛，胸痛，痢疾，阑尾炎，腓肠肌痉挛，习惯性便秘，病毒性肝炎，哮喘，肌肉痉挛综合征，胃及十二指肠溃疡等。

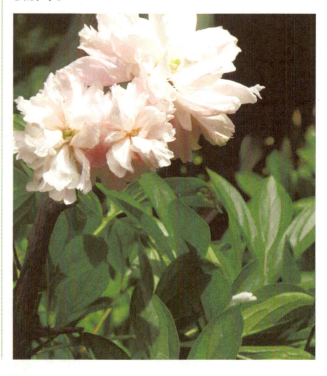

24 蠡实（马蔺子）

【古籍原文】味甘，平。主皮肤寒热，胃中热气，风寒湿痹，坚筋骨，令人嗜食。久服轻身。花、叶，去白虫。一名剧草，一名三坚，一名豕首。生川谷。

【来　源】为鸢尾科植物马蔺 *Iris pallasii* Fisch. var. *chinensis* Fisch.的种子。

【形态特征】多年生草本。高25~30cm。根茎粗壮，根细而坚韧。叶基生，线性，下部带紫色，质较硬，光滑无毛，平行脉两面凸起。花茎近上端有3片叶状苞片；花淡蓝紫色，1~3朵生于花茎顶端；花被6片，2轮；雄蕊3枚，密接于花柱外侧；雌蕊1枚，子房下位。蒴果纺锤形，种子多数。

【性味功效】甘，平。清热，利湿，止血，解毒。

【古方选录】《普济方》：蠡实（研破酒浸，夏三冬七日暴晒，令干）一斤，首乌半斤，雌、雄黄各四两。用法：研末，以浸药酒打糊丸，梧子大，每服三十丸，温酒下。主治：肠风下血，有疙瘩疮，破者不治。

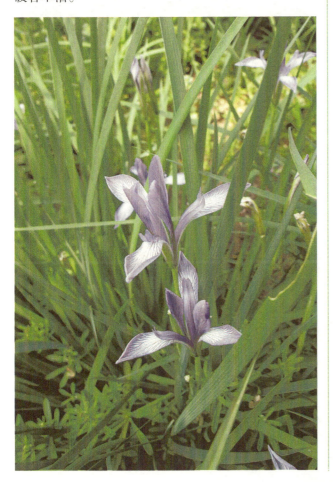

【用法用量】水煎服，10~12g。外用适量。

【使用注意】脾胃虚寒者不宜。孕妇慎用。

【现代研究】化学研究显示种子含马蔺甲素，淀粉和脂肪油等；果壳部分含有鸢尾苯醌。药理研究显示有抗生育作用。临床用于治疗月经不调，喉部肿痛，咽喉炎，鼻衄，吐血以及急性胃肠炎水样便等。

25 瞿麦

【古籍原文】味苦，寒。主关格，诸癃结，小便不通，出刺，决痈肿，明目，去翳，破胎堕子，下闭血。一名巨句麦。生川谷。

【来　源】为石竹科植物瞿麦 *Dianthus superbus* L.或石竹 *Dianthus chinensis* L.的地上部分。

【形态特征】多年生草本。高达1m。茎丛生，直立，无毛，上部二歧分支，节明显。叶对生，线形或线状披针形，先端渐尖，基部呈短鞘状包茎，全缘，无毛。两性花，单生或数朵集成稀疏歧式分支的圆锥花序，花梗长达4cm；花萼圆筒形，淡紫红

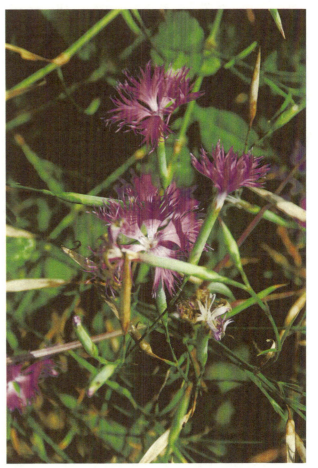

色；花瓣5片，淡红色、白色或淡紫红色；雄蕊10枚，花柱2枚，细长。蒴果长圆形。种子黑色。

【性味功效】苦，寒。利尿通淋，活血通经。

【古方选录】《备急千金要方》立效散：瞿麦一两，甘草七钱五分，山栀仁（炒）半两。用法：研末，每服七钱，连须葱白七个，灯心五十茎，生姜五片，水煎，时时温服。主治：下焦热结，小便淋闭或有出血，或大小便出血。

【用法用量】煎服，9~15g；包煎。

【使用注意】孕妇慎用。

【现代研究】化学研究显示带花全草含花色苷，维生素A样物质，皂苷，糖类，生物碱和钾盐等。药理研究显示有利尿，抑制大肠杆菌、伤寒杆菌、铜绿假单胞菌、金黄色葡萄球菌，兴奋肠管，抑制实验动物心跳，降低血压和影响肾血容积等作用。临床用于治疗泌尿系统感染，妇女外阴糜烂，皮肤湿疮、湿疹和尿路结石等。

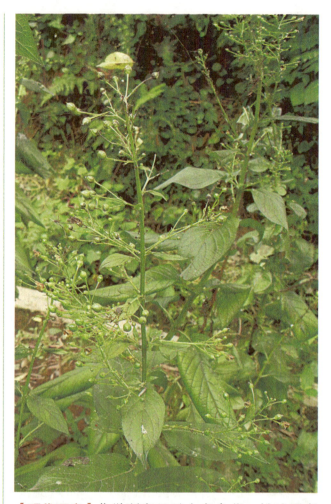

26 元参（玄参）

【古籍原文】味苦，微寒。主腹中寒热积聚，女子产乳余疾，补肾气，令人目明。一名重台。生川谷。

【来　　源】为玄参科植物玄参Scrophularia ningpo-ensis Hemsl.的根。

【形态特征】多年生草本。高60~120cm。根圆柱形，长5~12cm，下部常分叉，外皮灰黄褐色。茎直立，四棱形，光滑或有线状柔毛。叶对生，叶片卵形或卵状椭圆形，先端渐尖，基部圆形或近截形，边缘有钝锯齿。聚伞花序疏散展开呈圆锥状；花萼片5裂，裂片卵圆形；花冠暗紫色；雄蕊4枚，二强；子房上位，2室。蒴果卵圆形。

【性味功效】甘、苦、咸，微寒。清热凉血，滋阴降火，解毒散结。

【古方选录】《温病条辨》增液汤：玄参一两，生地黄、麦门冬各八钱。用法：水煎，口干与饮，令尽，不便，再作服。主治：阳明温病，津液亏损，大便秘结难下，口渴，舌干红，脉细数。

【用法用量】煎服，9~15g；或入丸、散。

【使用注意】脾虚便溏者不宜使用。反藜芦，不宜同用。

【现代研究】化学研究显示含玄参苷，桃叶珊瑚苷，玄参种苷元，玄参种苷A、玄参种苷B，天门冬酰胺，挥发油，脂肪酸和维生素A类物质等。药理研究显示有抑制金黄色葡萄球菌、白喉杆菌、乙型溶血性链球菌、大肠杆菌，降低血压，轻微降血糖，增加冠状动脉血流量等作用。临床用于治疗急性扁桃体炎，慢性咽炎，乳腺增生，慢性前列腺炎，带状疱疹及习惯性便秘等。

27 秦艽

【古籍原文】味苦，平。主寒热邪气，寒湿风痹，肢节痛，下水，利小便。生山谷。

【来　　源】为龙胆科植物粗茎秦艽Gentiana crassicaulis Duthie ex Burk.及同属多种植物的根。

【形态特征】粗茎秦艽：多年生草本。高40~60cm。根茎粗大，多数或全部分裂为小根，相互缠绕右旋扭曲。茎圆柱形，直立或斜上，无毛。基生叶多丛生，叶片较大，窄椭圆形或椭圆状披针形，先端稍

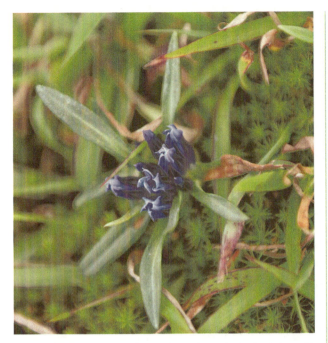

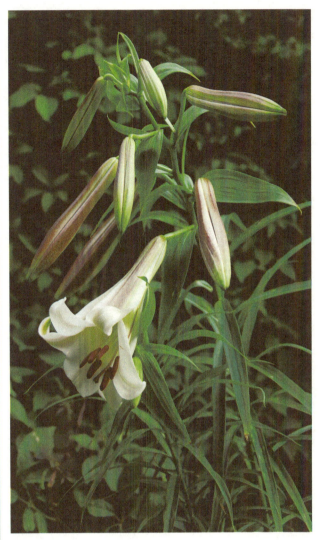

尖，全缘，主脉有5条纵贯叶片；茎生叶对生，较小。花茎粗壮而短，花多数，无花梗；花萼膜质，一侧裂开，呈佛焰苞状；花冠壶状，黄色或蓝紫色，内部有斑点；雄蕊5枚；子房长圆形。蒴果内藏。

【性味功效】苦、辛，平。祛风湿，清湿热，止痹痛，退虚热。

【古方选录】《叶氏录验方》小防风汤：防风、秦艽、羌活、附子各一两，姜（钱币大）三片，入地黄汁两合。用法：水煎，每日一剂，分二次服。主治：手足麻木不仁。

【用法用量】煎服，3~10g；或入丸、散。

【现代研究】化学研究显示含龙胆苦苷，当药苷，当药苦苷，龙胆碱和秦艽碱丙等。药理研究显示有抗炎，抗菌，镇静，降血压和升血糖等作用。临床用于治疗关节痛，头痛，牙痛和流行性脑脊髓膜炎等。

28 百　合

【古籍原文】味甘，平。主邪气，腹张，心痛，利大小便，补中益气。生川谷。

【来　　源】为百合科植物细叶百合*Lilium pumilum* DC. 及同属多种植物的肉质鳞叶。

【形态特征】多年生草本。高40~120cm。鳞茎广椭圆形，直径1.5~3cm。茎细，圆柱形，绿色。叶3~5列互生，至茎顶少而小，叶片窄线性，无柄；先端锐尖，基部渐狭。花单生于茎顶，或生于叶腋间成总状花序，花被6片，红色；雄蕊6枚；雌蕊1枚。蒴果椭圆形。

【性味功效】甘，寒。养阴润肺，清心安神。

【古方选录】《济生方》百花膏：款冬花、百合（焙，蒸）各等分。用法：研末，炼蜜为丸，如龙眼大，每服一丸，食后临卧细嚼，姜汤咽下，噙化尤佳。主治：咳嗽不已，或痰中带血。

【用法用量】煎服，6~12g；或入丸、散。清心宜生用；润肺宜蜜炙。

【使用注意】脾胃虚寒者慎用。

【现代研究】化学研究显示含岷江百合苷，百合皂苷及去酰百合苷等。药理研究显示有镇咳，平喘，祛痰，对抗应激性损伤，提高免疫力和镇静催眠等作用。临床用于治疗支气管炎，肺炎，肺结核病致咳嗽、咯血和胸痛等。

29 知 母

【古籍原文】味苦，寒。主消渴、热中、除邪气、肢体浮肿，下水，补不足，益气。一名蚔母，一名连母，一名野蓼，一名地参，一名水参，一名水浚，一名货母，一名蝭母。生川谷。

【来　　源】为百合科植物知母 *Anemarrhena asphodeloides* Bge. 的根茎。

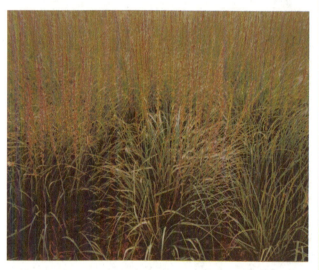

【形态特征】多年生草本。全株无毛。根茎横生于地面，上有很多黄褐色纤维，下生多数粗长须根。叶基生丛出，线形，质稍硬，基部扩大成鞘状。花茎直立，上生鳞片状小苞叶，穗状花序狭长；花绿色或紫堇色，花被6片，排成2轮，长圆形，有3条

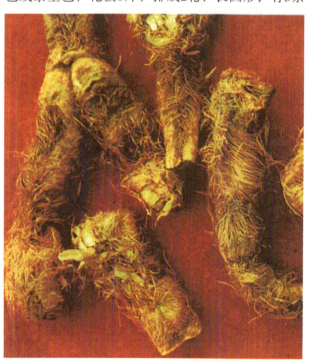

淡紫色纵脉；雄蕊3枚，花药"丁"字形；子房3室。蒴果长卵形。种子三棱形。

【性味功效】苦、甘，寒。清热泻火，滋阴润燥。

【古方选录】《症因脉治》二冬二母汤：天门冬、麦门冬、知母、贝母各等分。用法：水煎服。主治：肺热身肿，燥咳烦满。

【用法用量】煎服，6~12g；或入丸、散。

【使用注意】虚寒证不宜；脾虚便溏者忌用。

【现代研究】化学研究显示含知母皂苷，胆碱，尼克酰胺，鞣质，烟酸，知母多糖以及铁、锌、锰、铜、铬、镍等。药理研究显示有抑制葡萄球菌、伤寒杆菌、痢疾杆菌的作用，还有降血糖，解热，镇咳，祛痰，利胆，抑制血小板聚集等作用。临床用于治疗前列腺肥大，急性风湿热，糖尿病，慢性气管炎及慢性肾炎等。

30 贝母（川贝母）

【古籍原文】味辛，平。主伤寒，烦热，淋沥，邪气，疝瘕，喉痹，乳难，金创，风痉。一名空草。

【来　　源】为百合科植物川贝母 *Fritillaria cirrhosa* D. Don以及同属近缘植物的鳞茎。

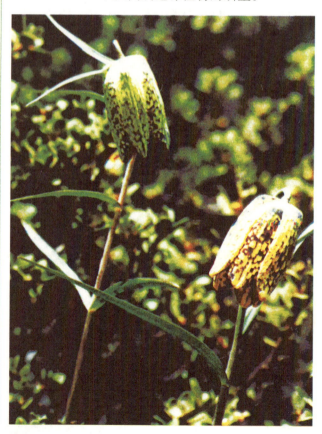

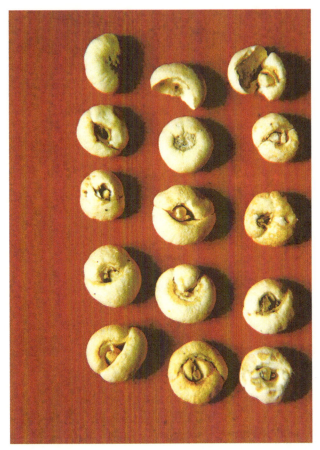

【形态特征】多年生草本。鳞茎卵圆形。叶通常对生，少数在中部兼有互生或轮生，先端不卷曲或稍卷曲。花单生于茎顶，紫红色，花的色泽可以从紫色逐渐过渡到淡黄绿色，具紫色斑纹；叶状苞片3片，先端稍卷曲；花被6片，外轮3片，内轮3片；雄蕊6枚；子房3室；柱头3歧而外反。蒴果六角矩形。种子薄而扁平，半圆形，黄色。

【性味功效】甘、苦，微寒。清热润肺，化痰止咳，散结消痈。

【古方选录】《症因脉治》二母石膏汤：知母、川贝母、石膏各适量。用法：水煎服。主治：外感燥痰咳嗽。

【用法用量】煎服，3~10g；研末冲服，1~2g。

【使用注意】不宜与川乌、制川乌、草乌、制草乌、附子同用。

【现代研究】化学研究显示鳞茎含生物碱，皂苷及钾、镁、钙、铁、铜、镉、锌、钠等。药理研究显示有降血压、镇咳、祛痰、解痉、平喘等作用，可引起子宫收缩。临床用于治疗慢性支气管炎，肺结核咯血，百日咳，前列腺肥大，婴幼儿消化不良，乳头皲裂和宫颈癌等。

31 白芷（白芷）

【古籍原文】味辛，温。主女人漏下赤白，血闭，阴肿，寒热，风头，侵目泪出，长肌肤，润泽，可作面脂。一名芳香。生川谷。

【来　　源】为伞形科植物白芷Angelica dahurica（Fisch. ex Hoffm.）Benth. et Hook f. 以及同属近缘多种植物的根。

【形态特征】多年生草本。高达2.5m。根粗大，直生，有数条支根。茎粗大，圆柱形，中空，基部光滑无毛，近花序处有短柔毛。茎下部叶大；叶柄长，基部阔大成鞘状抱茎；叶片二至三回分裂，最终裂片卵形至长卵形，先端锐尖，边缘有尖锐锯齿；茎上部叶较小，叶柄全部扩大成卵状叶鞘。复伞形花序顶生或腋生，花瓣5片，白色；雄蕊5枚；子房下位，2室。双悬果扁平近椭圆形，分果具5条果棱，侧棱成翅状。

【性味功效】辛，温。解表散寒，祛风止痛，宣通鼻窍，燥湿止带，消肿排脓。

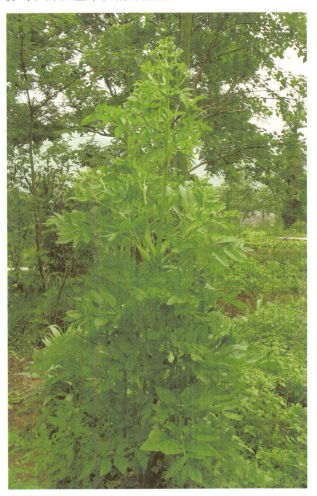

【古方选录】《妇人大全良方》白芷散：白芷一两，海螵蛸（煅）二个，胎发（煅）一团。用法：研末，每服二钱，空腹时温酒调服。主治：下元虚弱，赤白带下，或经行不止。

【用法用量】煎服，3~10g；或入丸、散。外用适量。

【使用注意】阴虚血燥者忌用。

【现代研究】化学研究显示含香豆精类化合物，有白芷素、白芷醚、氧化前胡素、欧前胡素和珊瑚菜素等。药理研究显示有抑制多种致病性细菌和真菌，解热，抗炎，镇痛，解痉，抗肿瘤，降血糖，降血脂，兴奋中枢神经和升高血压等作用。临床用于治疗感冒，鼻窦炎，牙痛，头痛，带下，痈疽疮疡和乳腺炎等。

32 淫羊藿（仙灵脾）

【古籍原文】味辛，寒。主阴痿，绝伤，茎中痛，利小便，益气力，强志。一名刚前。生山谷。

【来　源】为小檗科植物箭叶淫羊藿*Epimedium sagittatum*（Sieb. *et* Zucc.）Maxim. 以及同属近缘植物的叶。

【形态特征】多年生草本。高20~50cm。根茎粗短，质硬。茎直立，有条棱，无毛。茎生叶2片，常生于茎顶；二回三出复叶，小叶9片，宽卵形或近圆形，先端急尖，基部深心形，边缘生细齿；小叶

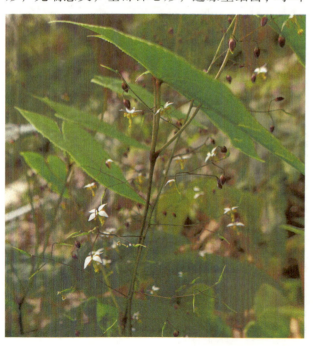

顶生，基部裂片圆形。圆锥花序顶生，挺直；花白色，20~50朵；萼片4片；花瓣4片；雄蕊4枚；雌蕊1枚。蓇葖果。种子褐色。

【性味功效】辛、甘，温。补肾阳，强筋骨，祛风湿。

【古方选录】《太平圣惠方》仙灵脾散：仙灵脾、威灵仙、川芎、桂心、苍耳子各一两。用法：捣为散，不计时候，温酒调下一钱。主治：风走注疼痛，来往不定。

【用法用量】煎服，6~10g；或入丸、散；或浸酒。

【使用注意】阴虚火旺者不宜。

【现代研究】化学研究显示含淫羊藿黄酮苷，淫羊藿黄酮次苷，皂苷，苦味素，鞣质，挥发油及钾、钙等。药理研究显示有降血压，提高性机能，抗菌，抗病毒，抗炎，祛痰，镇咳，镇静，抗惊厥，抗衰老及降血糖等作用。临床用于治疗神经衰弱，高血压病，冠心病，阳痿早泄，慢性气管炎，风湿性关节炎，老年骨质疏松症，白细胞减少，病毒性心肌炎和低血压综合征等。

33 黄芩

【古籍原文】味苦，平。主诸热，黄疸，肠澼，泄利，逐水，下血闭，恶疮，疽蚀，火疡。一名腐肠。生川谷。

【来　源】为唇形科植物黄芩*Scutellaria baicalensis* Georgi 的根。

【形态特征】多年生草本。茎高30~80cm，自基部多分支。主根粗壮。叶对生；叶片披针形，先端钝，基部近圆形，下面密被下陷的腺点，全缘。总状花序顶生，常于茎顶再聚成圆锥形花序；具叶状苞片；花萼二唇形；花冠蓝紫色或紫红色，二唇形；雄蕊4枚，二强；子房4深裂，花柱基底着生。小坚果4枚，黑色，近球形。

【性味功效】苦，寒。清热燥湿，泻火解毒，止血，安胎。

【古方选录】《伤寒论》黄芩汤：黄芩三两，芍药、甘草（炙）各二两，大枣十二枚。用法：水煎温服，日再，夜一服。主治：太阳与少阳合病，自下利者。

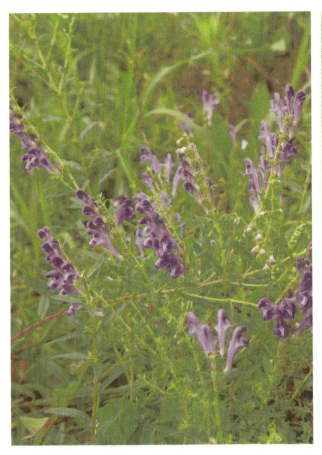

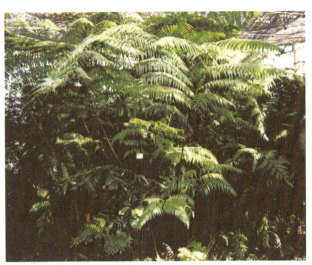

生，狭长圆形；二回羽片18~24对，线状披针形；末回羽片23~25对。孢子囊群位于裂片下部边缘，囊群盖两瓣。

【性味功效】苦、甘，温。祛风湿，补肝肾，强腰膝。

【古方选录】《太平圣惠方》狗脊丸：狗脊二两，萆薢（锉）二两，菟丝子（酒浸三日，曝干，别捣）一两。用法：捣为末，炼蜜和丸，如梧桐子大，每日空心及晚食前服三十丸；以新萆薢渍酒二七日，取此酒下药。主治：五种腰痛，利脚膝。

【用法用量】煎服，6~12g；或入丸、散、酒剂。

【使用注意】胃津亏口渴者慎用。

【现代研究】化学研究显示含蕨素R，金粉蕨素，绵马酚，淀粉和鞣质等。药理研究显示有类似于明胶海绵的止血作用。临床用于治疗体部溃疡，结核病，小儿脱肛，滑胎，脊柱炎，老年骨性关节炎，疲劳性骨折等。

【用法用量】煎服，3~10g；或入丸、散。生用清热燥湿力强；止血、安胎多炒用。

【使用注意】虚寒者忌用。

【现代研究】化学研究显示含黄芩苷元，黄芩苷，汉黄芩素，汉黄芩苷，黄芩新素，苯甲酸和 β-谷甾醇等。药理研究显示有抗炎，抗变态反应，抗菌，解热，降血压，利尿，利胆，解痉和镇静等作用。临床用于治疗气管炎咳嗽，急性肠炎腹泻，急性肝炎，胆囊炎黄疸，急性泌尿道感染小便淋痛，吐衄、崩漏等出血，急性结膜炎和痈肿疔疮等。

34 狗 脊

【古籍原文】味苦，平。主腰背强，关机缓急，周痹，寒湿膝痛。颇利老人。一名百枝。生川谷。

【来　　源】为蚌壳蕨科植物金毛狗脊 *Cibotium barometz*（L.）J. Sm. 的根茎。

【形态特征】大型土生蕨类。高2~3m。根茎横卧，粗壮，密生金黄色节状长毛，有光泽，形如金毛狗头。叶丛生，叶柄长1~12cm；叶片革质或厚纸质，宽卵形；三回羽状深裂，羽片10~15对，互

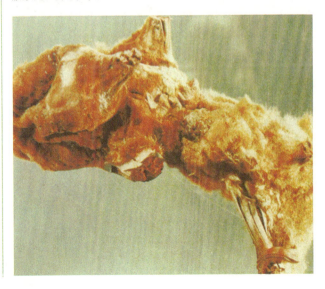

35 石龙芮

【古籍原文】味苦,平。主风寒湿痹,心腹邪气,利关节,止烦满。久服,轻身,明目,不老。一名鲁果能,一名地椹。生川泽石边。

【来　　源】为毛茛科植物石龙芮*Ranunculus sceleratus* L.的全草。

【形态特征】一年生草本。全株几无毛,高15~45cm。茎直立。基生叶和下部叶具长柄,叶片宽卵形,3深裂,中央裂片3裂,侧裂片2~3裂;茎上部叶变小,3裂,裂片窄倒卵形。黄色小花生枝上,萼片5片,浅绿色;花瓣5片,窄倒卵形;雄蕊、雌蕊均多数。聚合果矩圆形,瘦果宽卵形。

【性味功效】苦、辛,寒;有毒。清热解毒,消肿拔脓,截疟。

【古方选录】《淮南万毕术》:鲜石龙芮全草适量。用法:杵烂取汁,涂伤处。主治:蛇咬伤疮。

【用法用量】外用适量,外敷;或捣烂涂。

【使用注意】有毒之品,外用为主,内服宜慎。

【现代研究】化学研究显示含毛茛苷,原白头翁素,白头翁素,胆碱,生物碱,不饱和甾醇,没食子酚鞣质,黄酮类和多种色胺衍生物等。药理研究显示鲜叶外用会引起皮炎、发疱,干品内服会引起动物子宫收缩。临床用于治疗淋巴结结核,疟疾,痈肿,蛇咬伤和慢性下肢溃疡等。

36 茅根(白茅根)

【古籍原文】味甘,寒。主劳伤虚羸,补中益气,除瘀血、血闭、寒热,利小便。其苗主下水。一名兰根,一名茹根。生山谷田野。

【来　　源】为禾本科植物白茅*Imperata cylindrica* (L.) Beauv. var *major* (Nees) C. E. Hubb. 的根茎。

【形态特征】多年生草本。高12~40cm。根茎密生鳞片。秆丛生,具2~3节,节上生柔毛。叶多丛集基部,叶片线形,根生叶较长,茎生叶短。圆锥花序柱状,分支短缩密集;小穗披针形或长圆形,雄蕊2枚,花药黄色;柱头2裂,深紫色。颖果。

【性味功效】甘,寒。凉血止血,清热利尿。

【古方选录】《圣济总录》茅根汤:白茅根(细

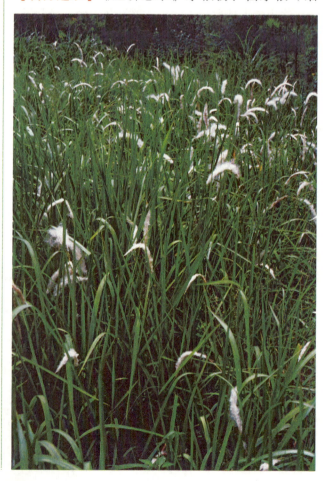

锉）五两，陈橘皮（汤浸，去白瓤，焙）、葛根各一两，桂心三两，高良姜、枇杷叶（拭去毛，炙微黄）各半两。用法：研末，每服五钱匕，水煎，去滓温服，不拘时候。主治：热淋，小便赤涩不通。

【用法用量】煎服，9~30g；鲜品加倍。多生用，亦可炒炭用。

【现代研究】化学研究显示含多量蔗糖、葡萄糖、少量果糖、木糖、柠檬酸、草酸、苹果酸、淀粉、芦竹素、印白茅素、枸橼酸、白头翁素、维生素、类胡萝卜素和钾盐等。药理研究显示有止血、抗炎性渗出、镇痛、解酒毒、利尿、抑制肺炎链球菌、卡他球菌、流感嗜血杆菌、金黄色葡萄球菌及福氏痢疾杆菌、宋氏痢疾杆菌等作用。临床用于治疗肾小球肾炎，血尿，肝炎，口腔疾患，发热所致的烦渴、呕吐和感冒等。

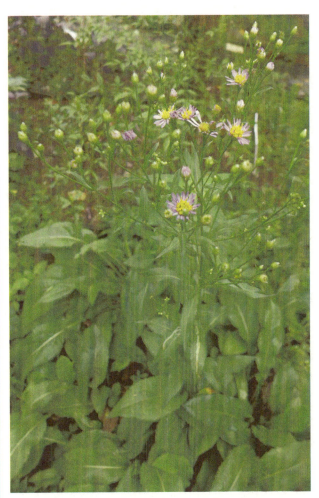

37 紫 菀

【古籍原文】味苦，温。主咳逆上气，胸中寒热结气，去蛊毒、痿蹶，安五脏。一名青菀。生山谷。

【来　　源】为菊科植物紫菀 *Aster tataricus* L. f. 的根及根茎。

【形态特征】多年生草本。高40~150cm。茎直立，粗壮，有疏糙毛。根茎短，生多数须根。基生叶花期脱落，长圆状或椭圆状匙形；茎生叶互生，无柄；叶片长椭圆形或披针形。头状花序多数排列成复伞房状；总苞片3层，外层渐短，紫红色；花序边缘为舌状花，蓝紫色，舌片先端3齿裂，花柱柱头2分叉；中央有多数筒状花，两性，黄色，先端5齿裂；雄蕊5枚；柱头2分叉。瘦果倒卵状长圆形，扁平，紫褐色。

【性味功效】辛、苦，温。润肺下气，消痰止咳。

【古方选录】《杂病源流犀烛·六淫门》紫菀丸：紫菀、五味子各等分。用法：研末，炼蜜为丸，芡实大，每服一丸，含化。主治：肺家郁热而致咳血。

【用法用量】煎服，5~10g；或入丸、散。

【现代研究】化学研究显示含无羁萜、表无羁萜醇、紫菀酮、紫菀苷、紫菀皂苷、茴香脑、脂肪酸、芳香族酸和槲皮素等。药理研究显示有显著祛痰、镇咳、抑制痢疾杆菌、伤寒杆菌、副伤寒杆菌、大肠杆菌、变形杆菌、铜绿假单胞菌、常见致

病真菌及流行性感冒病毒等作用。临床用于治疗急、慢性支气管炎，百日咳，肺炎和尿潴留等。

38 紫 草

【古籍原文】味苦，寒。主心腹邪气，五疸，补中益气，利九窍，通水道。一名紫丹，一名紫芙。生山谷。

【来　　源】为紫草科植物新疆紫草 *Arnebia euchroma*（Royle）Johnst. 的根。

【形态特征】多年生草本。高50~90cm。根粗大，肥厚，圆锥形，略弯曲，常分支，全株密被白色粗硬毛。单叶互生；无柄；叶片长圆状披针形至卵状披针形，全缘，两面均被糙伏毛。聚伞花序总状，顶生或腋生；花小，两性；花萼5深裂，近基部；花冠白色，筒状，先端5裂；雄蕊5枚。小坚果卵球形，灰白色或淡黄褐色。种子4粒。

【性味功效】甘、咸，寒。清热凉血，活血解毒，透疹消斑。

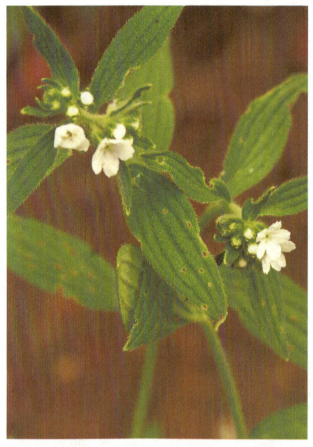

【古方选录】《医学入门》紫草饮：紫草一两。用法：开水沏，酌量服用。主治：痘疹欲出未出；若发斑疹，加钩藤，酒调服。

【用法用量】煎服，5~10g。外用适量，熬膏；或植物油浸泡涂搽。

【使用注意】脾胃虚寒者慎用。

【现代研究】化学研究显示含紫草素，去氧紫草素，乙酰紫草素，异戊酰紫草素，异丁酰紫草素和脂肪酸等。药理研究显示有抑制金黄色葡萄球菌、大肠杆菌、伤寒杆菌、痢疾杆菌、铜绿假单胞菌、絮状表皮癣菌、流行性感冒病毒和阿米巴原虫，抗炎，解热，镇痛，镇静，抗肿瘤和抗生育等作用。临床用于治疗烧烫伤，风疹，麻疹，湿疹，宫颈糜烂，银屑病，过敏性紫癜及血小板减少性紫癜等。

39 败酱（败酱草）

【古籍原文】味苦，平。主暴热，火疮，赤气，疥瘙，疽痔，马鞍热气。一名鹿肠。生川谷。

【来　　源】为败酱科植物白花败酱*Patrinina villosa*（Thunb.）Juss.的带根全草。

【形态特征】多年生草本。高50~100cm。根茎横卧或斜生，有特殊臭气如腐败酱味。茎直立，具倒生白色粗毛，上部有分支。叶对生，叶片卵形，先端尖锐，基部窄狭，边缘具粗锯齿，或3裂而基部裂片较小，茎下部有翼柄。聚伞花序多分支，花冠5裂，白色；雄蕊4枚；子房下位。瘦果倒卵形，宿存苞片贴生。

【性味功效】苦，平。清热解毒，排脓破瘀。

【古方选录】《金匮要略》薏苡附子败酱散：薏苡仁十分，附子二分，败酱五分。用法：杵为末，每服方寸匕，水二升，煎减半，顿服，小便当下。主治：肠痈，其身甲错，腹皮急，按之濡，如肿块，腹无积聚，身无热，脉数。

【用法用量】煎服，6~15g。外用适量。

【使用注意】阴证痈疽者不宜。

【现代研究】化学研究显示含挥发油，黑芥子苷，莫罗忍冬苷，番木鳖苷，白花败酱苷等。药理研究显示有抑制金黄色葡萄球菌、痢疾杆菌、伤寒杆菌和Ⅰ型单纯疱疹病毒的作用；还有抗肝炎病毒，促进肝细胞再生，改善肝功能，抗动脉硬化和利尿等作用。临床用于治疗流行性感冒，婴幼儿腹泻，肠炎，痢疾，急性化脓性扁桃体炎，肺炎，急性阑尾炎，胆道感染和急性胰腺炎等。

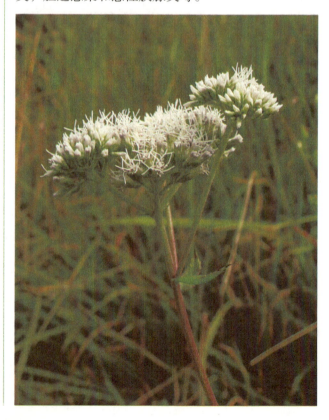

40 白鲜（白鲜皮）

【古籍原文】味苦，寒。主头风，黄疸，咳逆，淋沥，女子阴中肿痛，湿痹，死肌，不可屈伸，起止行步。生川谷。

【来　源】为芸香科植物白鲜*Dictamnus dasycarpus* Turcz.的根皮。

【形态特征】多年生草本。全株有特异刺激味，高50~65cm。根木质化，数条丛生，外皮淡黄白色。茎直立。奇数羽状复叶互生，叶轴有狭翼，小叶片9~11片，无柄，卵形至长圆状椭圆形，先端锐尖，边缘具细锯齿，表面密布腺点，叶两面沿脉有柔毛。总状花序，花淡红色而有紫红色线条；萼片5片；花瓣5片；雄蕊10枚；子房5室。蒴果，密布腺毛，成熟5裂。

【性味功效】苦，寒。清热燥湿，祛风解毒。

【古方选录】《太平圣惠方》白鲜皮散：白鲜皮、防风、犀角、黄芩、知母、沙参、人参各五钱，炙甘草一两。用法：研末，每服一钱，水煎服。主治：小儿心肺风热壅滞，胸膈不利。

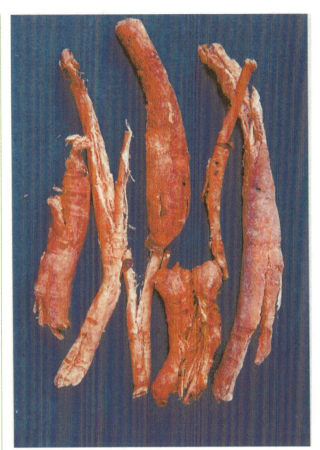

【用法用量】煎服，5~10g。外用适量，煎汤洗；或研粉敷。

【使用注意】虚寒者忌用。

【现代研究】化学研究显示含白鲜碱，白鲜内酯，谷甾醇，黄柏酮酸，胡芦巴碱，胆碱，秦皮酮和白鲜明碱等；根皮含菜油甾醇。药理研究显示有抑制堇色毛癣菌、同心性毛癣菌，抗炎，强心和增强子宫平滑肌收缩等作用。临床用于治疗湿疹，风疹，急性黄疸型肝炎，淋巴结炎，滴虫性肠炎和阴道炎等。

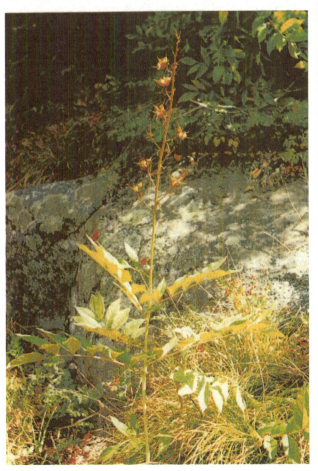

41 酸浆（酸酱草、灯笼草）

【古籍原文】味酸，平。主热，烦满，定志，益气，利水道。产难，吞其实立产。一名醋酱。生川泽。

【来　源】为茄科植物酸浆*Physalis alkekengi* L. var. *franchetii*（Mast.）Makino的宿萼或带果实的宿萼。

【形态特征】一年生草本。全株密生短柔毛，高35~80cm。茎多分支。叶互生，卵形至卵状心形，

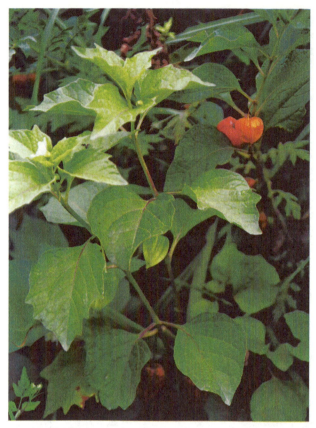

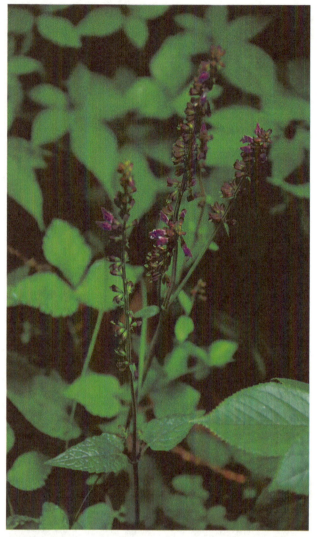

边缘有不等大的锯齿。花单生于叶腋；花萼钟状，5裂；花冠钟状，淡黄色，直径6~10mm，5浅裂，裂片基部有紫色斑纹；雄蕊5枚，花药黄色；子房2室。浆果球状，橙红色。绿色宿萼卵形或阔卵形，结果时增大如灯笼，具5个棱角，绿色，有细毛。

【性味功效】苦，寒。清热解毒，利咽，化痰，利尿。

【古方选录】《本草品汇精要》：酸浆果实。用法：鲜果不拘多少，食之。主治：小儿热。

【用法用量】水煎服，10~20g。外用适量。

【使用注意】虚寒者不宜。

【现代研究】化学研究显示含α-胡萝卜素，酸浆黄质及叶黄素；果实含微量生物碱，枸橼酸，草酸，维生素C，酸浆红素和隐黄素等。药理研究显示有抑制痢疾杆菌、金黄色葡萄球菌、铜绿假单胞菌，使血管收缩及血压上升，催产和抑制肿瘤细胞等作用。临床用于治疗急性扁桃体炎，肾炎，百日咳，急性支气管炎和角膜炎等。

42 紫参（石见穿、月下红）

【古籍原文】味苦、辛，寒。主心腹积聚，寒热邪气，通九窍，利大小便。一名牡蒙。生山谷。

【来　　源】为唇形科植物华鼠尾草*Salvia chinensis* Benth. 的全草。

【形态特征】一年生草本。高20~70cm。茎方形，单一或分支，表面紫棕色或绿色，被倒向柔毛。叶对生，全为单叶或茎下部为三出复叶，卵形或卵状椭圆形，边缘有圆齿。轮伞花序，每轮有花6，集成假总状或圆锥花序；花萼钟状，紫色；花冠蓝紫色或紫色，外被长柔毛；雄蕊2枚，花丝短；子房4裂。小坚果椭圆状卵形，褐色。

【性味功效】苦、辛，平。清热解毒，活血，理气，止痛。

【古方选录】《金匮要略》紫参汤：紫参半斤，甘草三两。用法：以水五升，先煮紫参取一升，内甘草，煮取一升半，温分三服。主治：下利腹痛。

【用法用量】水煎服，15~30g。

【使用注意】孕妇及月经过多者不宜。

43 藁本

【古籍原文】味辛，温。主妇人疝瘕，阴中寒，肿痛，腹中急，除风头痛，长肌肤，悦颜色。一名鬼卿，一名地新。生山谷。

【来　　源】为伞形科植物藁本*Ligusticum sinense* Oliv.或辽藁本*Ligusticum jeholense* Nakai et Kitag.的根及根茎。

【形态特征】藁本：多年生草本。茎直立，中空，表面有纵直沟纹。叶互生，基生叶三角形，二回羽状全裂，最终裂片3~4对，卵形，先端渐尖；茎上部的叶具扩展叶鞘。复伞形花序顶生或腋生，总苞片羽状深裂；小伞形花序有花多数；花小，无花萼；花瓣5片，白色；雄蕊5枚，花丝细软；子房卵形，下位，2室。双悬果广卵形。

【性味功效】辛，温。发散风寒，祛风湿，止痛。

【古方选录】《鸡峰普济方》藁本散：藁本适量。用法：研细末，先以皂角水擦面上、鼻上赤处，拭干；以蜂蜜水或冷水调藁本末涂，干后再用。主

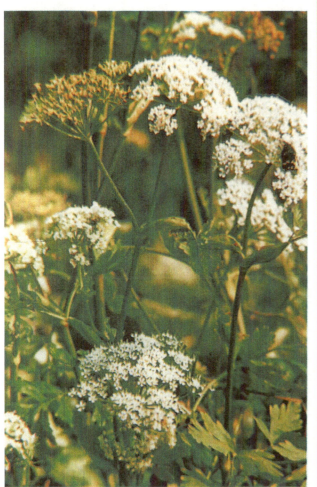

治：面上、鼻上赤。

【用法用量】煎服，3~10g；或入丸、散。

【使用注意】阴虚亏虚、肝阳上亢、火热内盛之头痛者忌用。

【现代研究】化学研究显示含新蛇床酞内脂，蛇床酞内脂，柠檬烯，松油醇A，肉豆蔻醚，藁本内酯和甲基丁香酚等。药理研究显示有抑菌、镇静、镇痛、解热、降血压、抗炎和平喘等作用。临床用于治疗感冒头痛，胃痉挛疼痛和神经性皮炎等。

44 石韦（石䓡）

【古籍原文】味苦，平。主劳热邪气，五癃闭不通，利小便水道。一名石䓡。生山谷石上。

【来　　源】为水龙骨科植物石韦*Pyrrosia lingua*（Thunb.）Farwell的叶。

【形态特征】多年生草本。高13~30cm。根茎细长横走，密被深褐色披针形鳞片，先端长尖，边缘锯齿状。叶亚簇生，叶柄长18~30cm，粗壮，被星状毛；叶片披针形，厚革质，先端渐尖，基部圆形，

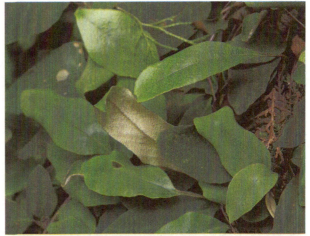

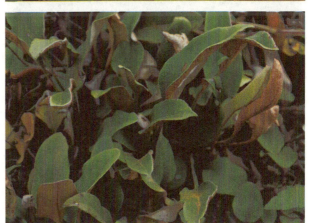

两侧呈不等的亚耳形；叶上面有斑点，初时疏被星状毛，背面被星状鳞毛。孢子囊群散布叶背全面。

【性味功效】甘、苦，微寒。利尿通淋，清肺止咳，凉血止血。

【古方选录】《古今录验》石韦散：石韦（去毛）、滑石各三分。用法：捣筛为散，用米饭或蜜调服一刀圭，日二服。主治：石淋。

【用法用量】煎服，6~12g；或入丸、散。

【使用注意】脾胃虚寒者慎用。

【现代研究】化学研究显示含皂苷，蒽醌，鞣质，黄酮，β-谷甾醇，里白烯，槲皮素，绿原酸，原儿茶酸，延胡索酸和咖啡酸等。药理研究显示有镇咳，祛痰，平喘，不同程度地抑制金黄色葡萄球菌、变形杆菌、大肠杆菌等作用。临床用于治疗慢性支气管炎，支气管哮喘，输尿管结石和苯中毒性贫血等。

45 草薢（粉草薢）

【古籍原文】味苦，平。主腰背痛，强骨节，风寒湿周痹，恶创不瘳，热气。生山谷。

【来　源】为薯蓣科植物粉背薯蓣*Dioscorea hypoglauce* Palibin的根茎。

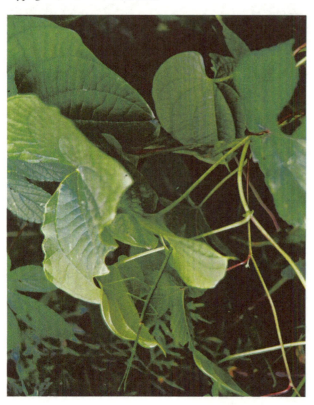

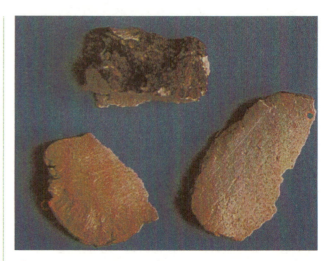

【形态特征】多年生缠绕藤本。根茎横生，断面姜黄色，须根多数。茎左旋。单叶互生；叶片三角状心形，先端渐尖，边缘波状，下面灰白色，沿叶脉及叶缘被黄白色硬毛。花雌雄异株。雄花序单生或2~3个簇生于叶腋；雄花2~3朵簇生，顶部常单生；苞片卵状披针形；花被6裂；能育雄蕊3枚，与3枚退化雄蕊互生；雌花序穗状；子房下位，退化雄蕊呈丝状体。蒴果近圆形，有3翅。

【性味功效】苦，平。利湿去浊，祛风除痹。

【古方选录】《济生方》草薢丸：川草薢（洗）适量。用法：为末，酒和为丸如桐子大，每服七十丸，空心、食前，盐汤、盐酒任下。主治：小便频数。

【用法用量】煎服，9~15g；或入丸、散。

【现代研究】化学研究显示含薯蓣皂苷元，雅姆皂苷元，粉背薯蓣皂苷A，原粉背薯蓣皂苷A，淀粉和蛋白质等。药理研究显示薯蓣皂苷有杀昆虫，抗真菌，降低血清胆固醇和抗动脉粥样硬化等作用。临床用于治疗风湿性关节炎，外伤后腰膝疼痛，水肿小便不利，小便淋漓混浊，遗精和高脂血症等。

46 白　薇

【古籍原文】味苦，平。主暴中风，身热，肢满，忽忽不知人，狂惑，邪气，寒热，酸痛，温疟洗洗，发作有时。生川谷。

【来　源】为萝藦科植物白薇*Cynanchum atratum* Bge. 或蔓生白薇*Cynanchum versicolor* Bge. 的根及根茎。

【形态特征】多年生草本。高40~70cm。根茎短，簇生多数细长的根。茎直立，茎叶均密被灰白色短

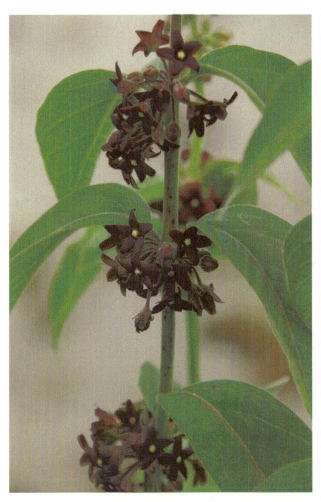

柔毛。叶对生，叶片卵状椭圆形或广卵形；先端渐尖，基部圆形或广楔形，全缘。花多数，伞形花序密集生于叶腋；花萼5裂，深绿色；花冠5深裂，黑紫色。蓇葖果1~2枚，纺锤形。种子有狭翼，种毛白色。

【性味功效】 苦、咸，寒。清热凉血，利尿通淋，解毒疗疮。

【古方选录】《本事方》白薇汤：白薇、当归各一两，人参半两，甘草二钱半。用法：研末，每服五钱，水二盏，煎一盏，去滓温服。主治：妇人血厥。

【用法用量】 煎服，5~10g；或入丸、散。外用适量。

【使用注意】 脾胃虚寒者慎用。

【现代研究】 化学研究显示含白薇苷，白前苷，白前苷元A和直立白薇新苷等。药理研究显示有退热，抗炎，增强心肌收缩力，减慢心率，抑制肺炎双球菌，祛痰，平喘和利尿等作用。临床用于治疗血管抑制性晕厥，尿路感染，感冒发热，肺结核低热、咳嗽，风湿性关节炎和红斑性肢痛症等。

47 水萍（浮萍）

【古籍原文】 味辛，寒。主暴热身痒，下水气，胜酒，长须发，消渴。久服轻身。一名水华。生池泽。

【来　源】 为浮萍科植物紫萍*Spirodela polyrrhiza*（L.）Schleid.的全草。

【形态特征】 多年生细小草本，漂浮水面。根5~11条束生，细长，纤维状。叶状体扁平，单生或2~5片簇生，阔倒卵形，先端钝圆，上面深绿色，下面呈紫色。花序生于叶状体边缘的缺刻内；花单性，雌雄同株；佛焰苞袋状，二唇形，有2朵雄花和1朵雌花；雄花雄蕊2枚，花药2室，花丝纤细；雌花雌蕊1枚，子房无柄，1室。果实圆形，边缘有翅。

【性味功效】 辛，寒。宣散风热，透疹，利尿。

【古方选录】《证治准绳·幼科》浮萍散：浮萍适量，为末。用法：每服二钱，羊肝半片，切碎，投水半盏绞汁调药，食后服。功效：发表透疹，养肝明目。主治：痘疹入眼，痛不可忍。

【用法用量】 煎服，3~9g。外用适量，煎汤浸洗。

【使用注意】 表虚自汗者不宜使用。

【现代研究】 化学研究显示含荭草素，牡荆素，维生素B₁，维生素B₂，维生素C，β-胡萝卜素，木樨草素-7-O-β-D葡萄糖苷，叶黄素，环氧叶黄素，脂类和蛋白质等。药理研究显示有强心，升高血压，解热，抗菌和吸收氟等作用。临床用于治疗皮肤瘙痒，水肿，风疹，疮癣，丹毒和烫伤等。

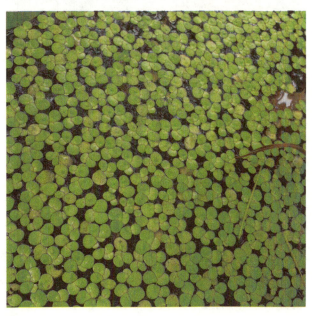

48 王 瓜

【古籍原文】味苦，寒。主消渴，内痹，瘀血，月闭，寒热酸疼，益气愈聋。一名土瓜。生平泽。

【来　源】为葫芦科植物王瓜*Trichosanthes cucumeroides*（Ser.）Maxim.的果实。

【形态特征】多年生攀援草本。根肥大，块状。茎细长，有卷须。叶互生；有柄，掌状，边缘齿状，粗涩有茸毛，下部叶有时分裂较深。花腋生，单性，雌雄异株；雄花少数聚成短总状花序，苞片小披针形；花萼长筒状，上端5裂，萼齿披针形；花冠白色，5裂，裂片边缘细裂呈丝状，雄蕊3枚；雌花单生于叶腋，花萼、花冠和雄花相似；子房下位，1室；花柱线形，胚珠多数。瓠果球形至长椭圆形，熟时带红色。种子多数，茶褐色。

【性味功效】苦，平；有小毒。清热解毒，活血消瘀，利咽。

【古方选录】《指南方》：王瓜（烧存性）一两，地黄二两，黄连半两。用法：为末，蜜丸梧子大，

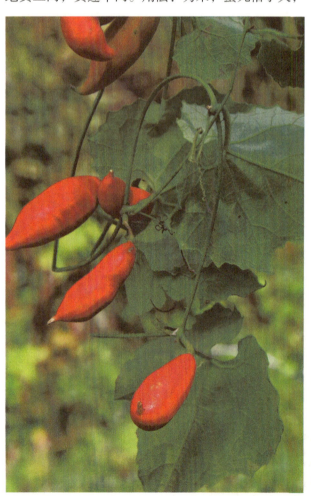

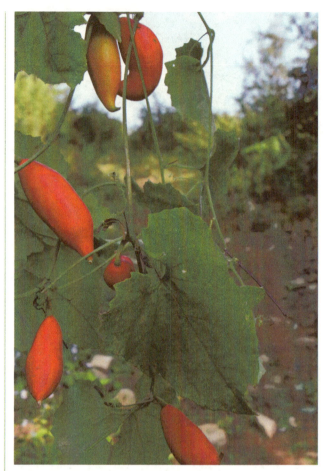

米饮下三十丸。主治：大肠下血。

【用法用量】水煎服，15~30g。

【使用注意】孕妇慎用。

【现代研究】化学研究显示根含多种三萜皂苷，有机酸，香草酸，亚油酸，胆碱和β-天花粉蛋白等。临床用于治疗高热口渴，便秘，黄疸型肝炎，小便不利，闭经，乳汁不下和痈疽等。

49 地 榆

【古籍原文】味苦，微寒。主妇人乳痓痛，七伤，带下病，止痛，除恶肉，止汗，消酒，明目，疗金创。生山谷。

【来　源】为蔷薇科植物地榆*Sanguisorba officinalis* L. 或长叶地榆*Sanguisorba officinalis* L. var. *longifolia*（Bert.）Yü *et* Li的根。

【形态特征】地榆：多年生草本。茎有时带紫色。羽状复叶，基生叶有长柄，茎生叶互生；托叶镰状，有齿；小叶7~21片，矩状椭圆形，先端钝，有小突尖，基部截形或浅心形，边缘有圆而锐的锯

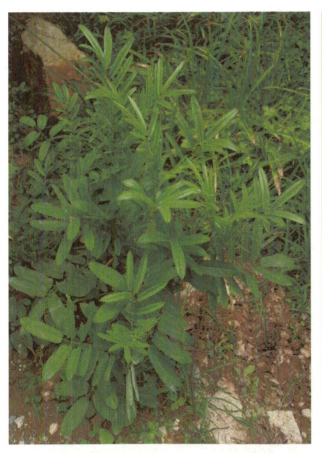

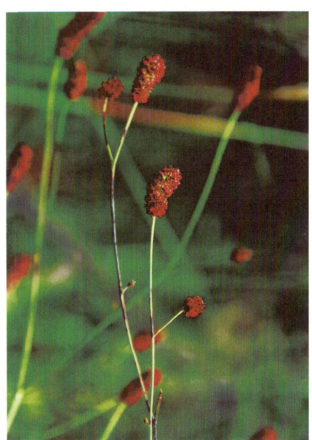

齿，小叶柄基部具小托叶。穗状花序顶生，圆柱形，花小而密集；花被4裂，花瓣状，紫红色。瘦果椭圆形，褐色，花被宿存。

【性味功效】苦、酸、涩，微寒。凉血止血，解毒敛疮。

【古方选录】《圣济总录》地榆汤：地榆、犀角（镑）、炒黄连、侧柏叶（微炒）、炙黄柏、当归（微炒）、黄芩、生地黄、赤地利各半两。用法：为粗末，每服三钱匕，水煎，不拘时服。主治：蛊痢下血，腹痛烦闷。

【用法用量】煎服，9~15g；或入丸、散。外用适量，研末涂敷患处。止血宜炒炭用，解毒敛疮宜生用。

【使用注意】虚寒性出血或有瘀血者慎用；烫伤者不宜大面积使用。

【现代研究】化学研究显示含地榆苷，地榆皂苷，水解鞣质、缩合鞣质、没食子酸、鞣花酸、糖类、维生素A及多种微量元素等。药理研究显示有明显缩短出血、凝血时间，抗炎，镇吐和镇静等作用。临床用于治疗慢性支气管炎，慢性胃炎，胃溃疡，黄疸型肝炎，急性肠炎，细菌性痢疾，各种烧烫

伤，痔疮，带状疱疹，红眼病，痤疮和湿疹等。

50 海 藻

【古籍原文】味苦，寒。主瘿瘤气，颈下核，破散结气，痈肿，癥瘕，坚气，腹中上下鸣，下十二水肿。一名落首。生池泽。

【来　源】为马尾藻科植物海蒿子*Sargassum pallidum*（Turn.）C. Ag. 或羊栖菜*Sargassum*

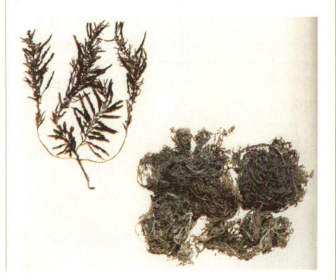

fusiforme（Harv.）Setch. 的藻体。

【形态特征】海蒿子：多年生褐藻。暗褐色，高30~100cm。固着器扁平盘状或短圆锥形；主轴圆柱形，幼时短，逐年增长，两侧有呈钝角或直角的羽状分支及腋生小枝；叶状突起的形状、大小差异很大，披针形、倒披针形和线形都有。气囊生于最终分支上，有柄，成熟时呈球形或近于球形，表面有稀疏的毛窠斑点。生殖托单生或总状排列于生殖小枝上。

【性味功效】苦、咸，寒。消痰软坚结，利水消肿。

【古方选录】《外科正宗》海藻玉壶汤：海藻、贝母、陈皮、昆布、青皮、川芎、当归、半夏、连翘、甘草、独活各一钱，海带五分。用法：水煎服。主治：瘰疬初起，或肿或硬，而未破者。

【用法用量】煎服，6~12g；或入丸、散。

【使用注意】不宜与甘草同用。

【现代研究】化学研究显示海蒿子含褐藻酸，甘露醇、碘、钾，粗蛋白，灰分，马尾藻多糖和磷脂类化合物等。药理研究显示对甲状腺功能亢进、基础代谢率增高有暂时抑制作用，还有降血压，抗凝血，减轻动脉硬化，提高小鼠常压耐缺氧能力等作用。临床用于治疗单纯性肥胖，颈淋巴结结核，甲状腺良性肿瘤和缺碘性甲状腺肿大等。

51 泽兰（泽蓝）

【古籍原文】味苦，微温。主乳妇内衄，中风余疾，大腹水肿，身面四肢浮肿，骨节中水，金疮，痈肿，疮脓。一名虎兰，一名龙枣。生大泽傍。

【来　源】为唇形科植物毛叶地瓜儿苗*Lycopus lucidus* Turcz. var. *hirtus* Regel 的地上部分。

【形态特征】多年生草本。高80~120cm。地下根茎横走，稍肥厚，白色。茎直立，方形4棱，中空，茎棱上被白色小硬毛，节上密集硬毛。叶交互对生，披针形至广披针形；先端长锐尖或渐尖，基部楔形，边缘有粗锯齿；近革质；叶柄短。轮伞花序腋生，花小，多数；萼钟形，先端5裂；花瓣白色，钟形。坚果扁平。

【性味功效】苦、辛，微温。活血调经，祛瘀消痈，利水消肿。

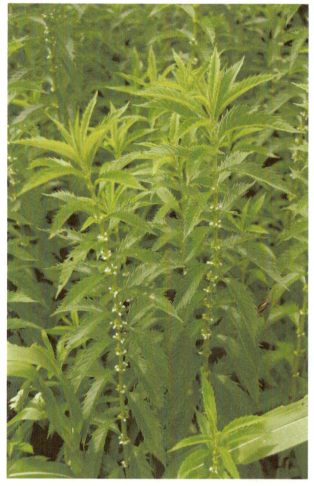

【古方选录】《疡医大全》泽及汤：泽兰叶一两，白及三钱。用法：水煎，冲酒服，取汗。主治：乳痈。

【用法用量】煎服，6~12g；或入丸、散。

【使用注意】孕妇慎用。

【现代研究】化学研究显示含挥发油和鞣质等。药理研究显示有减少血小板数量，抑制血小板功能，促进纤溶活性，抗血栓形成，抗凝血，强心，较强地抑制伤寒杆菌、痢疾杆菌、金黄色葡萄球菌等作用。临床用于治疗心功能不全性水肿，泌尿系统感染，流行性出血热，蛇咬伤，跌打损伤和外伤出血等。

52 防己（木防己）

【古籍原文】味辛，平。主风寒，温疟，热气，诸痫，除邪，利大小便，通腠理，利九窍。一名解离。生川谷。

【来　源】为马兜铃科植物广防己*Aristolochia fangchi* Y. C. Wu *ex* L. D. Chow *et* S. M. Hwang 的根。

【形态特征】木质藤本。茎污黄色，幼枝密生竭色

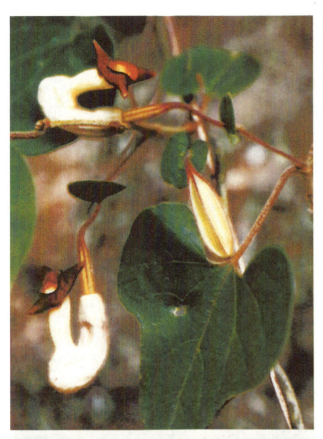

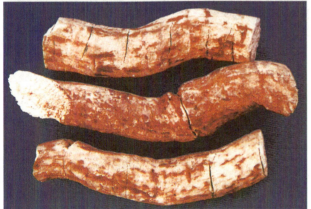

者慎用。

【现代研究】化学研究显示含马兜铃酸，马兜铃内酰胺，木兰花碱和β-谷甾醇等。药理研究显示其中所含的马兜铃酸有肾毒性。临床不用。

53 款冬花

【古籍原文】味辛，温。主咳逆上气，善喘，喉痹，诸惊痫，寒热邪气。一名橐吾，一名颗冻，一名虎须，一名菟奚。生山谷。

【来　源】为菊科植物款冬 *Tussilago farfara* L.的花蕾。

【形态特征】多年生草本。根茎细长，横生。叶基生，阔心形，边缘具波状顶端增厚的黑褐色疏齿，下面密生白色茸毛，掌状网脉；叶柄被白色绵毛。花黄色，先叶开放；花葶数枝；头状花序顶生；总苞片1~2层，内外均被茸毛；边缘有多层雌花，舌状，黄色；子房下位，柱头2裂；中央为两性管状花；雄蕊5枚，花药基部尾状；柱头头状。瘦果长

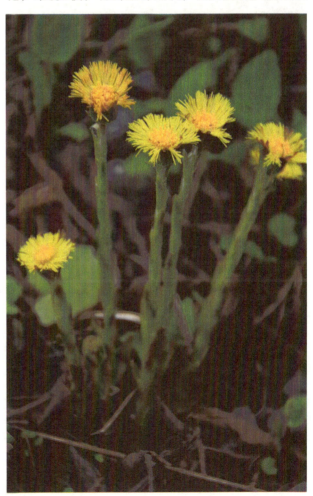

茸毛。叶互生，长圆形至卵状披针形，下面密被褐色茸毛；叶柄被褐色茸毛。总状花序有花1~3朵，紫色，花被外被褐色茸毛，下部管状，略弯曲，上部喇叭状，先端3浅裂，有黄色斑点；雄蕊6枚，贴生于花柱体周围；子房下位。蒴果椭圆形。

【性味功效】苦、辛，寒。利水消肿，祛风止痛。

【古方选录】《备急千金要方》防己汤：防己、茯苓、白术、桂心、生姜各四两。用法：为粗末，酒水煎，分四次（昼三夜一）服。主治：历节风，四肢疼痛不可忍者。

【用法用量】煎服，5~10g；或入丸、散。

【使用注意】大苦大寒之品，胃气不足及阴虚体弱

椭圆形，冠毛淡黄色，纤细。

【性味功效】辛、微苦，温。归肺经，润肺下气，止咳化痰。

【古方选录】《圣济总录》款冬花汤：款冬花二两，桑根白皮（锉）、贝母（去心）、五味子、甘草（炙，锉）各半两，知母一分，杏仁（去皮尖，炒，研）三分。用法：粗捣筛，每服三钱匕，水煎，去滓温服。主治：暴发咳嗽。

【用法用量】煎服，5~10g；或入丸、散。干咳无痰者蜜炙用。

【现代研究】化学研究显示含款冬花碱，克氏千里光碱，三萜类，黄酮苷，β-谷甾醇，蒲公英黄质，精油和多种氨基酸等。药理研究显示有镇咳，祛痰，平喘，抑制血小板聚集，兴奋中枢神经，抑制胃肠平滑肌收缩及解痉等作用。临床用于治疗感冒咳嗽，支气管哮喘，急、慢性气管炎和慢性骨髓炎等。

54 牡丹（牡丹皮）

【古籍原文】味辛，寒。主寒热，中风，瘛疭、痉，惊痫，邪气，除癥坚，瘀血留舍肠胃，安五脏，疗痈疮。一名鹿韭，一名鼠姑。生山谷。

【来　源】为芍药科植物牡丹Paeonia suffruticosa Andr.的根皮。

【形态特征】多年生落叶小灌木。高100~150cm。根茎肥厚。枝短而粗壮。叶互生，通常为二或三出复叶，有叶柄；小叶卵形，顶生小叶3裂；上面深绿色，无毛，下面带白色，中脉生白色长毛。花单生于枝端，大型；萼片5片，覆瓦排列，绿色；花瓣5片或多数，玫瑰色、红色、紫色或白色；雄蕊多数；雌蕊2~5枚，绿色；花盘杯状。蓇葖果聚生。

【性味功效】苦、辛，微寒。清热凉血，活血散瘀。

【古方选录】《圣济总录》牡丹汤：牡丹皮、山栀子仁、黄芩（去黑心）、大黄（锉，炒）、木香、麻黄（去根节）各等分。用法：锉为麻豆大，每服三钱匕，水煎，去滓温服。主治：伤寒热毒发疮如豌豆。

【用法用量】煎服，6~12g；或入丸、散。清热凉血生用，活血散瘀酒炙用。

【使用注意】孕妇及月经过多者不宜使用。

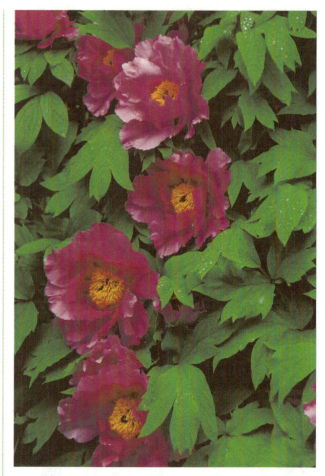

【现代研究】化学研究显示含牡丹酚，牡丹酚苷，芍药苷，氧化芍药苷，苯甲酰芍药苷，牡丹酚原苷和牡丹酚新苷等。药理研究显示有抑制痢疾杆菌、伤寒杆菌、大肠杆菌、镇静、镇痛、降温、解热、解痉、降血压、抗凝血、抗炎、抗溃疡和解除平滑肌痉挛等作用。临床用于治疗高血压病，原发性血小板减少性紫癜，过敏性鼻炎，皮肤瘙痒症及荨麻疹等。

55 马先蒿

【古籍原文】味苦，平。主寒热，鬼注，中风，湿痹，女子带下病，无子。一名马尿蒿。生川泽。

【来　源】为玄参科植物返顾马先蒿Pedicularis resupinata L.的全草和根。

【形态特征】多年生草本。高30~70cm。根多数丛生，细长纤维状。茎直立，粗壮中空，方形有棱。叶互生或有时对生，卵形至长圆状披针形，先端渐狭，基部广楔形或圆形，边缘具钝圆齿，叶柄短。花单生于茎枝上部的叶腋；萼前方深裂；花淡紫红色，上唇盔状，下唇大；雄蕊花丝前面1对有毛，

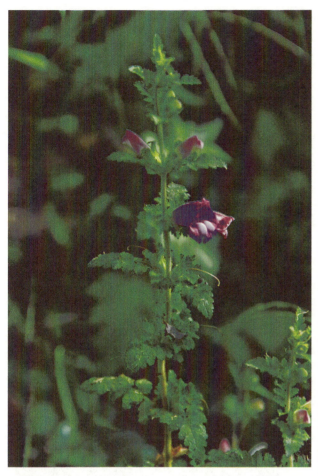

蒴果斜长圆形。

【性味功效】苦，平。祛风湿，利尿通淋，攻毒杀虫。

【古方选录】《肘后方》：马先蒿适量。用法：细锉，炒为末，空心及睡前温酒调下二钱匕，每日三服。主治：大风癞疾，骨肉疽败，百节疼酸，须眉脱落，身体习习痒痛。

【用法用量】水煎服，10~15g。外用适量。

【现代研究】临床用于治疗风湿性关节炎疼痛，疥疮，尿路结石致小便排泄不畅等。

56 积雪草（大马蹄草）

【古籍原文】味苦，寒。主大热，恶疮，痈疽，浸淫，赤㾗，皮肤赤，身热。生川谷。

【来　　源】为伞形科植物积雪草 *Centella asiatica*（L.）Urban. 的全草。

【形态特征】多年生匍匐草本。茎光滑、细长，无毛或稍被疏毛，节上生根。单叶互生；叶柄长1.5~7cm。叶片马蹄形，直径 2~5cm，基部宽心形，边缘有钝齿，两面无毛或背面疏生柔毛。伞形

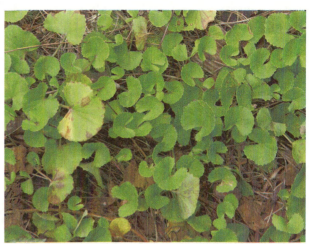

花序单生，伞梗生于叶腋，每一花梗顶端有花3~6朵，常聚生为头状花序。双悬果扁圆形，光滑，主棱间有网状纹相连。

【性味功效】甘、辛，凉。清热利湿，活血止痛。

【临床用方】《江西民间草药》：鲜积雪草适量。用法：洗净，捣烂绞汁，同适量的糯米粉调成糊状，搽患处。主治：缠腰火疮（带状疱疹）。

【用法用量】水煎服，15~30g。外用适量。

【使用注意】孕妇及月经期慎用。

【现代研究】化学研究显示含积雪草酸，积雪草苷，羟基积雪草酸，积雪草糖，肌醇，叶绿素，山柰酚和槲皮素等。药理研究显示有镇静，安定，抗菌，松弛回肠的张力及收缩幅度，降低心率及血压等作用。临床用于治疗黄疸型肝炎，胆道结石，泌尿道结石和外伤性疼痛等。

57 女　菀

【古籍原文】味辛，温。主风寒，洗洗，霍乱，泄痢，肠鸣上下无常处，惊痫，寒热百疾。生川谷或山阳。

【来　　源】为菊科植物女菀 *Aster fastigiatus* Fisch. 的全草或根。

【形态特征】多年生草本。高30~100cm。茎直立。叶互生；基部叶披针形，先端锐，基部窄狭，边缘粗糙，有疏生锯齿；茎上部叶无柄，线形或线状披针形，上面光滑，绿色，边缘粗糙。头状花序密集成伞房状，总苞筒状，苞片披针形，有数列；周围舌状花白色；中心管状花黄色，花药基部钝而全缘；柱头2裂，裂片长圆形，先端钝。瘦果长圆

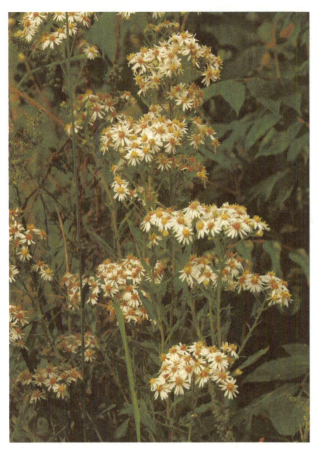

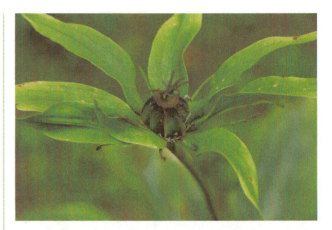

支。浆果状蒴果不开裂，紫色。种子多数。

【性味功效】苦，平。燥湿散寒，通经止痛。

【临床用方】治寒湿痹：王孙、草乌（制）、赤芍、甘草各适量。水煎服。

【用法用量】水煎服，5~12g。

59 蜀羊泉（青杞）

【古籍原文】味苦，微寒。主头秃，恶疮，热气，疥瘙，痂，癣虫，疗龋齿。生川谷。

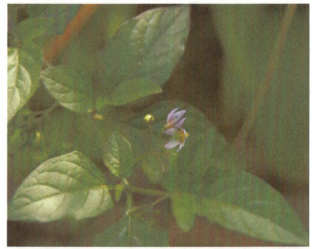

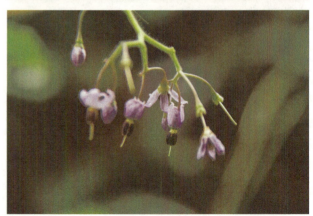

形，全体有毛；冠毛灰白色或带红色。

【性味功效】辛，温。温肺化痰，和中，利尿。

【临床用方】《湖南药物志》治肠鸣腹泻：女菀五钱，陈皮、石菖蒲各二钱。水煎服。

【用法用量】水煎服，9~15g。

【使用注意】《本草经集注》记载："畏卤咸。"

【现代研究】化学研究显示全草含槲皮素，根含挥发油。

58 王 孙

【古籍原文】味苦，平。主五脏邪气，寒湿痹，四肢疼酸，膝冷痛。生川谷及城郭垣下。

【来 源】为百合科植物巴山重楼Paris bashanensis Wang et Tang的根茎。

【形态特征】多年生直立草本。高25~45cm。根茎细长而横生。叶4片轮生，稀为5片；叶片长圆状披针形或卵状椭圆形，先端渐尖，基部楔形，具短柄或无柄。花梗长2~7cm；外轮花被片4片，狭披针形，反折；内轮花被片线形，与外轮同数且近等长；雄蕊通常8枚，花丝短；子房球形，花柱4~5分

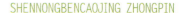

【来　　源】为茄科植物青杞*Solanum septemlobum* Bunge.的全草或果实。

【形态特征】多年生直立草本。高约50cm。茎具棱角，多分支。叶互生，叶片卵形，为不整齐的羽状分裂，裂片阔线形或披针形，先端渐尖，基部突狭，延为叶柄。二歧聚伞花序顶生；花梗基部具关节；萼小，杯状，5裂；花冠青紫色，先端深5裂；裂片长圆形；雄蕊5枚；子房卵形，2室，柱头头状。浆果近球形，熟时红色。种子扁圆形。

【性味功效】苦，寒；有小毒。清热解毒。

【临床用方】治疗疮肿毒：蜀羊泉全草200g，炖服；另取鲜叶捣烂外敷患处。

【用法用量】水煎服，20~30g。外用适量。

【使用注意】体弱者慎用。

【现代研究】临床用于治疗急性咽喉炎，感冒咽痛和皮肤感染溃疡等。

60 爵床（小青草）

【古籍原文】味咸，寒。主腰脊痛，不得着床，俯仰艰难，除热，可作浴汤。生川谷及田野。

【来　　源】为爵床科植物爵床*Rostellularia procumbens*（L.）Nees 的全草。

【形态特征】一年生匍匐草本。高10~60cm。茎柔弱，基部匍匐，方形，绿色，被灰白色细柔毛，或具4~6条棱，节稍膨大。叶对生；叶片卵形、长椭圆形或广披针形；先端尖，全缘。穗状花序顶生或腋生；花小，萼片5片；花冠淡红色或带紫红色；雄蕊2枚；雌蕊2枚。蒴果线形。

【性味功效】咸，寒。消积除疳，清热散瘀。

【古方选录】《百草镜》：小青草（爵床）五钱。用法：煮豆腐食。主治：黄疸，劳疟发热，翳障初起。

【用法用量】水煎服，20~30g。外用适量。

【使用注意】脾胃虚寒者慎用。

【现代研究】化学研究显示含爵床脂定A和爵床脂定E，山荷叶素，新爵床脂素A，新爵床脂素B，新爵床脂素C和新爵床脂素D等。药理研究显示有较强的抑制金黄色葡萄球菌、炭疽杆菌和白喉杆菌的作用，还有预防和治疗心律失常等作用。临床用于治疗感冒发热，疟疾，钩端螺旋体病，血痢，便

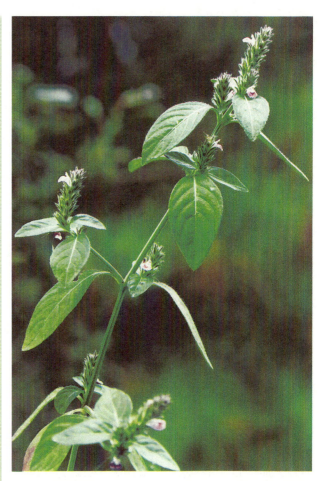

血，急性结膜炎，急性肾盂肾炎，带下病，肝硬化腹水和黄疸型肝炎等。

61 假苏（荆芥）

【古籍原文】味辛，温。主寒热，鼠瘘，瘰疬生疮，破结聚气，下瘀血，除湿痹。一名鼠蓂。生川泽。

【来　　源】为唇形科植物荆芥*Schizonepeta tenuifolia* Briq.的地上部分。

【形态特征】一年生草本。全株有香气，被短柔毛。茎直立，四棱形，上部多分支。叶对生，掌状3裂，偶有多裂，裂片线形至线状披针形，两面有短柔毛，下面有腺点。轮伞花序密生于枝端呈假穗状；花萼狭钟形，花冠唇形，雄蕊4枚，二强；子房4裂。小坚果4枚，三棱状长圆形，棕色。

【性味功效】辛，微温。解表散风，透疹，消疮。炒炭收敛止血。

【古方选录】《三因极一病证方论》荆芥汤：荆芥穗半两，桔梗二两，甘草一两。用法：研末，每服

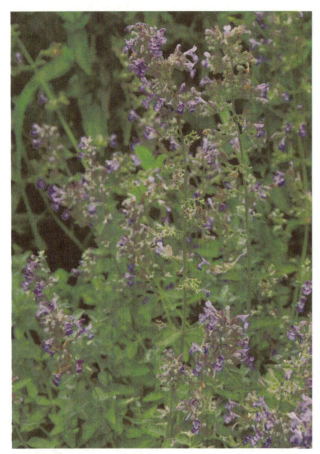

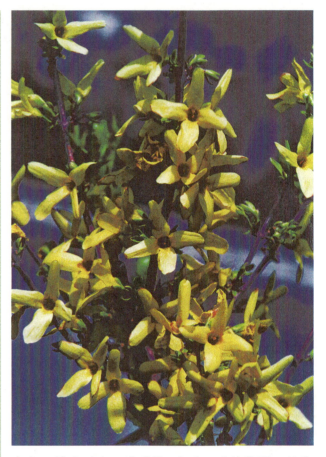

四钱，加生姜三片，水煎，去滓服。功效：祛风解表利咽。主治：风热壅肺，咽喉肿痛，语音不出，喉中如有物哽，咽之则痛甚。

【用法用量】水煎服，5~10g。止血炒炭用。

【使用注意】阴虚血亏、热病动风者不宜。

【现代研究】化学研究显示含挥发油1%~2%，挥发油中有右旋薄荷酮、消旋薄荷酮、左旋胡薄荷酮，少量右旋柠檬烯等，还含有荆芥苷及黄酮类成分等。药理研究显示有微弱解热作用，使汗腺分泌旺盛，还有解痉、镇静、抗炎、祛痰、平喘和抗过敏等作用；荆芥炭有明显止血作用。临床用于治疗感冒，麻疹不透，皮肤瘙痒和丘疹样荨麻疹等。

62 翘根（连轺）

【古籍原文】味甘，寒，平。主下热气，益阴精，令人面悦好，明目。久服，轻身耐老。生平泽。

【来　　源】为木樨科植物连翘*Forsythia suspense*（Thunb.）Vahl的根。

【形态特征】落叶灌木。高2~4m。枝开展或伸长，稍带蔓性，常着地生根，小枝稍成四棱形，节间

中空。单叶对生，或成为3小叶；叶片卵形、长卵形、广卵形，先端渐尖，基部阔楔形或圆形，边缘有不整齐锯齿；半革质。花先叶开放，腋生；花萼4深裂，椭圆形；花冠基部管状，上部4裂，金黄色；雄蕊2枚；雌蕊1枚，子房卵圆形。蒴果狭卵形略扁。种子多数。

【性味功效】甘，寒。清热下气，清肝明目。

【古方选录】《伤寒论》麻黄连轺赤小豆汤：麻黄（去节）二两，连轺二两，杏仁（去皮尖）四十个，赤小豆一升，大枣（擘）十二枚，生梓白皮（切）一升，生姜（切）、甘草（炙）各二两。用法：水煎，去滓，分温三服。主治：伤寒瘀热在里，身必黄。

【用法用量】水煎服，5~12g。

【使用注意】脾胃虚寒者慎用。

63 桑根白皮（桑白皮）

【古籍原文】味甘，寒。主伤中，五劳六极，羸瘦，崩中，脉绝，补虚益气。叶主除寒热，出汗。桑耳黑者主女子漏下赤白汁，血病，癥瘕积聚，阴

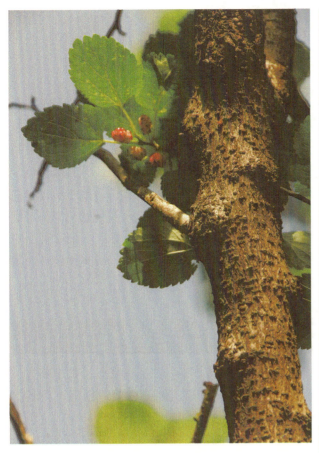

痛，阴阳寒热，无子。五木耳名檽，益气，不饥，轻身，强志。生山谷。

【来　源】为桑科植物桑Morus alba L. 的根皮。

【形态特征】落叶乔木。高3~7m或更高，植物体含乳液。树皮黄褐色，枝细长疏生，嫩时稍有柔毛。叶互生，卵形或椭圆形，先端锐尖，边缘有不整齐的粗锯齿或圆齿。花单性，雌雄异株；花黄绿色；雄花成荑黄花序，萼片4裂，雄蕊4枚；雌花成穗状花序，雌花花柱2裂。聚合果腋生，肉质，椭圆形，深紫色或黑色。

【性味功效】甘，寒。泻肺平喘，利水消肿。

【古方选录】《小儿药证直诀》泻白散（泻肺散）：地骨皮、桑白皮（炒）各一两，甘草（炙）一钱。用法：上为散，入粳米一撮，水二小盏，煎七分，食前服。主治：小儿肺盛气急，喘嗽。

【用法用量】煎服，6~12g；或入丸、散。

【使用注意】风寒咳嗽喘息者不宜。

【现代研究】化学研究显示含伞形花内酯，东莨菪素，桑白皮素，桑素，桑色烯，环桑素，环桑色烯，鞣质和黏液素等。药理研究显示有利尿，降血

压和镇静等作用。临床用于治疗咳喘，吐血，水肿，脚气，小便不利和糖尿病等。

64 竹 叶

【古籍原文】味苦，平。主咳逆上气，溢筋急，恶疡，杀小虫。根作汤，益气，止渴，补虚下气。汁主风痉。实通神明，轻身益气。

【来　源】为禾本科植物淡竹Phyllostachys nigra（Lodd. ex Lindl）Munro var. henonis（Mitf.）Stapf ex Rendle 的叶片。

【形态特征】多年生常绿乔木或灌木。竿高7~18m，直径3~10cm，圆筒形，绿色。主枝三棱形或微具四方形，具白色蜡粉。竿箨长于节间，硬纸质，背面无毛或具微毛；箨耳显著；箨舌发达；箨叶长披针形，鲜绿色，先端渐尖，基部收缩。叶片质薄，狭披针形，先端渐尖。穗状花序排列成覆瓦状，小穗含2~3朵花，颖片1~2片；雄蕊3枚，花丝甚长；子房尖卵形，花柱丝状。笋期4~5月。

【性味功效】苦、甘，寒。清热除烦，利尿。

【古方选录】《金匮要略》竹叶汤：竹叶一把，葛根二两，防风、桔梗、桂枝、人参、甘草各一两，附子（炮）一枚，大枣十五枚，生姜五两。用法：水煎，分温三服，温覆使汗出；头项强，用大附子一枚，破之如豆大；若呕者，加半夏（洗）半升。主治：产后中风，发热，面正赤，喘而头痛。

【用法用量】煎服，5~15g。

【使用注意】虚寒证忌用。

【现代研究】化学研究显示含酚类，氨基酸，有机

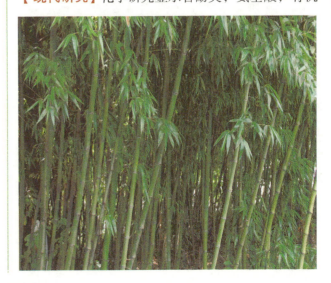

酸和糖类等。药理研究显示能增加尿中氯化物排出量，抑制小鼠肉瘤（S$_{180}$）及艾氏腹水癌（EC），增高血糖，提高机体免疫功能，并有抑菌等作用。临床用于治疗感冒发热，急性泌尿道感染小便涩痛，口腔溃疡和膀胱癌等。

65 吴茱萸

【古籍原文】味辛，温。主温中，下气，止痛，咳逆，寒热，除湿，血痹，逐风邪，开腠理。根杀三虫。一名藙。生山谷。

【来　　源】为芸香科植物吴茱萸 Evodia rutaecarpa（Juss.）Benth. 以及同属近缘多种植物的近成熟果实。

【形态特征】常绿灌木或小乔木。高2.5~5m。幼枝、叶轴及小叶柄均密被黄褐色长柔毛。奇数羽状复叶对生；小叶2~4对，椭圆形至卵形，先端尖，基部楔形或圆形，全缘；两面密被淡黄色长柔毛，厚纸质或纸质，有油点。花单性，雌雄异株；聚伞花序顶生，花小，黄白色，萼片5片；花瓣5片，长圆形；雄花有雄蕊5枚；雌花较大，具退化雄蕊5枚，子房上位，圆球形。蓇葖果扁球形，熟时紫红色。种子卵圆形，黑亮。

【性味功效】辛、苦，热；有小毒。散寒止痛，降逆止呕，助阳止泻。

【古方选录】《伤寒论》吴茱萸汤：吴茱萸（洗）一升，人参三两，生姜（切）六两，大枣（擘）十二枚。用法：水煎，去滓，温服，日三服。主治：阳明寒呕，厥阴头痛，少阴吐利。

【用法用量】煎服，2~5g；或入丸、散。外用适量。

【使用注意】不宜过量服用，阴虚发热者忌用。

【现代研究】化学研究显示含吴茱萸碱、吴茱萸次碱、吴茱萸卡品碱、羟基吴茱萸碱等生物碱，挥发油，吴茱萸醇，吴茱萸苦素，天冬氨酸，丝氨酸和胱氨酸等。药理研究显示有强心升压，升高血糖，保肝利胆，抗血栓，促进脂质代谢，兴奋子宫和抑制霍乱弧菌、铜绿假单胞菌、金黄色葡萄球菌等作用。临床用于治疗溃疡性口腔炎，小儿腹泻，呃逆，流行性腮腺炎，浅表性胃炎，神经性皮炎和黄水疮等。

66 卮子（栀子）

【古籍原文】味苦，寒。主五内邪气，胃中热气，面赤，酒皰，皶鼻，白癞，赤癞，创疡。一名木丹。生川谷。

【来　　源】为茜草科植物栀子 Gardenia jasminoides Ellis 的成熟果实。

【形态特征】常绿灌木。高0.5~2m。幼枝有细毛。叶对生或3叶轮生，革质，叶片长圆状披针形或卵状披针形，先端渐尖或短渐尖，基部楔形，全缘，有短柄；托叶膜质。花单生于枝端或叶腋，大型，白色，极香；花冠旋卷，高脚杯状；雄蕊6枚，花药线形；子房下位，1室。果倒卵形或长椭圆形，黄色，有翅状纵棱5~8条。

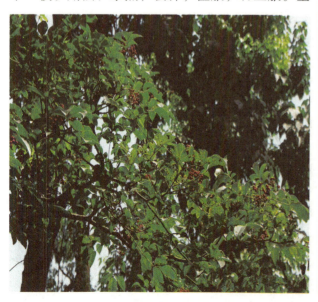
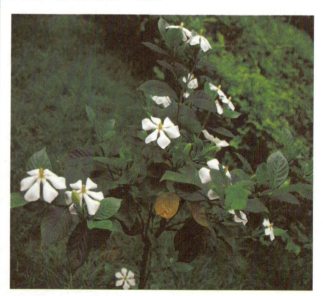

【性味功效】苦，寒。泻火除烦，凉血解毒，清利湿热。外用消肿止痛。

【古方选录】《伤寒论》栀子豉汤：栀子（擘）十四个，香豉（绵裹）四合。用法：水四升，先煮栀子，内豉，去滓，分二次温服，得吐者，止后服。主治：发汗吐下后，余热郁于胸膈，身热懊侬，虚烦不得眠，胸脘痞闷，嘈杂似饥，但不欲食，舌红，苔微黄，脉数。

【用法用量】煎服，6~10g；或入丸、散。外用适量。焦栀子用于止血。

【使用注意】虚寒证及脾虚便溏者忌用。

【现代研究】化学研究显示含栀子苷，山栀子苷，栀子糖苷，都桷子素-1-龙胆双糖苷，栀子素，栀子酸，芸香苷和挥发油等。药理研究显示有利胆，促进胰腺分泌，抑制金黄色葡萄球菌、脑膜炎双球菌、卡他球菌和多种皮肤真菌，解热，镇静，镇痛，降血压，止血，抗炎和加速软组织愈合等作用。临床用于治疗急性传染病发热、神昏，皮肤化脓性感染肿痛，黄疸型肝炎，急性泌尿道感染和跌打损伤肿痛等。

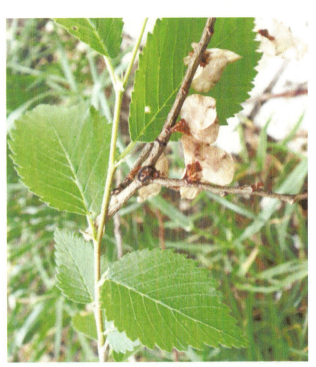

【用法用量】煎服，3~10g；或入丸、散。

【使用注意】脾虚、肺热者忌用。

【现代研究】化学研究显示果实含多种植物油，维生素，鞣质及糖类等。药理研究显示对猪蛔虫、蚯蚓、蚂蟥、疟原虫等有显著杀虫效力，对堇色毛癣菌、奥杜益氏芽孢癣菌等多种皮肤真菌有抑制作用。临床用于治疗蛔虫病，蛲虫病，绦虫病，皮肤真菌感染和痔疮等。

67 芜荑

【古籍原文】味辛，平。主五内邪气，散皮肤、骨节中淫淫温行毒，去三虫，化食。一名无姑，一名𧄼𧂐。生川谷。

【来　　源】为榆科植物大果榆Ulmus macrocarpa Hance 的果实。

【形态特征】落叶小乔木或灌木。大枝斜向扩展，小枝淡黄褐色或淡红褐色，有粗毛，枝上有发达的木质栓翅。叶互生，密生短柔毛；叶片阔倒卵形，先端突尖，基部狭，两边不对称或呈浅心形，边缘具钝单锯齿或重锯齿；两面粗糙，有粗毛。花5~9朵簇生，先叶开放；花大，两性，花被4~5裂，绿色；雄蕊与花被片同数，花药大，黄玫瑰色；雌蕊1枚，绿色，柱头2裂。翅果大型，全部有毛。种子位于翅果中部。

【性味功效】辛、苦，温。驱虫消积。

【古方选录】《仁斋直指方论》芜荑汤：槟榔、芜荑各三钱，木香一钱。用法：研末，黎明前先吃炙肉一片，石榴根煎汤送服。主治：肠中诸虫。

68 枳实

【古籍原文】味苦，寒。主大风在皮肤中，如麻豆苦痒，除寒热结，止利，长肌肉，利五脏，益气轻身。生川泽。

【来　　源】为芸香科植物酸橙Citrus aurantium L. 的幼果。

【形态特征】常绿小乔木。枝三棱形，有长刺。叶互生，叶柄有狭长形或狭长倒心形的叶翼；叶片革质，倒卵状椭圆形或卵状长圆形，先端短而钝，渐尖或微凹，基部楔形或圆形，全缘或微波状；具半透明油点。花单生或数朵簇生于当年枝条顶端，白色，芳香；萼杯状，5裂；花瓣5片，长圆形；雄蕊20枚以上；子房上位。柑果近球形，熟时橙黄色，味酸。

【性味功效】辛、苦，寒。破气消积，化痰除痞。

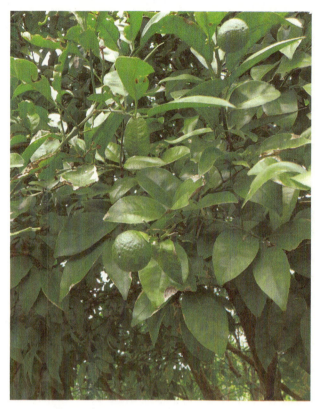

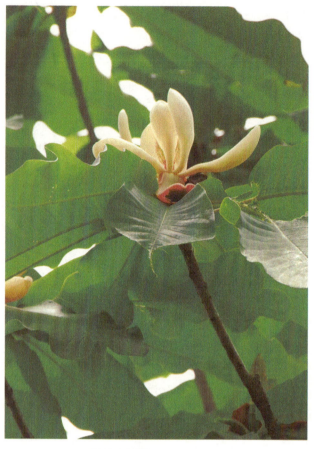

【古方选录】《内外伤辨惑论》枳术丸：白术二两，枳实（麸炒黄色，去瓤）一两。用法：研极细末，荷叶裹炒饭为丸，如梧桐子大。每服五十丸，白汤下，无时。主治：脾胃虚弱，食少不化，脘腹痞满。

【用法用量】煎服，3~9g，大剂量可至30g；或入丸、散。

【使用注意】孕妇及脾胃虚弱者慎用。

【现代研究】化学研究显示果实含橙皮苷，新橙皮苷，柚皮苷和辛弗林；未成熟果实含柚皮苷，忍冬苷和新橙皮苷等。药理研究显示有兴奋和抑制胃肠平滑肌的双重作用，还有抗溃疡，收缩胆囊，缓解小肠痉挛，兴奋子宫，增强心肌收缩力和泵血功能，抑制血栓形成，抗炎，抗菌，抗病毒，抗氧化和抗变态反应等作用。临床用于治疗产后腹痛、胀满，心力衰竭，心源性休克，子宫脱垂及胃下垂等。

69 厚朴

【古籍原文】味苦，温。主中风，伤寒，头痛，寒热，惊悸，气血痹，死肌，去三虫。生山谷。

【来　　源】为木兰科植物厚朴*Magnolia officinalis* Rehd. *et* Wils. 或凹叶厚朴*Magnolia officinalis* Rehd. *et* Wils. var. *bilota* Rebd. *et* Wils.的干皮、根皮及枝皮。

【形态特征】厚朴：落叶乔木。高达15m。树皮紫褐色，幼枝黄褐色，有绢毛。单叶互生，叶大，密集于小枝顶端，叶片革质，倒卵状椭圆形，先端钝圆或短突尖，基部楔形或近圆形，全缘或微波状。花与叶同时开放，白色，芳香，单生枝顶，花被片9~12片；雄蕊多数；雌蕊心皮分离，螺旋状排列于延长的花托上。聚合蓇葖果常为椭圆状卵形。

【性味功效】苦、辛，温。燥湿消痰，下气除满。

【古方选录】《金匮要略》厚朴三物汤：厚朴八两，大黄四两，枳实五枚。用法：水先煮厚朴、枳实二味，内大黄再煮，温服，以利为度。主治：实热内积，气滞不行，腹部胀满疼痛，大便不通。

【用法用量】煎服，3~10g；或入丸、散。

【使用注意】气虚津亏者及孕妇慎用。

【现代研究】化学研究显示树皮含木脂素，去甲木脂素，双木脂素，单萜木脂素，挥发油，木兰箭毒碱，皂苷和芥子醛等。药理研究显示有抗胃溃疡，反射性地引起唾液、胃液分泌，加快胃肠蠕动，对抗十二指肠痉挛，保肝，抗菌，降血压，兴奋呼吸，升高心率，松弛全身骨骼肌，抑制血小板聚集，抗过敏和抗肿瘤等作用。临床用于治疗胃结石，慢性肠炎，消化不良，便秘，骨骼肌强直，肠梗阻及闭经等。

70 秦 皮

【古籍原文】味苦，微寒。主风寒湿痹，洗洗寒气，除热，目中青翳、白膜。久服，头不白，轻身。生川谷。

【来　源】为木犀科植物白蜡树Fraxinus chinensis Roxb.以及同属近缘植物的树皮。

【形态特征】落叶乔木。高10m左右。叶对生，奇数羽状复叶，小叶通常5片，卵形、倒卵状长圆形或披针形，顶端一片最大，先端锐尖至渐尖，边缘具钝锯齿，叶背沿叶脉有褐色柔毛；小叶柄对生处膨大。圆锥花序顶生，花小；花萼筒状；花轴节上常有淡褐色短柔毛。翅果扁平，倒披针形，翅长于果。

【性味功效】苦、涩，寒。清热燥湿，收涩止痢，止带，明目。

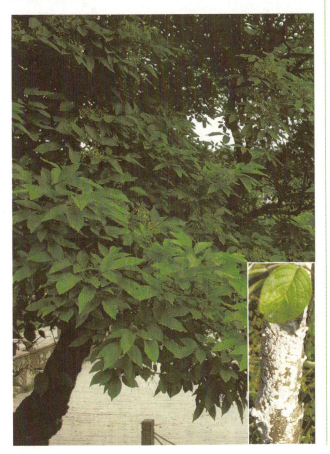

【古方选录】《太平惠民和剂局方》秦皮散：秦皮、滑石（桂府者，捣碎）、黄连（去须）各十两。用法：研为细末，每用半钱，沸汤泡，去滓，温热频洗。主治：大人、小儿风毒，赤眼肿痛，痒涩眵泪，昏暗羞明。

【用法用量】煎服，6~12g；或入丸、散。外用适量。

【使用注意】虚寒证忌用。

【现代研究】化学研究显示树皮含马栗树皮苷，马栗树皮素和鞣质等；种子约含15.8%的油。药理研究显示有消炎，镇痛，利尿，抗菌和抗凝血等作用。临床用于治疗急性细菌性痢疾，肠炎腹泻，慢性气管炎和带下病等。

71 秦茉（秦椒、花椒）

【古籍原文】味辛，温。主风邪气，温中，除寒痹，坚齿发，明目。久服，轻身，好颜色，耐老，增年，通神。生川谷。

【来　源】为芸香科植物花椒Zanthoxylum bungeanum Maxim.的成熟果皮。

【形态特征】落叶灌木或小乔木，具香气。茎干通常有增大的皮刺。奇数羽状复叶互生；叶5~11片，卵形或卵状长圆形，先端急尖或短渐尖，基部楔尖；上面无刺毛，下面中脉常有斜向上生的小皮刺。聚伞状圆锥花序顶生；花单性，雌雄异株；花被片4~8片；雄花雄蕊4~8枚；雌花心皮4~6枚，柱

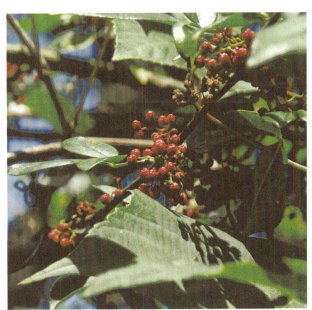

头头状。蓇葖果球形，红色或紫色，密生疣状突起的腺体。种子卵圆形。

【性味功效】辛，热；有小毒。温中止痛，杀虫止痒。

【古方选录】《普济本事方》椒附散：附子（取重六钱以上，炮，去皮脐，为末）一枚，药末每二钱入川椒（用白面填满）二十粒，加生姜七片。用法：水煎，去椒入盐，空腹服。主治：肾气上攻，项背痛，不能转侧。

【用法用量】煎服，3~6g。外用适量，煎汤含漱、熏洗，或研末外敷。

【使用注意】热证及阴虚火旺者忌用；孕妇慎用。

【现代研究】化学研究显示果皮含月桂烯，香桧烯，紫苏烯，对聚伞花素，乙酸牛儿醇脂，柠檬烯和异茴香醚等。药理研究显示有麻醉，止痛，对抗腹泻，抑制血栓形成，降血脂，抑制子宫收缩，杀灭猪蛔虫和抑制白喉杆菌、炭疽杆菌、肺炎双球菌、金黄色葡萄球菌、伤寒杆菌等作用。临床用于治疗蛔虫病，阴道滴虫病，急性胃痛，皮肤真菌性感染或化脓性感染，感冒咳嗽，跌打损伤和冻疮等。

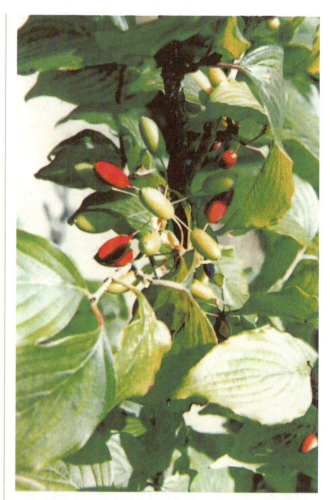

72 山茱萸（山萸肉、枣皮）

【古籍原文】味酸，平。主心下邪气，寒热，温中，逐寒湿痹，去三虫。久服轻身。一名蜀枣。生山谷。

【来　源】为山茱萸科植物山茱萸 Cornus officinalis Sieb. et Zucc. 的成熟果肉。

【形态特征】落叶小乔木或灌木。高4~7m。老枝黑褐色，嫩枝绿色。叶对生，叶片纸质，卵形至长椭圆形，先端渐尖，基部楔形，侧脉6~8对，脉腋间有黄褐色毛丛；有叶柄。花先叶开放，伞形花序腋生；总苞片4片，黄绿色；花瓣4片，黄色；雄蕊4枚；花盘环状，肉质；子房下位，2室。核果椭圆形，熟时深红色。

【性味功效】酸、涩，微温。补益肝肾，收涩固脱。

【古方选录】《医学衷中参西录》来复汤：萸肉（去净核）二两，生龙骨（捣细）、生牡蛎（捣细）各一两，生杭芍六钱，野台参四钱，甘草（蜜炙）三钱。用法：水煎服。主治：寒温外感诸证，

大病瘥后不能自复，寒热往来，虚汗淋漓；或但热不寒，汗出而热解，须臾又热又汗，目睛上窜，势危欲脱；或喘逆，或怔忡，或气虚不足以息。

【用法用量】煎服，6~12g，急救可用至30g；或入丸、散。

【使用注意】素有湿热小便淋沥者不宜使用。

【现代研究】化学研究显示果肉含鞣质成分，多酚苷化合物；种子含植物凝集素，挥发油；果核含脂肪酸等。药理研究显示有增强免疫系统功能，抗炎，抗失血性休克，抑制血小板聚集和抗心律失常等作用。临床用于治疗乳糜尿，阳痿，体虚汗多，遗精，久咳虚喘，崩漏带下和久泻久痢等。

73 紫葳（凌霄花）

【古籍原文】味酸，微寒。主妇人产乳余疾，崩中，癥瘕，血闭，寒热，羸瘦，养胎。生川谷。

【来　源】为紫葳科植物凌霄 Campsis grandiflora （Thunb.）Loisel ex K. Schum 或美洲凌霄 Campsis

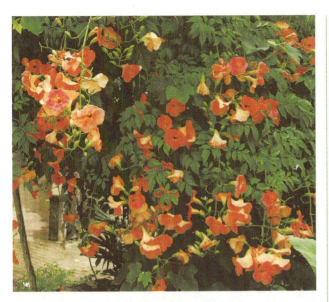

radicans（L.）Seem.的花、叶。

【形态特征】凌霄：落叶木质藤本，具气根。茎黄褐色，具棱状网裂。奇数羽状复叶对生；小叶7~9片，顶端小叶较大，卵形至卵状披针形，先端渐尖，基部不对称。花大型，聚伞圆锥花序顶生；花萼钟状；花冠赤黄色，漏斗状钟形，先端5裂；雄蕊4枚；雌蕊1枚；子房上位。蒴果。

【性味功效】辛，微寒。破血通经，凉血，祛风。

【古方选录】《妇科玉尺》紫葳散：紫葳、肉桂、赤芍、白芷、延胡索、当归、刘寄奴、丹皮各等分，红花少许。用法：酒一碗，水二碗，煎。功效：活血调经。主治：经水不来，发热腹胀。

【用法用量】煎服，3~10g；或入丸、散。

【使用注意】孕妇忌用。

【现代研究】化学研究显示花含芹菜素，β-谷甾醇；叶含紫葳苷，黄钟花苷和凌霄苷等。药理研究显示有抑制血栓形成，显著抑制子宫收缩，抗痢疾杆菌、伤寒杆菌等作用。临床用于治疗急性病毒性肝炎，肾结石，月经不调，闭经，带下病，跌打损伤，风湿病，细菌性痢疾和皮肤湿疹等。

74 猪 苓

【古籍原文】味甘，平。主痎疟，解毒，蛊注不祥，利水道。久服，轻身，耐老。一名猳猪尿。生山谷。

【来　源】为多孔菌科真菌猪苓*Polyporus umbellatus*（Pers.）Fries的菌核。

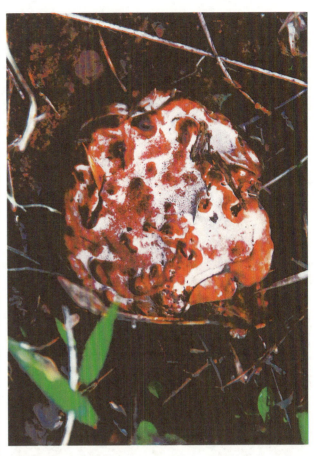

【形态特征】菌核体呈长块状或不规则块状，表面有皱纹及瘤状突起，棕黑色或黑褐色，断面呈白色或淡褐色，半木质化，较轻。子实体自地下菌核内生出，常多数合生；菌柄基部相连或多分支，形成一丛菌盖，伞形或伞状半圆形，中央凹陷呈脐状，表面浅褐色至茶褐色。菌肉薄，与菌管皆为白色；管口微小，呈多角形。担孢子卵圆形。子实体在夏季形成。

【性味功效】甘、淡，平。利水渗湿。

【古方选录】《伤寒论》猪苓汤：猪苓（去皮）、茯苓、泽泻、阿胶、滑石（碎）各一两。用法：以水四升，先煮猪苓、茯苓、泽泻、滑石四味，去滓，内阿胶烊消。温服七合，日三服。主治：水热互结证，小便不利，脉浮发热，口渴欲饮。

【用法用量】煎服，6~12g。

【使用注意】无水湿者忌用。

【现代研究】化学研究显示含麦角甾醇，粗蛋白，25-去氧罗汉松甾酮A，α-羟基二十四烷酸，孔菌甾酮，甘露糖，半乳糖和猪苓多糖等。药理研究显示有利尿，促进免疫功能，抗癌，保肝和抗菌等作用。临床用于治疗急性肾炎水肿，慢性肾炎，急性肠炎腹泻，带下病，肺癌，慢性病毒性肝炎和银屑病等。

75 白棘

【古籍原文】味辛，寒。主心腹痛，痈肿溃脓，止痛。一名棘针。生川谷。

【来　源】为鼠李科植物酸枣Ziziphus jujuba Mill. var. spinosa（Bunge）Hu ex H. F. Chow 的树上棘刺。

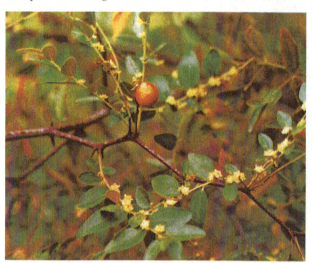

【形态特征】落叶灌木。高1~3m。老枝灰褐色，幼枝绿色；枝上生两种刺，一为针性刺，长约2cm；一为反曲刺，长约5mm。单叶互生；托叶针状；叶片长圆状卵形至卵状披针形，先端钝，基部圆形，稍偏斜，边缘具细锯齿。花小；花萼5裂，裂片卵状三角形；花瓣5片，黄绿色；雄蕊5枚，与花瓣对生；10浅裂；子房椭圆形，花柱2裂。核果肉质近球形，成熟时暗红褐色，果皮薄。

【性味功效】辛，寒。清热解毒，消肿止痛。

【古方选录】《太平圣惠方》：白棘烧灰。用法：水服一钱。主治：小儿口噤，惊风，不乳。

【使用注意】脾胃虚寒者慎用。

【现代研究】临床少用。

76 龙眼（龙眼肉）

【古籍原文】味甘，平。主五脏邪气，安志，厌食。久服，强魂，聪明，轻身不老，通神明。一名益智。生山谷。

【来　源】为无患子科植物龙眼Dimocarpus longan

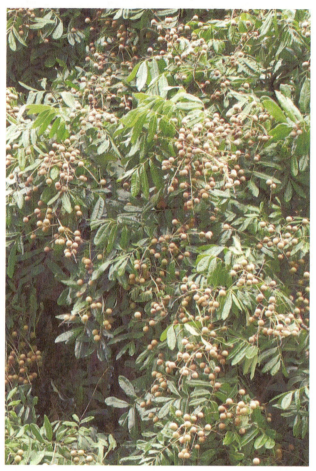

Lour.的假种皮。

【形态特征】常绿乔木。高10m以上。幼枝被锈色柔毛。偶数羽状复叶互生，小叶2~5对，互生，革质；叶片椭圆形或卵状披针形，先端短尖或钝，基部偏斜；暗绿色。花两性，或单性花与两性花共存，圆锥花序顶生或腋生；花小，黄白色；花瓣5片，匙形；雄蕊通常8枚；子房2~3室。核果球形，外皮黄褐色，粗糙；假种皮白色肉质，内有黑褐色种子1粒。

【性味功效】甘，温。补益心脾，养血安神。

【古方选录】《正体类要》归脾汤：白术、当归、白茯苓、黄芪（炙）、龙眼肉、远志、酸枣（炒）各一钱，木香五分，甘草（炙）三分，人参一钱。用法：加生姜、大枣，水煎服。主治：心脾气血两虚所致的心悸、气短、夜卧不安，或脾不统血所致的便血、肌衄、崩漏等。

【用法用量】煎服，9~15g；或入丸、散。

【使用注意】肝阴虚有热者慎用。

【现代研究】化学研究显示干假种皮（果肉）含有葡萄糖，少量蔗糖，酒石酸等酸类，含氮物，蛋白质，脂肪和维生素类物质等。药理研究显示对低温、高温或缺氧刺激有明显保护作用，对痢疾杆菌有抑制作用。临床用于治疗神经衰弱，贫血，失眠，健忘，心悸，再生障碍性贫血和血小板减少性紫癜。

77 松罗（松萝）

【古籍原文】味苦，平。主瞋怒，邪气，止虚汗，头风，女子阴寒肿病。一名女萝。生山谷。

【来　　源】为松萝科植物长松萝*Usnea longissima* Ach.的丝状体。

【形态特征】全体呈线状，可达100cm。基部着生于树皮上，下垂。不分歧，密生细小而短的侧枝，长约1cm。全体灰绿色，外皮部质疏松，中心质坚密。子器稀少，皿状，生于枝的先端。

【性味功效】甘、苦，平。祛痰止咳，清热解毒，除湿通络，止血调经，祛虫。

【古方选录】《备急千金要方》破结散：海藻、龙胆、海蛤、通草、昆布、礬石、松萝各三分，麦曲

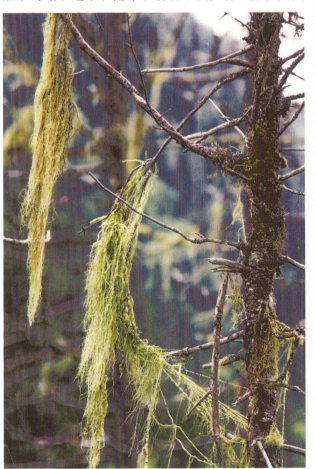

四分，半夏二分。用法：上九味，研细末，酒服方寸匕，日三次。禁食鱼、猪肉、五辛、生菜诸难消之物。十日知，二十日愈。主治：瘿瘤。

【用法用量】水煎服，30~60g。外用适量。

【使用注意】化学研究显示含巴地衣酸，松萝酸，地弗地衣酸，拉马酸，地衣聚糖，长松萝多糖和扁枝衣酸乙酯等。药理研究显示有很强的抗结核杆菌及革兰阳性菌的作用，有明显的解白喉杆菌及破伤风杆菌毒素的作用，还有抗炎、镇咳、祛痰和平喘等作用。临床用于治疗肺结核，慢性支气管炎，感冒咳嗽，无名肿毒和烧烫伤等。

78 卫矛（鬼箭羽）

【古籍原文】味苦，寒。主女子崩中下血，腹满，汗出，除邪，杀鬼毒、虫注。一名鬼箭。生山谷。

【来　　源】为卫矛科植物卫矛*Euonymus alatus*（Thunb.）Sieb.的具翅状物枝条或翅状附属物。

【形态特征】落叶灌木。高2m左右。全体光滑无毛，多分支。小枝有2~4条阔翅。叶对生，柄短；叶片倒卵形至椭圆形或广披针形，稍膜质，先端尖，基部锐形或楔形，边缘具锐锯齿。聚伞花序腋生；花萼片4片，浅裂，边缘有毛状齿；花瓣4片，圆形，黄绿色。蒴果椭圆形，成熟后红色，常分裂为4荚。种子褐色，具橘红色假种皮。

【性味功效】苦、辛，寒。活血通经，祛瘀镇痛。

【古方选录】《太平圣惠方》鬼箭羽散：鬼箭羽、桃仁、赤芍、当归、鬼臼、桂心、柴胡、大黄、朱砂、陈皮各适量。用法：每服一钱，以水一中盏，煎至五分，去滓温服，不拘时候。主治：小儿中

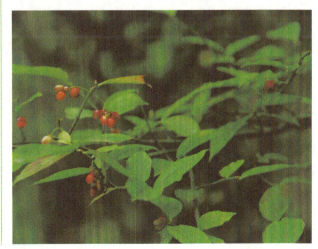

恶，心坚强，卒痛欲困。

【用法用量】水煎服，15~30g。外用适量。

【使用注意】脾胃虚寒者慎用。

【现代研究】化学研究显示带刺枝条含去氢双儿茶精，香橙素，鬼箭羽碱，雷公藤碱，卫矛碱，卫矛羰碱，新卫矛羰碱和草酰乙酸钠等。药理研究显示有调节血脂，降血糖等作用。临床用于治疗伤寒病，产后腹痛，月经不调，闭经，跌打伤痛，虫积腹痛，腹部包块，烫火伤和虫蛇咬伤等。

79 合欢（合欢皮）

【古籍原文】味甘，平。主安五脏，利心志，令人欢乐无忧。久服，轻身明目，得所欲。一名蠲忿。生山谷。

【来　　源】为豆科植物合欢 *Albizia julibrissin* Durazz. 的树皮。

【形态特征】落叶乔木，高10m以上。树干灰褐色；小枝无毛，有棱角。二回偶数羽状复叶互生，

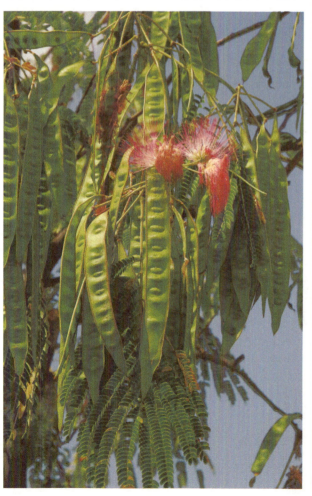

羽片对生，小叶片镰状长方形，先端短尖，基部楔形，不对称，全缘，有缘毛；下面中脉具短毛；小叶夜间闭合。小花簇生成头状花序，花粉红色；花萼筒状，先端5裂；花冠漏斗状，先端5裂；雄蕊多数，基部连合；子房上位，柱头圆柱状。荚果扁平，黄褐色。种子椭圆形而扁，褐色。

【性味功效】甘，平。解郁安神，活血消肿。

【古方选录】《备急千金要方》合欢汤（黄昏汤）：合欢皮手掌大。用法：细切，以水三升，煮取一升，分二服。主治：肺痈，咳有微热，烦满，胸心甲错。

【用法用量】煎服，6~12g；或入丸、散。外用适量，研末调敷。

【使用注意】孕妇慎用。

【现代研究】化学研究显示皮含木脂体糖苷，剑叶莎酸甲酯，金合欢皂苷元B，α-菠菜甾醇，葡萄糖苷和合欢三萜内酯甲等。药理研究显示有镇静，显著抗早孕，抗过敏和抗肿瘤等作用。临床用于治疗神经官能症，慢性劳损性肌肉、关节疼痛，失眠，抑郁性神经衰弱和体表化脓性感染等。

80 白马茎

【古籍原文】味咸，平。主伤中，脉绝，阴不足，强志益气，长肌肉，肥健，生子。眼主惊痫，腹

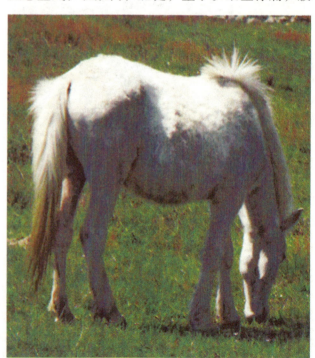

满，疟疾，当杀用之。悬蹄主惊邪，瘛疭，乳难，辟恶气、鬼毒，蛊注不祥。生平泽。

【来　　源】为马科动物马*Equus caballus orientolis* Noack 的雄性外生殖器。

【形态特征】动物体长1.5~2.5m，高1~1.5m。毛色随种类不同而不同。头、面狭长，耳直立能动，前额阔，上披长毛如发。颈部长，有鬃毛，自头后沿颈背向下披垂。躯干部长，胸部比腹部宽大。四肢细长，下部有距毛，前肢腕骨上方和后肢跗骨下方，有一部分无毛而坚固的灰白色胼胝体，俗称"夜眼"。足趾仅第3趾发达，成末端卵圆形的实性蹄；第2、第4趾均退化。尾自基部末端具总状长毛。

【性味功效】咸，平。补肾益精，补血通经。

【古方选录】《备急千金要方》白马茎丸：白马茎、赤石脂、石韦、天雄、远志、山茱萸、菖蒲、蛇床子、薯蓣、杜仲、肉苁蓉、柏子仁、石斛、续断、牛膝、栝楼根、细辛、防风各八分。用法：研细末，白蜜为丸，梧桐子大。每服四丸，酒送下。主治：空房独怒，口干汗出，失精，囊下湿痒，尿有余沥，少腹急，腰脊强等。

【用法用量】水煎或入丸、散，3~12g。

【使用注意】阴虚阳亢者不宜。

81 鹿茸

【古籍原文】味甘，温。主漏下，恶血，寒热，惊痫，益气，强志，生齿，不老。角主恶创痈肿，逐邪恶气，留血在阴中。

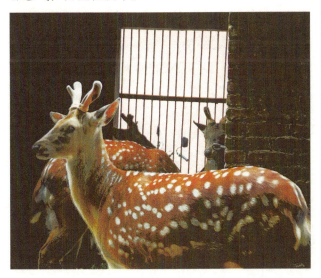

【来　　源】为鹿科动物梅花鹿*Cervus nippon* Temminck或马鹿*Cervus elaphus* Linnaeus等的雄鹿未骨化密生茸毛的幼角。

【形态特征】梅花鹿：中型兽，体长约1.5m。眶下腺明显，耳大直立，颈及四肢细长，尾短。雄鹿第二年开始生角，不分叉，密被黄色或白色细茸毛，以后每年早春脱换新角，增生1叉，至生4叉。雌鹿无角。冬毛厚密，呈棕灰色或棕黄色，四季均有白色斑点。夏毛薄，全身红棕色。耳内及腹面毛白色。

【性味功效】甘、咸，温。壮肾阳，益精血，强筋骨，调冲任，托疮毒。

【古方选录】《普济方》鹿茸酒：好鹿茸（去皮，切片）五钱至一两，干山药（为末）一两。用法：生薄绢裹，酒浸七日，饮酒，日三盏为度。主治：虚弱阳事不举，面色不明，小便频数，饮食不思。

【用法用量】切片或研末用，1~2g，分3次冲服；或入丸、散；或浸酒。

【使用注意】小量开始，不可骤用大量。外感热病、气血热盛、阴虚阳亢者均忌用。

【现代研究】化学研究显示含鹿茸精，雄性激素及少量女性卵泡激素，胶质，蛋白质，磷酸钙$[Ca_3(PO_4)_2]$和碳酸钙（$CaCO_3$）等。药理研究显示有促进生长，提高机体工作能力，减轻疲劳，改善睡眠和食欲，改善蛋白质代谢和能量代谢，增加肾脏利尿机能，降血压及提升性激素样作用等功能。临床用于治疗劳累或年老、久病致精神倦乏，眩晕，腰膝酸痛，阳痿，滑精，子宫虚冷，崩漏和带下病等。

82 牛角䚡（牛角胎、牛角笋、水牛角）

【古籍原文】下闭血，瘀血疼痛，女人带下血。髓补中，填骨髓。久服，增年。胆治惊，寒热，可丸药。

【来　　源】为牛科动物水牛*Bubalis bubalis* Linnaeus的骨质角髓。

【形态特征】动物体长2.5m以上，体色大多灰黑。角长大而扁。颈短，腰腹隆凸，四肢较短，蹄较大。皮厚无汗腺，毛粗而短。角弯曲呈弧形，根部方形或略呈三角形，中空，一侧表面有多数平行的

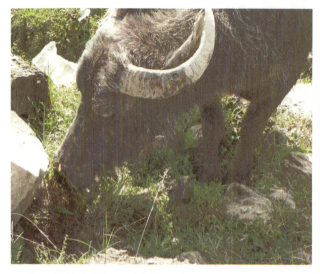

凹纹，角端尖锐。黑褐色，质坚硬。

【性味功效】苦，寒。清热解毒，凉血，定惊。

【古方选录】《瑞竹堂经验方》牛髓膏：炼牛髓、胡桃肉、杏仁泥各四两，山药末半斤，炼蜜一斤。用法：同捣成膏，每服一匙，空心服之。功效：补精润肺。主治：肺肾两虚证。

【用法用量】水煎或熬膏，30~50g。

【使用注意】脾胃虚寒者不宜。

【现代研究】临床使用水牛角治疗流行性乙型脑炎，原发性血小板减少性紫癜，精神分裂症和高脂血症等。

83 羧羊角（山羊角）

【古籍原文】味咸，温。主青盲，明目，杀疥虫，止寒泄，辟恶鬼、虎、狼，止惊悸。久服安心，益气轻身。生川谷。

【来　源】为牛科动物青羊Naemorhedus goral

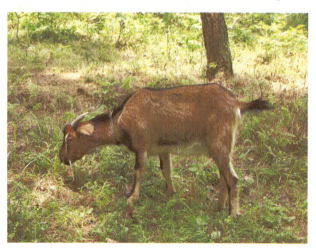

Hardwicke雄性的角。

【形态特征】动物体长0.9~1.1m，尾长13~17cm，重约30kg。四肢短，蹄狭窄。眶下腺甚为退化，有足腺，无鼠蹊腺。雌雄皆有角，角短而直，斜向后上方伸出，二角基部很靠近，尖端略向下弯。余部角有环棱。一般身体为灰棕色，有个体差异或呈深灰、棕褐色。喉部后方有一白色斑。四肢、腹部、尾几同身色。

【性味功效】咸，寒。清热，镇惊，散瘀止痛。

【古方选录】《普济方》：羧羊角适量。用法：烧存性，酒服少许。主治：小儿癎疾。

【用法用量】内服：煎汤，30~50g；或磨粉；或烧焦研末，3~6g。外用，0.6~0.9g，研末吹耳中。

【使用注意】脾胃虚寒者不宜。

【现代研究】化学研究显示含磷酸钙[$Ca_3(PO_4)_2$]，角蛋白及不溶性无机盐等。药理研究显示有解热，镇痛，镇静，抗惊厥和抗病毒等作用。临床用于治疗小儿急惊风，癫痫搐搦，急性角膜炎眼目红肿和神经衰弱失眠等。

84 牡狗阴茎

【古籍原文】味咸，平。主伤中，阴痿不起，令强热大，生子，除女子带下十二疾。一名狗精。胆主明目。

【来　源】为犬科动物狗Canis familiaris L.雄性外生殖器。

【形态特征】家畜之一，原为肉食性动物，因长期驯化已变为杂食性动物。体型、毛色因品种不同而异。一般体格匀称。鼻吻部较长，眼呈卵圆形，

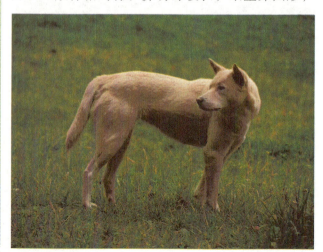

两耳或竖或垂。四肢矫健，前肢5趾，后肢4趾。具爪，但不能伸缩。尾呈环形或镰刀形。嗅觉、听觉灵敏，记忆力强，奔跑迅速。

【性味功效】咸，温。补命门，暖冲任。

【古方选录】《太平圣惠方》：牡狗阴茎、猪脊髓、当归各适量。用法：同煎，少加盐，长饮之。主治：阳痿。

【用法用量】内服：煎汤，4.5~9.0g。

【使用注意】《本草经疏》曰："阳事易举者忌之，内热多火者勿服。"

【现代研究】化学研究显示含雄性激素，蛋白质和脂肪等。

85 麠羊角（羚羊角）

【古籍原文】味咸，寒。主明目，益气，起阴，去恶血注下，辟蛊毒、恶鬼，不祥，安心气，常不厌寐。久服，强筋骨，轻身。生川谷。

【来　源】为牛科动物赛加羚羊Saiga tatarica Linnaeus的角。

【形态特征】动物体型中等。头型较特别，耳郭短小，眼眶突出。鼻端大，鼻中间具槽，鼻孔呈明显的筒状，整个鼻子肿胀鼓起。雄羊具角1对，不分叉，角自基部长出后几乎竖直向上，至生长到整个角的1/3高度时，二角略向外斜，接着又往上、往里靠近再又微微向外，最后二角相向略往内弯。角尖端平滑，而下半段具环棱。角呈半透明状，黄蜡色。整个体色呈灰黄色，但体侧较灰白。冬季时毛色显得更淡。

【性味功效】咸，寒。平肝熄风，清肝明目，清热

解毒。

【古方选录】《太平圣惠方》羚羊角散：羚羊角屑半两，泽泻半两，甘菊花一两，葳蕤半两，菟丝子（酒浸三日，曝干，别捣为末）半两。用法：捣粗散，每服三钱，水煎，去滓，温服，不拘时候。主治：眼卒生白翳膜。

【用法用量】煎服，1~3g，另煎2h以上；或磨汁，入丸、散，每次0.3~0.6g。

【使用注意】脾胃虚寒者不宜。

【现代研究】化学研究显示含磷酸钙$[Ca_3(PO_4)_2]$，角蛋白及不溶性无机盐等。药理研究显示有抑制中枢神经，解热，镇痛等作用。临床用于治疗急性传染病发热致神昏痉厥、谵语发狂，癫痫搐搦，急性角膜炎眼目红肿，高血压病眩晕和神经衰弱失眠等。

86 犀角（犀牛角）

【古籍原文】味苦，寒。主百毒，虫注，邪鬼，障气，杀钩吻、鸩羽、蛇毒，除邪，不迷惑，厌寐。久服轻身。生山谷。

【来　源】为犀科动物印度犀Rhinoceros unicornis L.的角。

【形态特征】动物体格粗壮庞大，身长3.2~3.5m，肩高达1.8m。头大，颈短，耳长，眼小，鼻孔大。皮肤坚厚，除耳与尾外，完全无毛。在肩胛、颈下及四肢关节处有宽大的褶缝，皮肤表面有很多疣状凸起，皮呈黑灰色，略带紫色。雌雄兽鼻端都有一角，黑色，圆锥状，粗而不长，普通长30~40cm。四肢粗壮，均3趾。

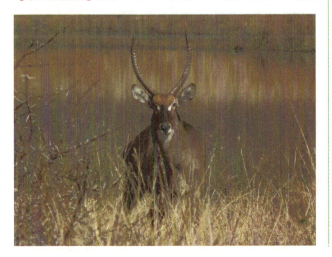

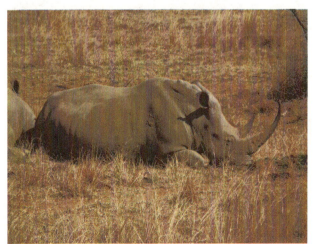

【性味功效】苦、酸、咸，寒。清热凉血，解毒定惊。

【古方选录】《圣济总录》犀角散：犀角（镑）、麻黄（去根节）、石膏各一两，黄连（去须）三分，山栀子仁一两半。用法：粗捣筛，每服五钱匕，水煎，去滓温服。主治：伤寒热毒内盛，身赤发斑。

【用法用量】镑片或锉末，煎服，0.3~1.0g。

【使用注意】大寒伤阳，寒证者禁用。

【现代研究】化学研究显示主要成分为角蛋白，角蛋白中胱氨酸占8.7%，另有组氨酸、赖氨酸和精氨酸等；还含其他蛋白质，肽类，游离氨基酸，胍衍生物和甾醇类等。药理研究显示有强心作用。临床不用。

87 ※燕矢（燕屎）

【古籍原文】味辛，平。主蛊毒、鬼注，逐不祥邪气，破五癃，利小便。生平谷。

【来　　源】为燕科动物灰沙燕Riparia riparia（Linnaeus）或金腰燕Hirundo daurica japonica Temminck et Schlegel的粪便。

【性味功效】辛，平。解毒，利尿。

【古方选录】《肘后备急方》：燕矢末。用法：每服五钱，冷开水送服，旦服，至食时，当尿石淋下。主治：石淋。

【现代研究】燕矢治病，古有验方，甚少验案。临床不用。

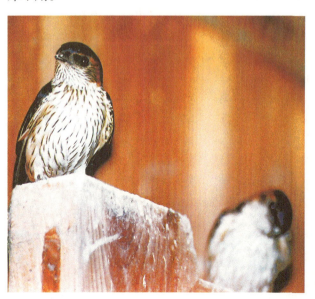

88 天鼠屎（夜明砂）

【古籍原文】味辛，寒。主面痈肿，皮肤洗洗时痛，腹中血气，破寒热积聚，除惊悸。一名鼠沄，一名石肝。生山谷。

【来　　源】为蝙蝠科动物蝙蝠Vespertilio superas Thomas的粪便。

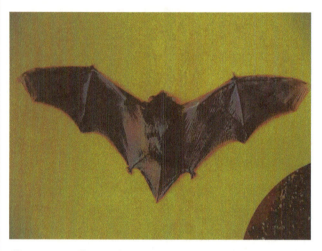

【形态特征】动物为小型兽类，营飞翔生活。体型较小，体长4.5~8.0cm。眼小，鼻部无鼻叶或其他衍生物。耳短而宽。由指骨末端向上至上膊骨，向后至躯体两侧后肢及尾间，有一层薄的翼膜，其上无毛。尾发达。全身毛呈黑褐色。

【性味功效】辛，寒。清肝明目，散瘀消积。

【古方选录】《太平圣惠方》夜明砂丸：夜明砂（微炒）一分，诃黎勒（煨，用皮）半两，龙骨半两，熊胆（研细）、朱砂（研细）、牛黄（研细）、麝香（研细）各一分，黄连（微炒，去须）半两。用法：研末令匀，以猪胆汁和为丸，如黍米大。每服五丸，粥饮送下，一日三次。主治：小儿疳痢久不愈，可吃乳食，渐加黄瘦。

【用法用量】煎服，或入丸、散，1~3g。

【使用注意】脾胃虚寒者慎用。

【现代研究】化学研究显示含尿素，尿酸，胆甾醇及少量维生素等。临床用于治疗夜盲症，白内障，疟疾发作，痈疽肿毒和角膜损伤瘢痕等。

89 猬皮（刺猬皮）

【古籍原文】味苦，平。主五痔，阴蚀，下血，赤白五色，血汁不止，阴肿痛引腰背，酒煮杀之。生

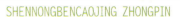

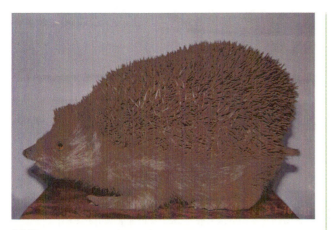

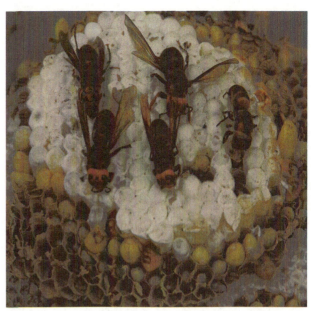

川谷。

【来　源】为刺猬科动物刺猬*Erinaceus europaeus* L.及短刺猬*Hemiechinus dauricus* Sundevall.的皮及肉。

【形态特征】动物体型稍大，体长约22cm。头宽，吻尖，耳短，不超过周围之棘长。足及爪较长。身体背面被粗而硬的棘刺。棘刺的颜色有两种，一种为纯白色，尖端略染棕色；另一种基部为白色或土黄色，上为棕色。整体背呈土棕色，脸部、体侧、腹部及四肢的毛呈灰白色或浅灰黄色。

【性味功效】苦，平。降气定痛，凉血止血。

【古方选录】《太平圣惠方》猬皮丸：猬皮（炙，微炒黄）一两，白蔹半两，黄芪（炒）三分，艾叶（微炒）三分，桂心半两，当归（锉，微炒）半两，干姜（炮裂，锉）、白马蹄（烧灰）、牛角（烧灰）各一两，续断三分，猪悬蹄甲（烧灰）七枚。用法：研末，炼蜜为丸，如梧桐子大。每服三十丸，食前温酒送下。主治：妇人劳伤，气血虚损，白崩，发歇不止。

【用法用量】煎服或入丸、散，15~30g。

【使用注意】脾胃虚弱者慎用。

【现代研究】化学研究显示刺猬皮上层刺主要含角蛋白，下层真皮层主要含胶原蛋白、弹性硬蛋白和脂肪等。

90　露蜂房

【古籍原文】味苦，平。主惊痫，瘈疭，寒热邪气，癫疾，鬼精，蛊毒，肠痔。火熬之良。一名蜂肠。生山谷。

【来　源】为胡蜂科昆虫果马蜂*Polistes olivaceous*（De Geer）、日本长脚胡蜂*Polistes japonicus* Saussure 或异腹胡蜂 *Parapolybia varia* Fabricius 的巢。

【药材特征】药材呈圆盘状或不规则的扁块状，有的似莲房状，大小不一。表面灰白色或灰褐色。腹面有多数整齐的六角形房孔，孔径3~4mm或6~8mm；背面有1个或数个黑色短柄。体轻，质韧，略有弹性。气微，味辛淡。质酥脆或坚硬者不可供药用。

【性味功效】甘，平；有小毒。攻毒杀虫，祛风止痛。

【古方选录】《备急千金要方》：露蜂房大者一枚。用法：水煎，令浓赤。浴小儿。主治：小儿卒痫。

【用法用量】水煎服，3~5g。外用适量，研末油调敷患处；或煎水漱；或洗患处。

【使用注意】脾胃虚弱者慎用。

【现代研究】化学研究显示含蜂房油，蜂蜡，树脂，多种糖类，维生素，钙、铁和蛋白质等。药理研究显示有抗炎，镇痛，降温，促凝血，降血压，抑制人体肝癌细胞，利尿，抑制葡萄球菌、痢疾杆菌和伤寒杆菌等作用。蜂房有小毒，不宜过量使用。临床用于治疗急性乳腺炎，鼻炎，皮肤顽癣，皮肤化脓性感染，龋齿痛，头癣，鹅掌风和过敏性皮炎等。

91　鳖　甲

【古籍原文】味咸，平。主心腹癥瘕坚积，寒热，去痞、息肉、阴蚀、痔、恶肉。生池泽。

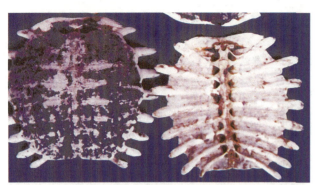

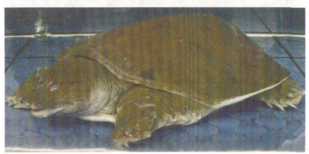

【来　　源】为鳖科动物中华鳖*Trionyx sinensis*（Wiegmann）的背甲。

【形态特征】动物体呈椭圆形，背面中央凸起，边缘凹入。腹背均有甲。头尖，颈粗长，吻突出，吻端有1对鼻孔。眼小。头颈可完全缩入甲内。背面橄榄绿色或黑棕色，边缘柔软。腹面黄白色，有淡绿色斑。前肢5指，内侧3指有爪，后趾亦同，指、趾间具蹼。完整的鳖甲呈卵圆形或椭圆形，长10~20cm，宽7~15cm；两侧各有8条明显横向的锯齿状衔接缝。质坚硬。

【性味功效】咸，微寒。滋阴潜阳，退热除蒸，软坚散结。

【古方选录】《太平圣惠方》鳖甲丸：鳖甲（涂醋炙令黄，去裙襕）二两，川大黄（锉，微炒）一两，琥珀一两半。用法：研末，炼蜜和丸，如梧桐子大。温酒送下二十丸。主治：妇人月水不利，腹胁烦闷，背膊烦痛。

【用法用量】煎服或入丸、散，9~24g，打碎先煎。外用适量。

【使用注意】脾胃虚寒者不宜。

【现代研究】化学研究显示鳖甲含骨胶原，角蛋白，碳酸钙（$CaCO_3$），磷酸钙[$Ca_3(PO_4)_2$]，中华鳖多糖，碘质，维生素D和多种微量无机元素，肽类，氨基酸等。药理研究显示能提高耐缺氧和抗冷冻能力，有抗疲劳，抗衰老，增强机体免疫力等作用。临床用于治疗肝脾肿大，慢性肝炎转氨酶升

高，晚期血吸虫病肝硬化，肾病综合征低蛋白，外科疮疡，痈疽，痔疮，肺结核，红斑狼疮和部分肿瘤性疾病等。

92 蟹

【古籍原文】味咸，寒。主胸中邪气，结热痛，喎僻，面肿，败漆。烧之致鼠。生池泽。

【来　　源】为方蟹科动物中华绒螯蟹*Eriocheir sinensis* H. Milne *et* wards 等多种淡水蟹的肉和内脏。

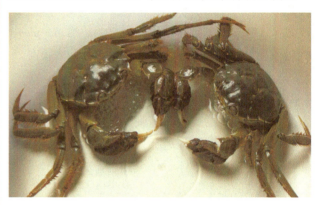

【形态特征】动物头胸甲呈圆方形，后半宽于前半。长约55mm，宽约61mm。背面隆起，额及肝区凹陷。额宽，分4齿，眼1对，能活动。雄体螯足粗壮，较雌性为大，掌与指节基部内外密生绒毛，腕节内末端具1枚锐齿。雌体腹部近圆形；雄体略呈三角形，末端狭尖。背面青褐绿色，腹部色淡或灰白色。

【性味功效】咸，寒。清热，散瘀，消肿解毒。

【古方选录】《肘后备急方》：生蟹适量。用法：捣烂涂之，外敷。主治：漆疮延及满身。

【用法用量】水煎服，15~30g。外用适量。

【使用注意】脾胃寒者慎用。

【现代研究】化学研究显示可食部分含水分，蛋白质，脂肪，碳水化合物，维生素A，维生素B_1，维生素B_2，维生素B_3，钙、磷、铁等微量元素，胆甾醇，虾黄素和三磷酸腺苷酶等。临床用于治疗漆疮，老年体弱耳聋，冻疮溃烂不愈，慢性化脓性疾病，跌伤疼痛，骨折，闪腰和体质虚弱等。

93 柞蝉（蝉蜕、蝉退、蝉衣）

【古籍原文】味咸，寒。主小儿惊痫，夜啼，癫病，寒热。生杨柳上。

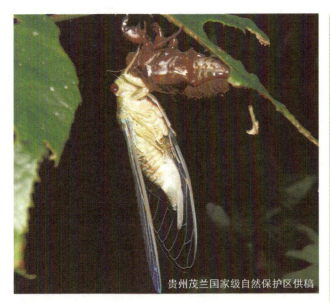

贵州茂兰国家级自然保护区供稿

【来　　源】为蝉科昆虫黑蚱*Cryptotympana pustulata* Fabricius若虫羽化时蜕下的皮壳。

【形态特征】动物体大色黑而有光泽；雄虫长4.4~4.8cm，翅展约12.5cm，雌虫稍短。复眼1对，大形，两复眼间有单眼3只，触角1对。口器发达，刺吸式，唇基梳状，上唇宽短，下唇延长成管状，长达第3对足的基部。胸部发达，后胸腹板上有一显著的锥状突起，向后延伸。足3对。翅2对，膜质，黑褐色，半透明，基部染有黄绿色，翅静止时覆在背部如屋脊状。雄蝉腹部第1节间有特殊的发音器官，雌蝉同一部位有听器。

【性味功效】甘，寒。疏散风热，利咽，透疹，明目退翳，解痉。

【古方选录】《赤水玄珠》蝉退膏：蝉退二七枚，辰砂少许。用法：为末，炼蜜丸。令儿吮。主治：小儿夜啼。

【用法用量】煎服，3~6g；或入丸、散。外用适量。

【使用注意】《名医别录》有"主妇人生子不下"的记载，孕妇慎用。

【现代研究】化学研究显示蝉蜕含天门冬氨酸、苏氨酸、丝氨酸、谷氨酸和异亮氨酸等氨基酸，还含大量甲壳质、蝶啶类色素和蛋白质等。药理研究显示有镇静，镇痛，解热，对抗惊厥，提高腹腔巨噬细胞吞噬功能和明显抑制过敏反应等作用。临床用于治疗麻疹，风疹，湿疹，皮肤瘙痒，慢性荨麻疹，过敏性皮炎，感冒头痛发热，急性结膜炎和急性咽喉炎等。

94 蛴螬

【古籍原文】味咸，微温。主恶血，血瘀，痹气，破折血在胁下坚满痛，月闭，目中淫肤，青翳，白膜。一名蟦蛴。生平泽。

【来　　源】为金龟甲科昆虫朝鲜金龟甲*Holotrichia diomphalia* Bates及其近缘动物的幼虫。

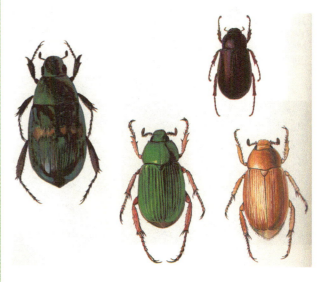

【形态特征】动物体呈长椭圆形，长16~21mm，宽8~11mm。黑褐色，有光泽，被有黄褐色的细毛。触角黄褐色，10节，呈膝状弯曲。前胸背板有刻点；翅鞘上有数条隆起的暗纹。足3对。蛴螬幼虫长约35mm，乳白色，体常弯曲，密生黄白色细毛，胸部3节，各有发达的胸足1对，足上密生棕褐色细毛。

【性味功效】咸，温。破血，行瘀，散结，通乳。

【古方选录】《圣济总录》蛴螬散：蛴螬（研烂）七枚，甘草（炙，末，炒）五钱，没药（研）、乳香（研）各一钱。用法：同研烂，分二服，每服煎酒一盏，二三沸，调下，不计时。主治：白虎风疼痛，昼静夜发。

【用法用量】入丸、散，2~5g。外用适量，研末调敷或捣敷。

【使用注意】体弱者及孕妇忌用。

【现代研究】药理研究显示蛴螬水浸液能兴奋离体兔子宫，抑制离体兔肠管，收缩蟾蜍内脏血管等；大剂量有利尿作用；在急性兔试验中显示对血压无影响。

95 乌贼鱼骨（海螵蛸、乌贼骨）

【古籍原文】味咸，微温。主女子漏下，赤白经汁，血闭，阴蚀肿痛，寒热，癥瘕，无子。生池泽。

【来　源】为乌贼科动物无针乌贼Sepiella maindroni de Rochebrune或金乌贼Sepia esculenta Hoyle的内壳。

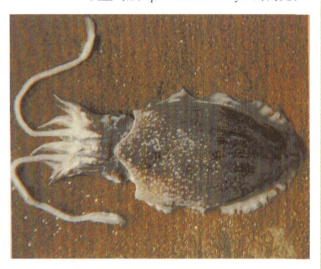

【形态特征】无针乌贼：动物体中等大，胴部椭圆形，长为宽的2倍。胴后端腹面有一腺孔，长流出红色腥臭浓汁。鳍前端略窄，向后端渐宽。内壳长椭圆形，长略为宽的3倍。末端无骨针，肛门附近有墨囊。药材：长椭圆形或扁平，边缘薄，中间厚，背部有微白色脊状隆起，两侧略呈粉红色，腹面白色。体轻，质松，易折断，断面粉质，呈疏松层纹。气微腥，味微咸。

【性味功效】咸、涩，温。收敛止血，涩精止带，制酸止痛，收湿敛疮。

【古方选录】《备急千金要方》：乌贼骨、当归各二两，鹿茸、阿胶各三两，蒲黄一两。用法：研末，空心酒服方寸匕，日三夜再服。主治：妇人漏下不止。

【用法用量】打碎生用，煎服，5~10g；或入丸、散，每次1.5~3.0g。外用适量，研末外敷。

【使用注意】阴虚有热者不宜，久服易致便秘。

【现代研究】化学研究显示乌贼骨含碳酸钙（$CaCO_3$）85%以上，壳角质6%~7%，黏液质，少量磷酸钙[$Ca_3(PO_4)_2$]，氯化钠（NaCl），镁、钾、锌、铜、铁、锰、铝，蛋氨酸、天门冬氨酸、谷氨酸等。药理研究显示有促进骨折愈合，促进纤

维细胞和成骨细胞增生与骨化，抗肿瘤，抗溃疡和抗辐射等作用。临床用于治疗胃及十二指肠溃疡，胃痛吐酸，胃出血，慢性支气管炎，哮喘，阴囊湿痒，外伤出血和下肢溃疡等。

96 白僵蚕（僵蚕、天虫）

【古籍原文】味咸。主小儿惊痫，夜啼，去三虫，灭黑皯，令人面色好，男子阴疡病。生平泽。

【来　源】为蚕蛾科昆虫家蚕Bombyx mori L.4~5龄的幼虫感染（或人工接种）白僵菌Beauveria bassiana（Bals.）Vaillant而死亡的全体。

【形态特征】动物雌、雄蛾全身均密被白色鳞片。体长1.6~2.3cm，翅展3.9~4.3cm。体翅黄白色至灰白色。前翅外缘顶角后方向内凹切，各横线色稍暗，不甚明显，端线与翅脉呈灰褐色，后翅较前翅色淡，边缘鳞毛稍长。雌蛾腹部肥硕，末端钝圆；雄蛾腹部狭窄，末端稍尖。幼虫即家蚕，体色灰白至白色，胸部第2、第3节稍见膨大，有皱纹。腹部第8节背面有一尾角。

【性味功效】咸、辛，平。熄风止痉，祛风止痛，化痰散结。

【古方选录】《积德堂经验方》：僵蚕一钱，黄连（蜜炒）二钱。用法：研末，掺之，涎出为妙。主治：重舌、木舌。

【用法用量】煎服，5~10g，散风热以生用为主；研末冲服，每次1.0~1.5g。外用适量。

【使用注意】风寒外感者不宜。

【现代研究】化学研究显示全体含蛋白质，脂肪，

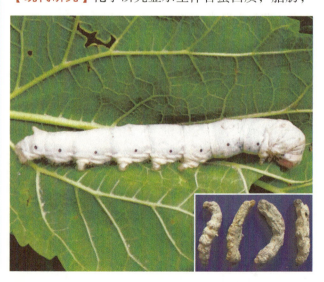

多种氨基酸，草酸铵，多种无机元素，变态活性刺激素，促蜕皮甾酮和白僵菌黄色素等。药理研究显示有抗癌活性，抗惊厥，催眠，镇静，抗凝血和降血糖等作用。临床用于治疗感冒发热，小儿高热惊厥，流行性腮腺炎，急性咽喉炎，扁桃体炎，高血压病，糖尿病和高脂血症等。

97 ※鮀鱼甲（鼍甲）

【古籍原文】味辛，微温。主心腹癥瘕，伏坚，积聚，寒热，女子崩中，下血五色，小腹阴中相引痛，创、疥、死肌。生池泽。

【来　　源】鼍科动物扬子鳄*Alligator sinensis* Fauvel 的鳞甲。

【现代研究】扬子鳄为国家一级保护动物，临床不用。

98 樗鸡（红娘子）

【古籍原文】味苦，平。主心腹邪气，阴痿，益精强志，生子，好色，补中轻身。生川谷。

【来　　源】为蝉科昆虫红娘子*Huechys sanguinea* De Geer. 的全虫。

【形态特征】动物形似蝉而小，体长15~25mm。头部及胸部均呈黑色，唇基朱红色。头部两侧有复眼，大而突出；触角1对，位于复眼间前方。前胸背板前狭后宽，黑色；中胸背板黑色，左右两侧有2个大型斑块，朱红色；雄虫在胸腹板两侧有鸣器。翅2对，长大，膜质，前翅黑色，后翅褐色，翅脉明显。足3对，黑褐色，健壮。

【性味功效】苦、辛，平；有毒。攻毒，通瘀，破积。

【古方选录】《本草纲目》：樗鸡、九香虫、蜻蛉、青蚨、桑螵蛸、海马、泥鳅各适量。用法：研末，食之。主治：阴痿。

【用法用量】入丸、散，0.03~0.06g。外用适量。

【使用注意】孕妇忌用，内服慎用。

【现代研究】化学研究显示全体含斑蝥素，蜡，脂肪油和黑色素等。药理研究显示有毒，临床以外用为主，内服慎用。

99 蛞蝓（蜒蚰、土蜗）

【古籍原文】味咸，寒。主贼风喎僻，轶筋及脱肛，惊痫，挛缩。一名陵蠡。生池泽。

【来　　源】为蛞蝓科昆虫黄蛞蝓*Limax fravus*（Linnaeus）、野蛞蝓*Agriolimax agrestis*（Linnaeus）的全体。

【形态特征】动物雌雄同体。体长圆形，长约4.5cm，背面淡褐色或黑色，腹面白色。头部前端有触角2对，后方的1对较长，其顶端各有眼1个。触角能自由伸缩，如遇刺激则立即缩入；其右侧附近有生殖孔的开口。头端腹侧有口。体前方的右侧有1个呼吸孔。跖面有黏液腺，分泌黏液，匍行经过处常留有白色黏液的痕迹。感觉灵敏，触之立即蜷缩。

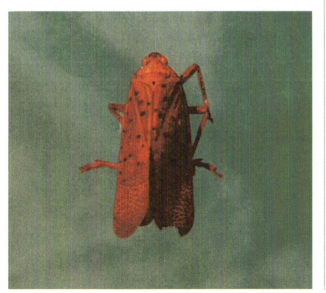

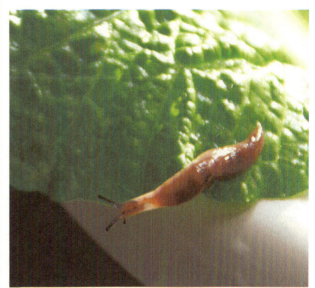

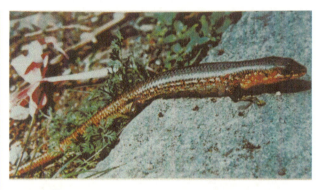

【性味功效】咸，寒。清热祛风，消肿解毒，破瘀通经。

【古方选录】《方脉正宗》：五加皮六两，当归身四两，蜓蚰百枚。用法：五加皮、当归共酒炒，研细末，蜓蚰研烂为丸。主治：阳火躁扰，阴血亏竭，贼风乘虚入中经络，至成口㖞身僻，四肢挛缩者。

【用法用量】内服焙干研末或研烂为丸，2~3条。外用研末或捣敷，5~10条。

【使用注意】《本草经疏》记载："非真有风热者不宜用，小儿薄弱多泄者不宜用。"

【现代研究】化学研究显示全体含一种特殊的凝集素——唾液酸。药理研究显示蛞蝓混悬液在小鼠灌胃实验中有抑制ARS肉瘤（腹水型）、Lewis肺癌、P_{388}淋巴细胞性白血病的作用。离体实验表明，0.6%蛞蝓浸出液可明显抑制肺癌细胞A_{549}的生长。

100 石龙子（四脚蛇、蜥蜴）

【古籍原文】味咸，寒。主五癃，邪结气，破石淋，下血，利小便水道。一名蜥易。生川谷。

【来　　源】为石龙子科动物石龙子*Eumeces chinensis*（Gray）的全体。

【形态特征】动物体长103~125mm，尾长144~189mm。眶上鳞第2枚显著大于第1枚；额顶鳞发达，有上鼻鳞，无后鼻鳞；第2列下颔鳞楔形，后颏鳞前、后2枚。耳孔前缘有2~3个瓣突，鼓膜深陷。体较粗

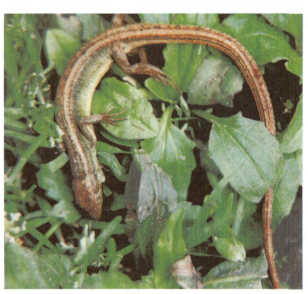

壮，环体中段鳞22~24行；肛前具1对大鳞；尾下正中行鳞扩大。指、趾侧扁掌足冰粒鳞大小不一。背面灰橄榄色；头部棕色；颈侧及体侧红棕色，雄性更为显著，体侧有分散的黑色斑点；腹面白色。雄性颏部显著隆肿。

【性味功效】咸，寒；有毒。破结散瘀，利水通淋。

【古方选录】《刘涓子鬼遗方》：蜥蜴（炙）三枚，地胆（炒）三十枚，斑蝥（炒）四十枚。用法：研为末，蜜丸小豆大。每服二丸，白汤下。主治：诸瘘不愈。

【用法用量】内服：烧存性研末，1.5~3g；或入丸、散。外用适量，熬膏涂；或研末调敷。

【使用注意】孕妇禁用。

【现代研究】药理研究显示有抗癌作用，其醇提取物能抑制人肝癌细胞的呼吸；体内实验中可延长移植肿瘤动物的寿命。

101 木　虻

【古籍原文】味苦，平。主目赤痛，眦伤泪出，瘀血血闭，寒热酸，无子。一名魂常。生川泽。

【来　　源】为虻科昆虫复带虻*Atylotus bivittateinus* Takahasi 的雄性全体。

【形态特征】动物头部宽大，等于或宽于胸部。复眼明显，多具金属光泽。雄虻两眼相接。触角多为3节，第3节有3~7个环节。翅宽，透明或具色斑。足粗短。腹部可见7节，其颜色和斑纹是分类依据，第8~11节演化为外生殖器。雄虻与雌虻形状相似，体较小。

【性味功效】苦，平。清热明目，破血通经。

【临床用方】《神农本草经贯通》：木虻、蝉蜕、

赤芍、大黄各10g，决明子15g。用法：水煎服。主治：眼目赤痛。

【现代研究】《神农本草经》记载，后世使用甚少，亦无市售。功效特点类似于蜚虻。临床使用虻虫以雌虫体为主。

102 蜚虻（虻虫）

【古籍原文】味苦，微寒。主逐瘀血，破下血积、坚痞、癥瘕，寒热，通利血脉及九窍。生川谷。

【来　　源】为虻科昆虫复带虻Atylotus bivittateinus Takahasi 及同属近缘昆虫雌性的全体。

【形态特征】动物体黄绿色。复眼大型，无细毛，中部有1条狭窄的黑色横带。额黄色或略带浅灰色；头部被有短毛。触角黄色，第3节肥大，基部有粗钝的背突。中胸背板、腹板、侧板灰黄色。雌虻口器为刺舐式，取食时刺破皮肤后由唇瓣上的拟气管吸血。翅透明无斑。足3对。

【性味功效】苦，微寒；有小毒。破血，逐瘀，消癥。

【古方选录】《妇人良方大全》地黄通经丸：熟地四两，虻虫（去头、翅，炒）、水蛭（糯米同炒黄，去糯米）、桃仁（去皮尖）各五十枚。用法：研末，蜜丸桐子大。每服五至七丸，空心温酒下。主治：月水不行，或产后恶露脐腹作痛。

【用法用量】煎服，1.0~1.5g；研末服，每次0.3g。外用适量。

【使用注意】孕妇忌用。

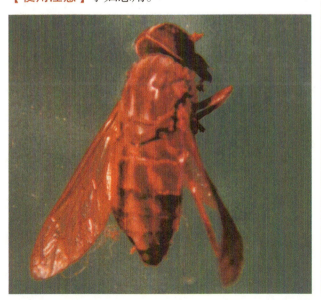

【现代研究】化学研究显示动物体含蛋白质，肝素，抗凝血酶，组胺样物质及钠、钾、钙等微量元素。药理研究显示有较弱的抗凝血酶作用，能活化纤溶系统显示溶血；还有兴奋子宫，明显抑制肝出血坏死病灶，抗炎，镇痛等作用。临床用于治疗各种良性肿瘤，肝脾肿大，子宫肌瘤闭经，跌打损伤肿痛和部分恶性肿瘤等。

103 蜚蠊（蟑螂）

【古籍原文】味咸，寒。主血瘀、癥坚、寒热，破积聚、喉咽痹，内寒无子。生川泽。

【来　　源】为蜚蠊科昆虫东方蟑螂Blatta orientalis Linnaeus的全体。

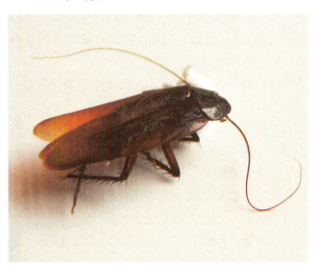

【形态特征】昆虫全体扁，卵圆形；触角长，丝状；体壁呈革质光泽，黑色或棕色。头向下弯，口器尖端指向后方，而不是像其他大多数昆虫一样指向前方或下方。雄体通常有2对翅；而雌体常为无翅或翅退化，身体上卵荚突出，用以携带卵。雌体排出卵荚后，幼虫从卵荚中孵出，初为白色，暴露于空气中后身体变硬并变为棕色。

【性味功效】咸，寒。活血散瘀，解毒消疳，利尿消肿。

【古方选录】《周益生家宝方》：蟑螂一个，萝卜籽一撮。用法：共炒，研末，好酒送吞。主治：臌胀。

【用法用量】入丸、散，或研末，2~3g。外用适量。

【使用注意】脾胃虚弱者慎服。

【现代研究】蟑螂携带大量病原微生物，因而被称为"四害"之一。临床少用。

104 䗪虫（土鳖虫、土元、地鳖）

【古籍原文】味咸，寒。主心腹寒热洗洗，血积癥瘕，破坚，下血闭，生子大良。一名地鳖。生川泽。

【来　　源】为鳖蠊科昆虫地鳖*Eupolyphaga sinensis* Walk.或冀地鳖*Steleophaga plancyi*（Boleny）的雌虫干燥体。

【形态特征】动物体呈扁平卵形。前端较窄，后端较宽，背部紫褐色，具光泽，无翅。前胸背板较发达，盖住头部；腹背板9节，呈覆瓦状排列。腹面红棕色，头部较小，有丝状触角1对，常脱落，胸部有足3对，具细毛和刺。腹部有横环节。质松脆，易碎。

【性味功效】咸，寒；有小毒。破血逐瘀，续筋接骨。

【古方选录】《伤科秘方》轻伤小七厘散：土鳖虫（净末，炙）二钱，乳香（去油）一钱，没药（去油）八分，骨碎补、大黄、血竭各一钱。用法：共研细末，每服七八厘，空心好酒送下。主治：跌打轻伤。

【用法用量】煎服，3~10g；入丸、散，1~3g。醋炙破血逐瘀力强。

【使用注意】孕妇及月经过多者禁用。

【现代研究】化学研究显示含17种氨基酸，脂肪酸，多种微量元素，β-谷甾醇，二十八烷醇，尿

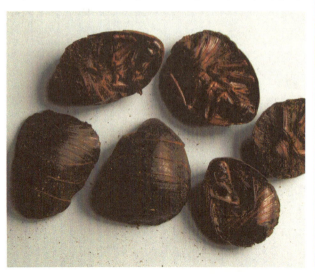

嘧啶，尿囊素和直链脂肪族化合物等。药理研究显示有抗血栓，降低总胆固醇，保肝及抗缺氧等作用。临床用于治疗宫外孕，慢性肝炎肝肿大，早期肝硬化，骨结核，高血压病，急性腰扭伤，坐骨神经痛和乳腺囊性增生症等。

105 伏翼（蝙蝠、夜燕、天鼠）

【古籍原文】味咸，平。主目瞑，明目，夜视有精光。久服，令人喜乐，媚好无忧。一名蝙蝠。生川谷。

【来　　源】为翼手目动物多种蝙蝠*Vespertiliosuperans* Thomas的全体。

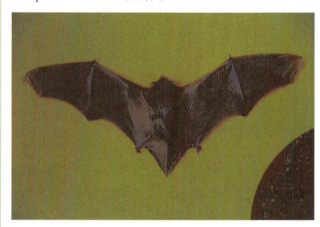

【形态特征】动物体型大小差异极大。颜色、皮毛质地及脸相有差异。翼由前肢演化而来。有1片飞膜从前臂、上臂向下与体侧相连直至下肢的踝部。拇指末端有爪。两腿间亦有1片皮肤构成的膜。吻部似啮齿类，外耳向前突出，大且活动灵活。鼻叶由皮肤和结缔组织构成，影响发声及回声定位。脖子短；胸肌发达。全身有毛，呈浓淡不同的灰色、棕黄色、褐色或黑色，腹侧色调较浅。雌兽腹部有乳头1对。

【性味功效】咸，平。明目，清热，止咳，截疟。

【古方选录】《太平圣惠方》伏翼丸：蝙蝠（炙）一个，蛇蜕（烧）一条，蜘蛛（去足，炙）一枚，鳖甲（涂醋，炙令黄，去裙襕）一枚，麝香半钱。用法：共研为末，加炼蜜做成丸子，如麻子大。每服五丸，温酒送下。主治：久疟不止。

【现代研究】蝙蝠所居之处多有污秽，难免沾染有毒之物，甚则蚤、虱之类携带病菌的昆虫，故有"有毒杀人"之说。临床基本不用。

106 梅实（乌梅）

【古籍原文】味酸，平。主下气，除热，烦满，安心，止肢体痛，偏枯不仁，死肌，去青黑志，恶疾。能益气，不饥。生川谷。

【来　源】为蔷薇科植物梅*Prunus mume*（Sieb.）Sieb. *et* Zucc.的近成熟果实。

【形态特征】落叶乔木。高可达10m。树皮淡灰色或淡绿色，多分支。单叶互生；叶片卵形至长圆状卵形，边缘具细锐锯齿。花单生或簇生，白色或粉红色，芳香，先叶开放；苞片鳞片状，褐色；萼筒钟状，裂片5片；雄蕊多数；雌蕊1枚，子房密被毛。核果球形，一侧有浅槽，熟时黄色，核硬。

【性味功效】酸、涩，平。涩肠，敛肺，安蛔，生津。

【古方选录】《伤寒论》乌梅丸：乌梅三百枚，细辛六两，干姜十两，黄连十六两，当归四两，附子（炮，去皮）、桂枝（去皮）、人参、黄柏各六两，蜀椒（出汗）四两。用法：上十味，捣筛；以苦酒渍乌梅一宿，去核，蒸之五斗米下，饭熟捣成泥，和药令相得，内臼中，与蜜杵二千下，丸如梧桐子大。先食欲服十丸，日三服，稍加至二十丸。禁生冷、滑物、臭食等。主治：蛔厥腹痛，或久利不止。

【用法用量】煎服，6~12g；或入丸、散。外用适量，捣烂或炒炭研末外敷。

【使用注意】外有表邪或内有实热积滞者不宜使用。

【现代研究】化学研究显示含枸橼酸，苹果酸，熊果酸，齐墩果酸，甾醇，氨基酸，糖，挥发油，黄酮，生物碱和多种微量元素等。药理研究显示有明显镇咳，双向调节胆囊肌条张力，抗肿瘤，抗过

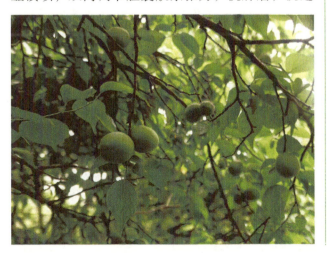

敏，抗氧化，保肝和抑制致病性细菌、皮肤真菌等作用。临床用于治疗急性肠炎，细菌性痢疾，蛔虫腹痛，崩漏，便血、尿血等出血症等。

107 大豆黄卷

【古籍原文】味甘，平。主湿痹，筋挛，膝痛。生大豆，涂痈肿。煮汁饮，杀鬼毒，止痛。生平泽。

【来　源】为豆科植物大豆*Glycine max*（L.）Merr.的成熟种子经发芽干燥的炮制加工品。

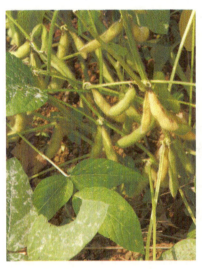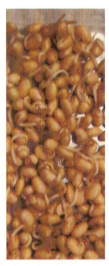

【形态特征】一年生草本。高50~80cm。茎直立或上部蔓生，密生黄色长硬毛。三出复叶；小叶3片，叶片卵形、广卵形或狭卵形，先端渐尖，基部圆形或阔楔形；全缘。总状花序腋生，花2~10朵，白色或紫色；萼片绿色，花冠蝶形，旗瓣倒卵形，翼瓣篦形，有细爪，龙骨瓣略呈长方形；雄蕊10枚；子房线状椭圆形。荚果长方披针形，褐色，密被黄色长硬毛。种子卵圆形或近于球形，种皮黄色。

【性味功效】甘，平。解表祛暑，清热利湿。

【古方选录】《圣济总录》大豆散：大豆黄卷（醋拌炒干）、大黄（微煨去皮）各一两。用法：捣罗为散。每服二钱匕，临卧时煎葱、橘皮汤调下，平明以利大肠为度。主治：水病，通身肿满，喘急，大小便涩。

【用法用量】水煎服，9~15g。

【现代研究】化学研究显示含大豆黄酮苷，染料木苷，大豆皂醇，胆碱，叶酸和泛酸等。临床用于治疗多发性神经炎，也为食用佳品。

108 赤小豆

【古籍原文】甘、酸，平。主下水，排痈肿脓血。生平泽。

【来　　源】为豆科植物赤小豆Vigna umbellata（Thunb.）Ohwi et Ohashi或赤豆Vigna angularis（Willd）Ohwi et Ohashi的成熟种子。

【形态特征】一年生半攀援草本。茎达1.8m，密生倒毛。三出复叶，叶柄长8~16cm，托叶披针形，小叶披针形或卵状披针形，先端渐尖，基部阔三角形或近圆形，全缘或3浅裂，两面无毛。总状花序腋生，小花多；花萼短钟状，5齿；花冠蝶形，黄色；旗瓣肾形，龙骨瓣狭长；雄蕊10枚，二体；花柱线形。荚果扁圆线形。种子6~10粒。

【性味功效】甘、酸，平。利水消肿，解毒排脓。

【古方选录】《伤寒论》麻黄连轺赤小豆汤：麻黄（去节）二两，连轺二两，杏仁（去皮尖）四十个，赤小豆一升，大枣（擘）十二枚，生梓白皮（切）一升，生姜（切）二两，甘草（炙）二两。用法：水先煮麻黄再沸，内诸药，煮取三升，去滓，分温三服。主治：伤寒瘀热在里，发必身黄。

【用法用量】煎服，9~30g；或入丸、散。外用适量，研末调敷。

【现代研究】化学研究显示含糖类，三萜皂苷，蛋白质，脂肪，粗纤维，核黄素，烟酸，鞣质，D-儿茶精，D-表儿茶精，钙，铁和磷等。药理研究显示赤豆胰蛋白酶制剂能抑制人体精子顶体酶的活性，有避孕作用。临床用于治疗肾炎水肿，肝硬化腹水，营养不良性水肿，慢性血小板减少性紫癜及流行性腮腺炎等。

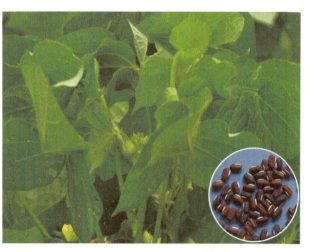

109 粟　米

【古籍原文】味咸，微寒。主养肾气，去胃脾中热，益气。陈者，味苦，寒.主胃热，消渴，利小便。

【来　　源】为禾本科植物粟Setaria italica（L.）Beauv. var. germanica（Will.）Schred.的颖果。

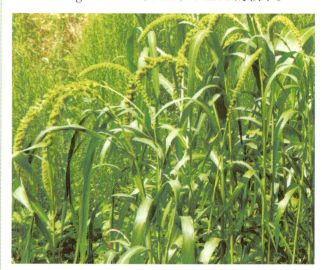

【形态特征】一年生栽培草本。高60~150cm。秆直立，粗壮。叶片披针形或线状披针形，先端尖长，基部圆形，下面较秃净，上面粗糙，叶鞘无毛。圆锥花序穗状顶生，通常下垂，长20~30cm，茎2~5cm；小穗圆柱形，基部有刚毛1~3条；第1颖卵形，第2颖椭圆形。谷粒与外稃等长，卵形或圆球形，成熟后与其他小穗部分分离。

【性味功效】甘、咸，凉。和中，益肾，除热，解毒。

【古方选录】《寿亲养老新书》粟米粥：粟米（净淘）四合，白面四两。用法：以粟米拌面令匀，煮作粥。空心食之，一日一服。极养肾气和胃。主治：老人脾胃气弱，呕吐，不下食，渐加赢瘦。

【用法用量】水煎服，30~50g。外用适量。

【现代研究】化学研究显示含脂肪，蛋白质，淀粉和还原糖等。种子蛋白质中含多量谷氨酸、脯氨酸、丙氨酸和蛋氨酸等。

110 黍　米

【古籍原文】味甘，温。主益气补中，多热，令人烦。

【来　　源】为禾本科植物黍Panicum miliaceum L.的种子。

【形态特征】一年生栽培草本。秆粗壮，直立，

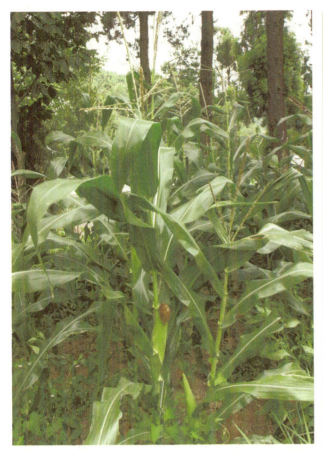

单生或少数丛生，高60~120cm。叶鞘松弛，被疣基毛；叶片线状披针形，具柔毛或无毛，边缘常粗糙。圆锥花序开展或紧密，成熟后下垂，分支具角棱，边缘具糙刺毛，下部裸露，上部密生小枝与小穗；小穗卵状椭圆形；颖纸质，无毛，第1颖长为小穗的1/2~2/3，先端尖，具5~7条脉，第2颖与小穗等长；第1外稃形似第2颖，内稃薄膜质，较短小，先端微凹。谷粒圆形或椭圆形，乳白色或褐色。

【性味功效】甘，微温。益气补中，除烦止渴，解毒。

【古方选录】《寿亲养老新书》黍米粥：黍米（净淘）四合，阿胶（炙为末）一两。用法：黍米煮粥，临熟下胶末，调和。空心服之，一服尤效。主治：老人痢不止，日渐黄瘦无力，不多食。

【用法用量】水煎或煮粥食用，50~120g。

【现代研究】化学研究显示含灰分，粗纤维，粗蛋白，淀粉，亚油酸，粟素，鞣质和肌醇六磷酸等。药理研究显示可以抑制胰淀粉酶活性。临床用于治疗伤寒病，鹅口疮，烫火伤，慢性痢疾难愈和小儿消化不良等。

111 蓼 实

【古籍原文】味辛，温。主明目，温中，耐风寒，下水气，面目浮肿，痈疡。马蓼去肠中蛭虫，轻身。生川泽。

【来　　源】为蓼科植物水蓼 *Polygonum hydropiper* L. 的果实。

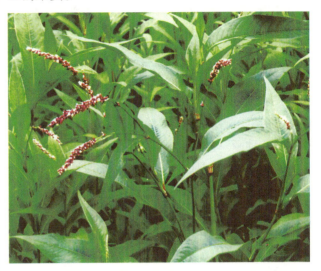

【形态特征】一年生草本。高20~80cm，有辣味，茎直立，有的下部倾斜或伏地，多分支，无毛，红褐色，节部膨大，基部节上常生须根。叶互生，叶片披针形或椭圆状披针形，两面有黑棕色腺点；托叶鞘筒状，膜质。花序穗状，腋生或顶生，花疏生，白色或淡红色，5深裂，雄蕊6枚。瘦果卵形，有3棱。

【性味功效】辛，温。祛风利湿，散瘀血，消肿毒，杀虫止痒。

【古方选录】《药性论》：蓼实捣末。用法：白蜜、鸡子调和，外敷于患处。主治：小儿头疮。

【用法用量】水煎服，15~30g。外用适量。

【使用注意】月经过多者或孕妇慎用。

【现代研究】化学研究显示全草含蓼黄素，蓼黄素-7-甲醚，芦丁，金丝桃苷，槲皮黄苷，蓼醛，异蓼醛，挥发油，β-谷甾醇-葡萄糖苷，维生素K，蒽醌及其衍生物等。药理研究显示全草有明显抗炎，收缩子宫，抗着床，加速血液凝固，降低血压，抑制金黄色葡萄球菌、福氏痢疾杆菌、伤寒杆菌等作用。临床用于治疗阿米巴痢疾，脚癣，湿疹，过敏性皮炎，风湿病关节肿痛，月经不调和急性胃肠炎等。

112 葱 实

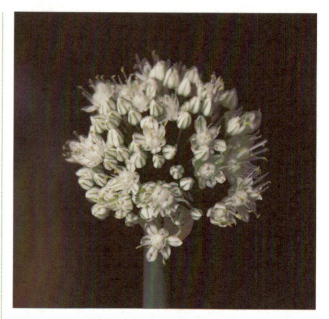

【古籍原文】味辛，温。主明目，补中不足。其茎可作汤，主伤寒寒热，出汗，中风面目肿。生平泽。

【来　　源】为百合科植物葱 *Allium fistulosum* L. 的果实。

【形态特征】多年生草本。高可达50cm。通常簇生，全体具辛臭，折断后有辛味之黏液。须根丛生，白色。鳞茎圆柱形，先端稍肥大，鳞叶成层叶基生，圆柱形，中空，先端急尖，绿色，具纵纹，叶鞘浅绿色。花茎自叶丛抽出，单一，中空，绿色；伞状花序圆球状，总苞膜质；花被6片，白色；雄蕊6枚，花丝伸出，花药黄色；子房3室。蒴果棱形。种子黑色。

【性味功效】辛，温。发汗，散寒，明目。

【古方选录】《肘后备急方》葱豉汤：葱实一虎口，豉一升。用法：以水三升，煮取一升，顿服取汗。不汗复更作，加葛根二两，升麻三两，五升水，煎取二升，分再服，必得汗。若不汗，更加麻黄二两，又用葱汤研米二合，水一升，煮之，少时下盐、豉，后纳葱白四物，令火煎取三升，分服取

汗。主治：外感初起，恶寒发热，无汗，头痛鼻塞者。

【用法用量】水煎服，5~15g。外用适量。

【使用注意】外感风热表证者不宜。

【现代研究】化学研究显示鳞茎及幼苗含挥发油0.01%；含有20种有机硫化合物，主要有丙基甲基硫代硫磺酸酯、甲基烯丙基硫代硫磺酸酯、甲基丙烯基三硫醚、烯丙基硫醇、甲丙基二硫醚等；还含不饱和脂肪醛，脂肪酮，萜烯类化合物等。

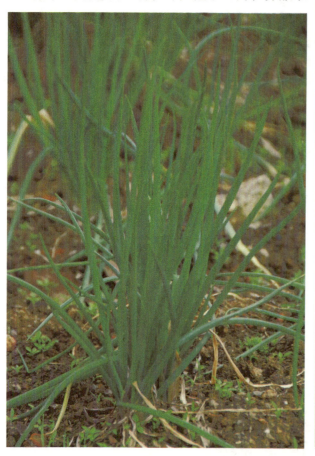

113 薤（薤白）

【古籍原文】味辛，温。主金疮疮败，轻身，不饥，耐老。生平泽。

【来　　源】为百合科植物小根蒜 *Allium macrostemon* Bge. 或薤 *Allium chinense* G. Don的鳞茎或全草。

【形态特征】多年生草本。鳞茎广卵形，被白色膜被。叶根生，线形，3~4枚，质柔软而有微棱。花茎于叶间抽出，长30~60cm，茎顶有多数紫黑色小珠芽；伞形花序顶生；花小，白色，有紫色背线。蒴果。

【性味功效】辛、苦，温。通阳散结，行气导滞。

【古方选录】《金匮要略》栝楼薤白白酒汤：栝楼实（捣）一枚，薤白半斤，白酒七升。用法：水煎，取二升，分温再服。主治：胸痹，喘息咳唾，胸背痛，短气，寸口脉沉而迟，关上小紧数。

【用法用量】煎服，5~10g。

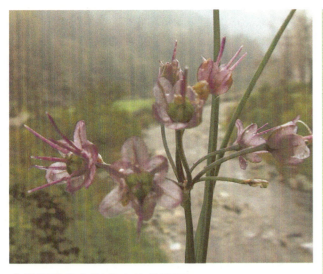

【使用注意】阴虚内热者慎用。

【现代研究】化学研究显示含挥发油，大蒜氨酸，甲基大蒜氨酸，大蒜糖，薤白苷甲和薤白苷丁等。药理研究显示有抗动脉粥样硬化，抑制血小板聚集和释放反应，促进纤维蛋白溶解，利尿，降血压，抗癌和抑制痢疾杆菌、金黄色葡萄球菌等作用。临床用于治疗胃痛，痢疾，食后腹胀，滴虫性阴道炎等。

114 水苏（鸡苏、香苏）

【古籍原文】味辛，微温。主下气，辟口臭，去毒，辟恶。久服，通神明，轻身，耐老。生池泽。

【来　　源】为唇形科植物水苏Stachys japonica Mip. 的全草。

【形态特征】多年生草本。高约30cm。茎直立，方形，通常不分支，4棱粗糙。叶对生；有短柄，叶片长椭圆状披针形，先端钝尖，基部心脏形；边缘有锯齿，上面皱缩，脉具刺毛。花数层轮生，集成轮伞花序，顶端密集呈头状；花冠淡紫红色，上唇圆形，下唇向下平展；雄蕊4枚；花柱着生于子房底。小坚果倒卵形，黑色，光滑。

【性味功效】辛，微温。疏风理气，止血。

【古方选录】《圣济总录》鸡苏饮：鸡苏、人参、赤茯苓（去黑皮）、大腹皮、川芎各半两，苎麻根一两。用法：锉如麻豆大。每服三钱匕，水煎加生姜三片，去滓温服。主治：妊娠心腹气胀疼痛，胎不安。

【用法用量】水煎服，12~15g。外用鲜品适量。

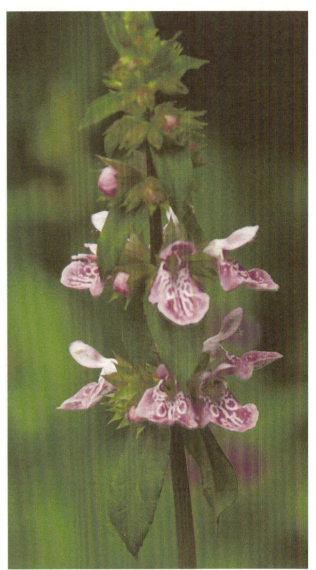

【现代研究】化学研究显示含黄酮苷等。药理研究显示能促进胆汁分泌，有妊娠期、妊娠后期、分娩后使子宫收缩加强和张力上升的作用。临床用于治疗口臭，咽痛，痢疾，产后中风，吐血，衄血，崩漏，血尿和跌打损伤等。

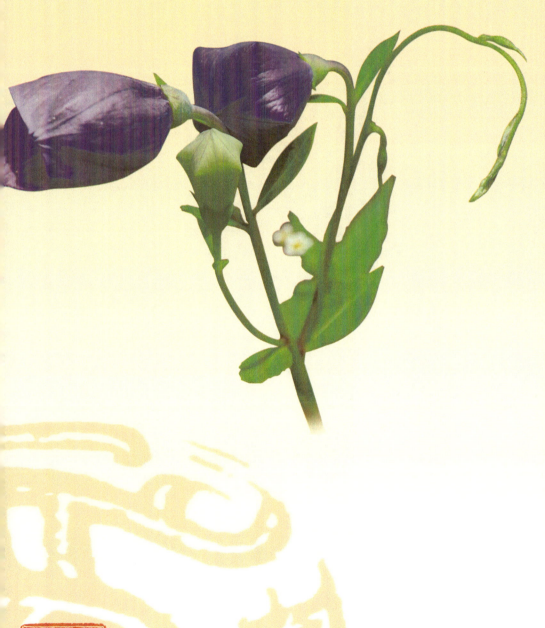

神农本草经·下品

1 石 灰

【古籍原文】味辛，温。主疽疡疥瘙，热气，恶疮，癞疾，死肌，堕眉，杀痔虫，去黑子息肉。一名恶灰。生山谷。

【来　　源】为石灰岩Limestone经加热煅烧而成的生石灰及其水化产物熟石灰（即羟钙石），或两者的混合物。

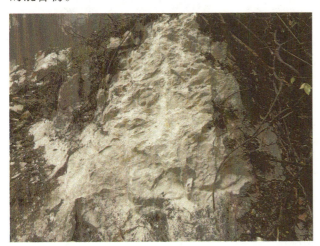

【形态特征】石灰岩主要由方解石组成，为致密块状体。光泽暗淡，呈土或石头样光泽。颜色变化甚大，视其所含杂质的种类及多少而定，透明度较差。非常致密时多呈贝状断口。生石灰为不规则的块状物，白色或灰白色，不透明。质硬。粉末白色。易溶于酸，微溶于水。暴露在空气中吸收水分后，则逐渐风化而成熟石灰。熟石灰又名消石灰，为白色或灰白色粉末，偶见块状物。

【性味功效】辛、苦、涩，温；有毒。解毒蚀腐，敛疮止血，杀虫止痒。

【古方选录】《备急千金要方》：石灰三分，马齿苋二分。用法：上二味捣烂，以鸡子白和敷之。主治：疔肿。

【用法用量】内服，1~3g；或入丸、散；或加水溶解取澄清液服。外用适量，研末撒，调敷；或以水溶解澄清涂搽。作腐蚀剂，用生石灰；敛疮止血，用熟石灰。

【使用注意】本品辛温有毒，内服不入汤剂。疮口红肿禁用；孕妇慎用。外用有腐蚀性，只局限于病变部位，不得波及周围健康皮肤。

【现代研究】化学研究显示石灰岩主要是由碳酸钙（$CaCO_3$）组成，常夹杂有硅酸（H_2SiO_3）、铁、

铝、镁等。生石灰为氧化钙（CaO），熟石灰为氢氧化钙[Ca（OH）$_2$]。临床用于治疗下肢溃疡，烧烫伤和头癣等。

2 礜 石

【古籍原文】味辛，大热。主寒热，鼠瘘，蚀疮死肌，风痹，腹中坚。一名青分石，一名立制石，一名固羊石。生山谷。

【来　　源】为复硫化物类矿物毒砂族毒砂Arsenopyrite。

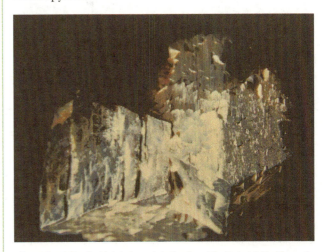

【形态特征】单斜或三斜晶系。晶形多呈柱状，有时为短柱、板柱、双锥状或致密粒块、致密块状等集合体。新鲜面呈锡白色至钢灰色。条痕黑色。金属光泽，不透明，晶体解理中等或不完全，块状集合体见不到解理，断口不平坦。硬度5.5~6.0，相对密度5.9~6.3。性脆，致密块体用铁锤猛击时有火星，可发出蒜臭气。

【性味功效】辛，热；有大毒。消冷积，祛寒湿，蚀恶肉，杀虫。

【临床用方】《矿物药与丹药》：礜石、白矾各等分。用法：共研为末。用少许涂敷患处。主治：瘰疬、赘瘤。

【用法用量】内服，研末，0.3~0.9g；或入丸、散。外用适量。

【使用注意】本品剧毒，内服、外用均应严格掌握剂量，防止中毒。

【现代研究】化学研究显示主要含砷硫化铁（FeAsS），其中含砷46.0%，硫19.7%，铁34.3%。杂质较少，含少量钴、锑、铜等。现临床少用。

3 铅 丹

【古籍原文】味辛，微寒。主吐逆胃反，惊痫癫疾，除热下气。炼化还成九光。久服通神明。生平泽。

【来　源】为纯铅经加工炼制成的铅氧化物（Pb_3O_4）。

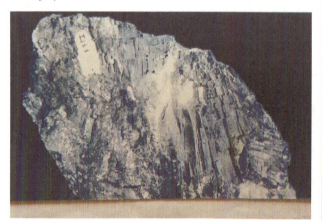

【形态特征】铅丹药材为橙红色或橙黄色粉末，光泽暗淡，不透明，质重。有金属性辛味，以色橙红，细腻光滑，无粗粒，见水不成疙瘩者为佳。

【性味功效】辛，微寒；有毒。外用拔毒去腐，敛疮生肌，收湿，杀虫止痒；内服坠痰镇惊，截疟。

【古方选录】《圣济总录》铅丹散：铅丹、蛤粉各等份。用法：两药同炒令变色，掺疮上，水即出。主治：破伤水入，肿溃不愈。

【用法用量】内服宜入丸、散，每次0.3~0.6g。外用适量，研末撒、调敷；或作药捻、膏药使用。

【使用注意】使用不当可致铅中毒。不可长期使用。

【现代研究】化学研究显示主要含四氧化三铅（Pb_3O_4），或一氧化铅（PbO）及过氧化铅（PbO_2）。药理研究显示能直接杀灭细菌、寄生虫，有抑制黏膜分泌等作用。临床用于治疗疮疡溃烂，湿疹，疥癣，疟疾和癫痫等。

4 粉锡（锡镜鼻、胡粉）

【古籍原文】味辛，寒。主伏尸毒螫，杀三虫，女子血闭，癥瘕伏肠，绝孕。一名解锡，一名锡镜鼻。生山谷。

【来　源】为金属铅经炮制加工而得的白色粉末

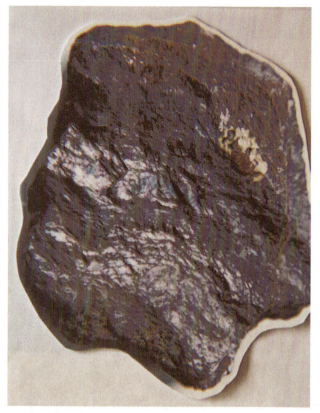

或团块。

【形态特征】粉锡药材为白色粉末，或凝聚成不规则的块状，手捻之即成粉，有细而滑腻感，质重。以色白细腻、无杂质者为佳。

【性味功效】甘，辛，寒；有毒。消积，杀虫，解毒，燥湿，收敛，生肌。

【古方选录】《太平圣惠方》胡粉散：粉锡、黄连、蛇床子、白蔹各半两。用法：捣为末，面脂调涂，湿即干贴之。主治：干癣痒不止。

【用法用量】入丸、散，每次0.9~1.5g。外用适量，研末干撒；或油调敷；或熬膏贴。

【使用注意】脾胃虚寒者及孕妇忌用。内服过量可

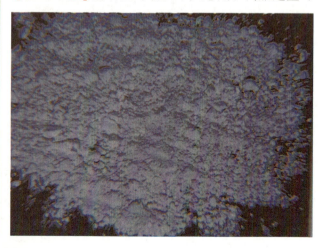

引起胃肠炎，甚至急性中毒。外用过久可引起腹泻或便秘、贫血等慢性中毒。

【现代研究】化学研究显示主要含碱式碳酸铅 $[2PbCO_3·Pb(OH)_2]$，因原料铅常含杂质，故制成的铅粉中杂有铁、铜、银、砷、锑、锡等杂质。药理研究显示有蛋白质沉淀作用，从而可起收敛、制泌效果。临床用于治疗肠道寄生虫病，痢疾，疟疾和疥疮等。

(Fe_2O_3)，还含镉、钴、铬、铜、锰、镁等多种微量元素以及对人体有害的铅、砷、钛。药理研究显示能兴奋肠管，促使肠蠕动亢进，铁质能促进红细胞及血红蛋白的新生，有中枢神经系统镇静等作用。临床用于治疗内耳眩晕症，青年早衰脱发，精神分裂症，癫痫，瘾病，牙痛，胃下垂，胃扩张，胆汁返流性胃炎，肠梗阻，肺结核，支气管扩张咯血，百日咳和扁平疣等。

5 代赭（赭石、代赭石）

【古籍原文】味苦，寒。主鬼注贼风蛊毒，杀精物恶鬼，腹中毒，邪气，女子赤沃漏下。一名须丸。生山谷。

【来　　源】为氧化物类矿物刚玉族赤铁矿Haematite的矿石。

【形态特征】赤铁矿药材呈不规则的厚块状或板状。暗棕红色或灰黑色，条痕樱红色或红棕色，有金属光泽。一面多有圆形的突起，习称"钉头"；另一面与突起相对应处有同样大小的凹窝。体重，质硬，砸碎后断面呈层叠状。

【性味功效】苦，寒。平肝潜阳，重镇降逆，凉血止血。

【古方选录】《医学衷中参西录》荡痰汤：生赭石（轧细）二两，大黄一两，朴硝六钱，清半夏、郁金各三钱。用法：水煎服。主治：痰火扰心所致癫狂失心，脉滑实者。

【用法用量】煎服，9~30g，宜打碎先煎；入丸、散，每次1~3g。降逆、平肝宜生用；止血宜煅用。

【使用注意】孕妇慎用。因含微量砷，不宜长期服用。

【现代研究】化学研究显示本品主要含三氧化二铁

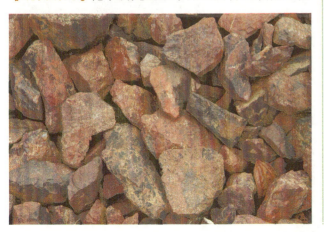

6 戎盐（大盐、卤盐）

【古籍原文】戎盐，主明目，目痛，益气，坚肌骨，去蛊毒。大盐，令人吐。卤盐，味苦寒，主大热，消渴，狂烦，除邪及吐下蛊毒，柔肌肤。生池泽。

【来　　源】为氯化物类矿物石盐族石盐Halite的结晶体。

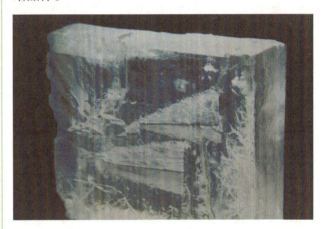

【形态特征】石盐矿石为正方形或不规则多棱形，直径1~2cm。青白色至暗白色，半透明，多数颗粒均有小形孔洞1至数个，孔洞为圆形或不规则形。质硬，可砸碎，断面洁净而光亮。硬度2.0~2.5，相对密度2.1~2.2。以纯净、色青者为佳。

【性味功效】咸，寒。清热，凉血，明目，润燥。

【古方选录】《普济方》：戎盐适量。用法：化水点患处。主治：风眼烂弦。

【用法用量】煎服，0.9~1.5g；或入丸、散。外用适量，研末揩牙；或水化含漱、洗目。

【使用注意】水肿者忌用。

【现代研究】化学研究显示主要含氯化钠（NaCl），还含少量氯化镁（$MgCl_2$）、氯化钾（KCl）、氯化钙（$CaCl_2$）、硫酸镁（$MgSO_4$）、硫酸钙（$CaSO_4$）和铁等。

7 白 垩

【古籍原文】味苦，温。主女子寒热癥瘕，月闭，积聚。生山谷。

【来　源】为沉积岩类岩石白垩Chalk的块状物或粉末。

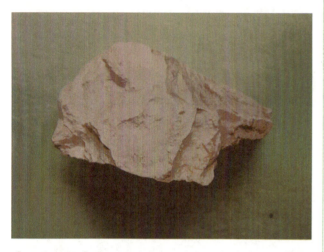

【形态特征】矿石由方解石质点、有孔虫、软体动物和球菌类的方解石质碎屑组成。为白色、淡绿色、淡黄色的无晶形粉末或土状结块。质软而轻，手触之有粗感，舔之不黏舌。

【性味功效】苦，温。温中暖肾，涩肠，止血，敛疮。

【古方选录】《圣济总录》白垩丸：白垩（火烧）一两，赤茯苓（去黑皮）、生干地黄（焙）、干姜（炮）、陈皮（去白，炒）各半两。用法：上为末，以薄面糊为丸，如梧桐子大。每服三十丸，食前米饮送下。主治：产后冷滑，泄泻不止。

【用法用量】入丸、散，4.5~9.0g。外用适量，研末撒或调敷。

【使用注意】脾胃虚弱者不宜，不可久服。

【现代研究】化学研究显示含碳酸钙（$CaCO_3$），还含有少量的硅酸铝（Al_2SiO_5）、硅酸镁（$MgSiO_3$）、磷酸钙[$Ca_3(PO_4)_2$]、氧化铁（Fe_2O_3）等。临床用于治疗反胃，男子遗精，女子月经不调和便血等。

8 冬灰（柴火灰）

【古籍原文】味辛，微温。主黑子，去疣息肉，疽蚀，疥瘙。一名藜灰。生川泽。

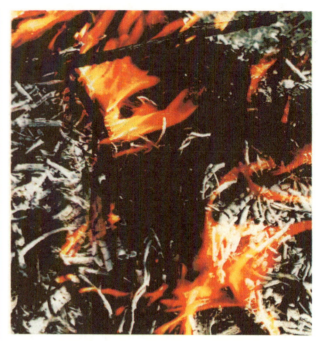

【来　源】为冬月灶中柴草烧成的灰。

【性味功效】辛，温。利水，去疣痣，蚀恶肉。

【临床用方】《神农本草经贯通》：冬灰、艾叶各适量。用法：以水淋之，以五色帛纳汁中合煎，外敷于疣及息肉上。主治：疣及息肉。

【用法用量】草木灰浸出液，每次30~40ml。外用适量敷患处。

【现代研究】化学研究显示含氧化钾（K_2O），二氧化硅（SiO_2）和氧化钙（CaO）等。临床用于治疗大骨节病，克山病等。

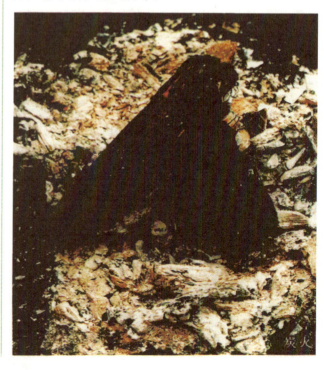

炭火

9 青琅玕（石珠）

【古籍原文】味辛，平。主身痒，火疮，痈伤，疥瘙，死肌。一名石珠。生平泽。

【来　源】为鹿角珊瑚科动物佳丽鹿角珊瑚 *Acropora pulchra*（Brook）群体的骨骼及其肉（软体部分）。

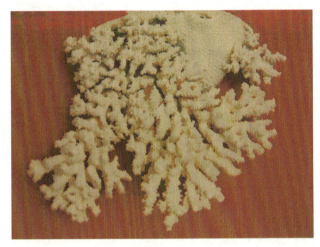

【形态特征】佳丽鹿角珊瑚：珊瑚骨骼树枝状，分支短粗，以分支顶端渐尖为显著特征。轴珊瑚体圆柱形，直径2.5~3mm，杯孔1.5~2mm，突出2~3mm，第1轮隔片6片发育良好，第2轮隔片发育不全，壁沟槽状。辐射珊瑚体半管唇状，壁沟槽刺状或刺网状。有时为咖啡色，有时为青绿色；基部为咖啡色。

【性味功效】辛，平。祛风止痒，解毒，活血。

【临床用方】《神农本草经贯通》：炉甘石、寒水石、石珠、白蔹各适量。用法：共研极细末，醋调，外敷患处。主治：痈疮。

【用法用量】研末，0.3~0.6g；或煎汤，15~30g。外用适量，研末调敷。

【现代研究】化学研究显示佳丽鹿角珊瑚含正十六碳醇，（24S）-24-甲基甾醇，胸腺嘧啶脱氧核苷，尿嘧啶脱氧核苷，胸腺嘧啶和尿嘧啶等。药理研究显示有降血压，明显拮抗心律失常等作用。临床用于治疗皮肤痈疮。

10 附 子

【古籍原文】味辛，温。主风寒咳逆邪气，温中，金创，破癥坚积聚，血瘕，寒湿踒躄，拘挛，膝

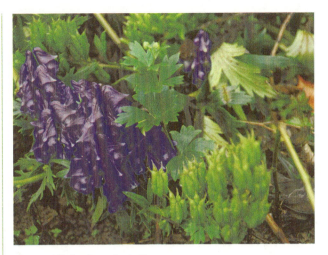

痛，不能行步。生山谷。

【来　源】为毛茛科植物乌头*Aconitum carmichaeli* Debx. 的子根。

【形态特征】多年生草本。茎直立，下部光滑无毛，上部散生少数贴伏柔毛。叶互生，具叶柄；叶片卵圆形，掌状3深裂，两侧裂片再2裂，边缘具粗齿或缺刻。总状花序顶生，花序轴与小花梗上密生柔毛；花蓝紫色，萼片5片，上萼片高盔状，侧萼片长1.5~2cm；花瓣2片，有长爪；雄蕊多数；心皮3~5枚。蓇葖果3~5枚。

【性味功效】辛、甘，大热；有毒。回阳救逆，补火助阳，散寒止痛。

【古方选录】《伤寒论》四逆汤：甘草（炙）二两，干姜一两半，附子（大者，破）一枚。用法：

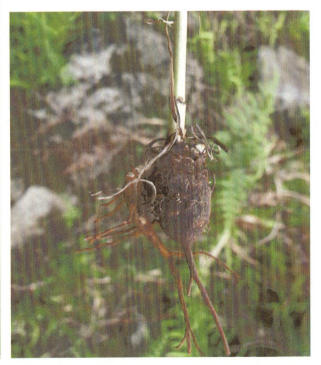

水煎服。功效：回阳救逆。主治：心肾阳衰寒厥证。四肢厥逆，神衰欲寐，面色苍白，脉微细。

【用法用量】煎服，3~15g。本品有毒，宜先煎0.5~1h，至口尝无麻辣感为度。

【使用注意】热证者、阴虚阳亢者及孕妇禁用。不宜与半夏、栝楼、栝楼子、栝楼皮、天花粉、川贝母、浙贝母、湖北贝母、白蔹、白及等同用。内服须炮制，先煎以减毒。

【现代研究】化学研究显示含乌头碱，中乌头碱，次乌头碱，异飞燕草碱，新乌宁碱，乌胺及尿嘧啶等。药理研究显示有强心、抗休克，增强心肌收缩力和心输出量，抗心律失常，抗缺氧，抗寒冷，抗炎，抗血栓形成，调节免疫功能，抑制脂质过氧化反应及镇痛、镇静等作用。临床用于治疗心肌炎，窦性心动过缓，缓慢型心律失常，感染性休克，创伤性休克，中毒性休克，急性心肌梗死，肾盂肾炎和慢性尿毒症等。

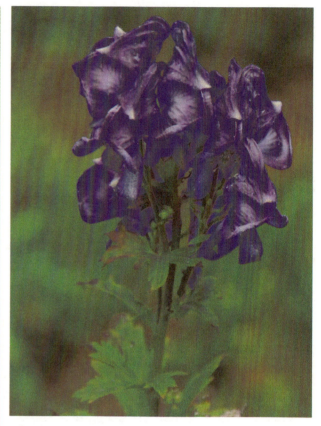

11 乌头（川乌、草乌）

【古籍原文】味辛，温。主中风，恶风，洗洗出汗，除寒湿痹，咳逆上气，破积聚寒热。其汁煎之，名射罔，杀禽兽。一名奚毒，一名即子，一名乌喙。生山谷。

【来　　源】为毛茛科植物北乌头*Aconitum kusnezoffii* Reichb.的块根。

【形态特征】多年生草本。高60~120cm。块根通常2个连生，纺锤形至倒卵形，外皮黑褐色。栽培品的侧根肥大，茎直立或稍倾斜，下部光滑无毛，上部散生贴状柔毛。叶互生，革质，有柄，为卵圆形，宽5~12cm，3裂全达基部，两侧裂片再2裂。总状圆锥花序，萼片5片，紫蓝色。蓇葖果3~5枚。

【性味功效】辛、苦，热；有大毒。祛风除湿，温经止痛。

【古方选录】《外科精要》川乌丸：大川乌（去皮尖）、木鳖子（去壳）、当归、赤芍药、苏木、独活、羌活、没药（另研）、五灵脂（去沙，微炒）、穿山甲（蛤粉炒）各一两。用法：上药各为末，酒糊为丸，如梧桐子大。每服三十丸，温酒送下。主治：发背。

【用法用量】煎服，2~5g。入汤剂应先煎0.5~1h，

或口尝无麻辣感为度。外用适量。内服应炮制后用，生品内服宜慎。

【使用注意】孕妇忌用。阴虚阳盛，热痹疼痛者忌用。不宜与半夏、栝楼、栝楼子、栝楼皮、天花粉、川贝母、浙贝母、湖北贝母、伊贝母、白及、白蔹等同用。生品只供外用。酒浸、酒煎服易致中毒，应慎用。

【现代研究】化学研究显示块根含乌头碱，次乌头碱，中乌头碱，消旋去甲基乌药碱，异塔拉定和新乌宁碱等。药理研究显示有明显的抗炎，镇痛，强心，调节心率渐呈心肌收缩抑制，明显的局部麻醉和降低血糖等作用。临床用于治疗胃癌等恶性肿瘤疼痛，坐骨神经痛和肩周炎疼痛等。

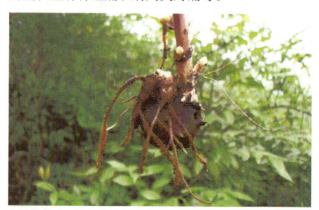

12 天 雄

【古籍原文】味辛，温。主大风，寒湿痹，历节痛，拘挛缓急，破积聚，邪气，金创，强筋骨，轻身健行。一名白幕。生山谷。

【来　源】为毛茛科植物乌头Aconitum carmichaeli Debx.不带附子的根。

【形态特征】多年生草本。高60~120cm。块根通常2个连生，纺锤形至倒卵形，外皮黑褐色。栽培品的侧根肥大，茎直立或稍倾斜，下部光滑无毛，上部散生贴状柔毛。叶互生，革质，有柄，为卵圆形，宽5~12cm，3裂全达基部，两侧裂片再2裂。总状圆锥花序，萼片5片，紫蓝色。蓇葖果3~5枚。

【性味功效】辛、苦，热；有大毒。祛风除湿，温经止痛。

【古方选录】《备急千金要方》小三五七散：天雄三两，山茱萸五两，薯蓣七两。用法：研末，清酒服下五分匕，日再，不知稍增，以知为度。主治：头风，目眩耳聋。

【用法用量】同乌头。

【使用注意】同乌头。

【现代研究】现代并无针对乌头和天雄的区别性研

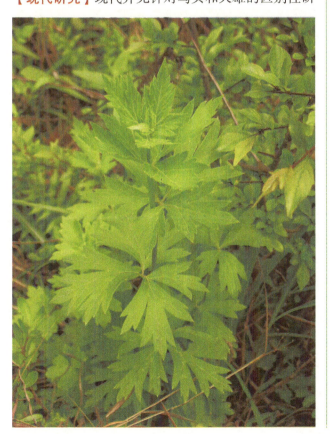

究，一般认为两者功效、应用相同。李时珍认为乌头、附子和天雄"皆是补下焦命门阳虚之要药"。

13 半 夏

【古籍原文】味辛，平。主伤寒，寒热，心下坚，下气，咽喉肿痛，头眩胸胀，咳逆肠鸣，止汗。一名地文，一名水玉。生川谷。

【来　源】为天南星科植物半夏Pinellia ternata（Thunb）Breit.的块茎。

【形态特征】多年生小草本。高15~30cm。块茎近球形。叶出自块茎顶端，叶柄下部内侧生一白色珠芽；一年生的叶为单叶，卵状心形；2~3年后叶为3小叶的复叶，小叶椭圆形至披针形，中间小叶较长，两侧较小，尖端锐尖，基部楔形，全缘，两面光滑无毛。肉穗花序顶生，花序梗较叶柄长。

【性味功效】辛，温；有毒。燥湿化痰，降逆止呕，消痞散结。

【古方选录】《金匮要略》半夏厚朴汤：半夏一升，厚朴三两，茯苓四两，生姜五两，苏叶二两。用法：水煎服。功效：行气散结，降逆化痰。主治：梅核气。咽中如有物阻，吞吐不得，胸膈满闷，苔白腻，脉弦滑。

【用法用量】煎服，3~9g。因炮制方法不同有法半夏、清半夏、姜半夏、半夏曲等。生品外用适量，磨汁涂或研末以酒调敷患处。

【使用注意】不宜与川乌、制川乌、草乌、制草乌、附子等同用。阴虚、出血者慎用。热痰、燥痰者当配伍使用。妊娠期慎用。

【现代研究】化学研究显示含挥发油，β-谷甾醇，

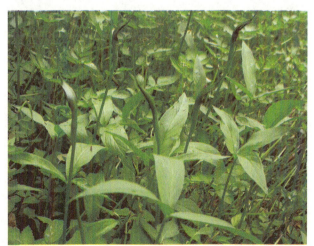

左旋麻黄碱，胆碱，葡萄糖苷，多种氨基酸，皂苷，多糖，脂肪和直链淀粉等。药理研究显示有镇咳，祛痰，镇吐，抑制唾液腺、胃腺分泌，抗心律失常，镇静，催眠，抗惊厥和抗肿瘤等作用。临床用于治疗喘息性支气管炎，失眠，梅尼埃病，妊娠呕吐，病毒性心肌炎，痔疮，扁平疣，斑秃，鸡眼，慢性咽炎及突发性咽痛音哑等。

14 虎掌（天南星）

【古籍原文】味苦，温。主心痛，寒热，结气，积聚，伏梁，伤筋，痿，拘缓，利水道。生山谷。

【来　　源】为天南星科植物天南星*Arisaema erubescens*（Wall.）Schott、异叶天南星*A. heterophyllum* Bl.或东北天南星*A. amurense* Maxim.的块茎。

【形态特征】天南星：多年生草本。植株高40~90cm。块茎扁球形，外皮黄褐色，直径2.5~6cm。叶1片，基生；叶柄肉质，圆柱形，直立，下部成鞘，基部包有透明膜质长鞘；叶片全裂成小叶片状，颇似掌状复叶，裂片7~23片，披针形至长披针形，先端渐尖，至末端呈芒状，叶脉羽状，全缘，两面光滑无

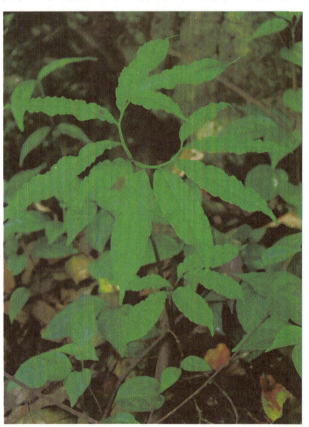

毛，上面绿色，下面淡绿色。花序柄自叶柄中部分出，短于叶柄；佛焰苞颜色多样，绿色间有白色或淡紫色条纹，深紫色中间有白色、绿色条纹；喉部扩展，边缘外卷；肉穗花序。果序成熟时裸露，浆果红色。

【性味功效】苦、辛，温；有毒。燥湿化痰，祛风止痉，散结消肿。

【古方选录】《圣济总录》虎掌饮：虎掌、当归、艾叶各一两，人参半两，地榆三分，生地一两一分。用法：加生姜三片，水煎服。主治：产后恶露过多，心闷气短乏力，不能食。

【用法用量】煎服，3~9g。内服宜制过用。生品多外用，以醋或酒调敷患处。

【使用注意】阴虚燥痰者及孕妇禁用。

【现代研究】化学研究显示含三萜皂苷，安息香酸，氨基酸和D-甘露醇等。药理研究显示有祛痰，抗惊厥，镇静，镇痛，抗肉瘤S180，抗乌头碱所致的实验性心律失常，延长心肌细胞动作电位的有效不应期等作用。临床用于治疗急性腮腺炎，蛇咬伤，风湿病筋骨关节疼痛，咳嗽痰多和子宫颈癌等。

15 鸢尾

【古籍原文】味苦，平。主蛊毒邪气，鬼注，诸毒，破癥瘕积聚，去水，下三虫。生山谷。

【来　　源】为鸢尾科植物鸢尾*Iris tectorum* Maxim.的根茎。

【形态特征】多年生草本。根茎匍匐多节，节间短，浅黄色。叶互生，2列，剑形。花青紫色，1~2朵排列成总状花序；花柄基部有一佛焰苞，覆船状，远比花柄长；花被6片，2轮，基部纤弱，长约3cm，外轮3片圆形，直径达5cm，上有鸡冠状突起，白色或蓝色，内轮3片较小。蒴果长椭圆形。

【性味功效】辛、苦，平；有毒。活血祛瘀，祛风利湿，解毒消积。

【临床用方】《青岛中草药手册》：鸢尾、山豆根各9g，僵蚕3g，薄荷12g。用法：水煎服。主治：一切咽喉肿痛。

【用法用量】煎服，1~3g。研末，1.5~3.0g。外用适量，捣敷患处。

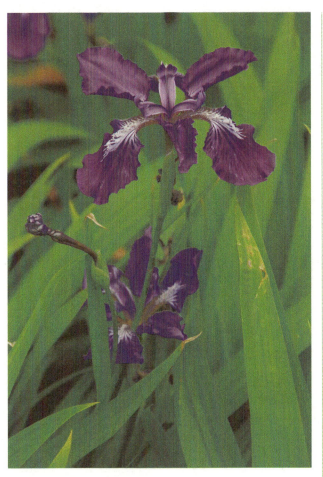

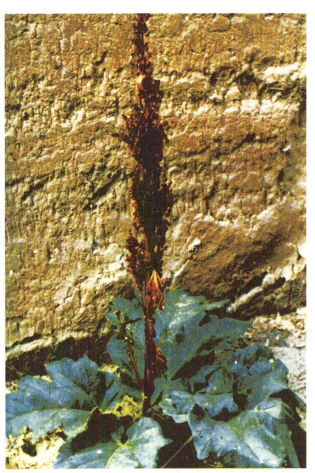

【使用注意】体虚者慎服。

【现代研究】化学研究显示含草夹竹桃苷，草夹竹桃双糖苷，鸢尾苷，鸢尾黄酮新苷A和鸢尾黄酮新苷等。药理研究显示有抗炎，解热，抗过敏等作用。临床用于治疗跌打损伤，疮痈肿痛，子宫内膜炎，消化不良，咽喉肿痛和疟疾等。

16 大 黄

【古籍原文】味苦，寒。主下瘀血，血闭，寒热，破癥瘕积聚，留饮，宿食，荡涤肠胃，推陈致新，通利水谷，调中化食，安和五脏。生山谷。

【来　源】为蓼科植物掌叶大黄*Rheum palmatum* L.、唐古特大黄*R. tanguticum* Maxim. *ex* Balf.或药用大黄 *R. officinale* Baill.的根及根茎。

【形态特征】掌叶大黄：多年生高大草本。根粗壮。茎直立，高约2m，中空。根生叶大，有肉汁粗壮的长柄，约与叶片等长；叶片宽心形或近圆形，直径达40cm以上，3~7掌状深裂，裂片全缘或有齿，或浅裂，基部略呈心形，上面无毛或稀具小乳突，下面被白色毛，多分布于叶脉及叶缘；茎生叶较小，互生；叶鞘大，淡褐色，膜质。圆锥花序大型，分支弯曲。瘦果三角形，有翅，顶端微凹，基部略呈心形，棕色。

【性味功效】苦，寒。泻下攻积，清热泻火，凉血解毒，逐瘀通经，利湿退黄。

【古方选录】《伤寒论》大承气汤：大黄四两，厚朴半斤，枳实五枚，芒硝三合。用法：水煎服，先煮枳实、厚朴，后下大黄、芒硝溶服。功效：峻下热结。主治：①阳明腑实证。②热结旁流证。③里热实证之热厥、痉病或发狂等。症见大便秘结，腹胀满硬痛拒按，舌红苔黄，脉实。

【用法用量】煎服，3~15g。生大黄泻下力较强，欲攻下者宜生用，入汤剂应后下，或用开水泡服；酒大黄善清上焦血分热毒，多用于头昏目赤，咽喉及牙龈肿痛等；熟大黄泻下力缓，泻火解毒，用于火毒疮疡。外用适量，研末敷于患处。

【使用注意】脾胃虚弱者慎用；孕妇及月经期、哺乳期者慎用。

【现代研究】化学研究显示主要含蒽醌苷，双蒽醌苷，大黄酸，大黄酚，大黄素，芦荟大黄素，大黄素甲醚，鞣质类物质，有机酸和雌激素样物质等。药理研究显示有增加肠蠕动，促进排便，抗感染，抑制多种革兰阳性和阴性细菌，抑制流行性感冒病毒，利胆，健胃，止血，保肝，降血压和降低血清胆固醇等作用。临床用于治疗便秘，急性阑尾炎，牙痛，急性黄疸型肝炎和胆绞痛等。

17 亭历（葶苈）

【古籍原文】味辛，寒。主癥瘕积聚，结气，饮食寒热，破坚。一名大室，一名大适。生平泽及田野。

【来　源】为十字花科植物播娘蒿 *Descurainia sophia* （L.） Webb *ex* Prantl或独行菜 *Lepidium apetalum* Willd.的成熟种子。

【形态特征】播娘蒿：一年生或两年生草本。高30~70cm。茎上部多分支，较柔细，叶互生，二至三回羽状分裂，最终裂片狭线形，先端渐尖；茎下部叶有柄，向上渐短或近于无柄。总状花序顶生，果序时特别伸长；花小，萼4片，"十"字形排列，线形，先端渐尖；花瓣4片，黄色，匙形，较花萼稍长；雄蕊6枚，四强，均伸出于花瓣外；子房圆柱形，2室，柱头呈扁压头状。长角果，线形。种子小，卵状扁平，褐色。

【性味功效】苦、辛，大寒。泻肺平喘，行水消肿。

【古方选录】《医心方》葶苈丸：葶苈子五两，杏仁二两半，大枣三十枚。用法：水煎服。主治：脚气，小便涩，少腹满，饮食不下。

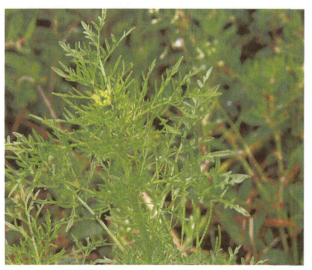

【用法用量】煎服，3~10g。包煎。

【现代研究】化学研究显示播娘蒿种子含毒毛旋花子苷配基，葶苈子苷，伊夫双苷，异硫氰酸苄酯，异硫氰酸烯丙酯，异硫氰酸丁烯酯，亚麻酸，亚油酸，油酸，芥酸，棕榈酸和硬脂酸等。药理研究显示2种葶苈子提取物均有强心作用，可使心肌收缩力增强，心率减慢，还有降低静脉压和利尿等作用；所含苄基芥子油有抗酵母菌等20种真菌的作用。临床用于治疗渗出性胸膜炎，充血性心力衰竭水肿和百日咳等。

18 桔　梗

【古籍原文】味辛，微温。主胸胁痛如刀刺，腹满，肠鸣幽幽，惊恐悸气。生山谷。

【来　源】为桔梗科植物桔梗 *Platycodon grandiflorum* （Jacq.） A. DC.的根。

【形态特征】多年生草本。高30~90cm，全株光滑无毛。根肉质，圆柱形，或有分支。茎直立，单一或分支。叶近于无柄，生于茎中、下部的叶对生或3~4片轮生，茎上部的叶有时为互生；叶片卵状披针形，先端尖，基部楔形或近圆形，边缘有锯齿。花单生于茎顶，或数朵成疏生的总状花序；花萼钟状，先端5裂；花冠蓝紫色，5裂；雄蕊5枚，花丝

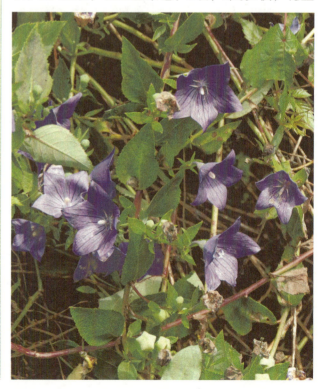

短；子房半下位，5室，柱头5裂，被白色柔毛。蒴果倒卵形，熟时顶部5瓣裂。种子卵形，有3棱。

【性味功效】苦、辛，平。宣肺，利咽，祛痰，排脓。

【古方选录】《圣济总录》桔梗汤：桔梗、生甘草、恶实各一两。用法：加竹叶，水煎服。主治：咽喉内生疮疼痛，咽喉干痛，吐咽不利。

【用法用量】煎服，3~10g。

【使用注意】凡气机上逆，呕吐，眩晕，呛咳或阴虚火旺咳血者不宜，胃及十二指肠溃疡者慎服。用量过大易致恶心呕吐。

【现代研究】化学研究显示含桔梗皂苷，菊糖，甾醇，桔梗聚糖，桔梗酸A，桔梗酸B和桔梗酸C等。药理研究显示有增加支气管黏膜分泌以使痰液稀释易于排出，镇咳，抗炎，增强巨噬细胞的吞噬功能，增强中性白细胞的杀菌力，镇静，镇痛，解热，降血糖，降胆固醇，利尿消肿，抗过敏和抗肿瘤等作用。桔梗皂苷有很强的溶血作用，口服在消化道中被分解破坏。临床用于治疗支气管炎，失音，急性扁桃体炎，急性咽炎和急性喉炎等。

19 莨荡子（莨菪子）

【古籍原文】味苦，寒。主齿痛出虫，肉痹拘急，使人健行，见鬼，多食令人狂走。久服轻身，走及奔马，强志，益力，通神。一名横唐。生川谷。

【来　源】为茄科植物莨菪*Hyoscyamus niger* L.的成熟种子。

【形态特征】一年生或二年生草本。有特殊臭味。根粗大，多分支。茎高40~80cm，上部具分支，全体被白色腺毛。基生叶大，叶柄扁宽而短，叶片长卵形，呈不整齐的羽状浅裂，裂片尖端急尖，两面被白色直立长柔毛及腺毛；茎生叶互生，排列较密，无柄，卵状披针形，叶渐上渐小，最上部的叶常交叉互生。花腋生，单一；萼杯状，绿色，5齿状浅裂；花冠漏斗状，5浅裂；雄蕊5枚，花药深蓝紫色；子房略呈椭圆形，柱头头状。壶形蒴果，2室，盖裂。种子多数，呈不规则阔肾形。

【性味功效】苦、辛，温；有毒。镇痉安神，止痛，止咳。

【古方选录】《普济方》妙功散：莨菪子一两，大

黄半两。用法：水煎服。主治：赤白痢，脐腹疼痛，肠滑后重。

【用法用量】入丸、散，0.9~1.2g。外用适量，煎水洗，研末调敷；或烧烟熏。

【使用注意】有毒，内服宜慎。青光眼患者禁用。

【现代研究】化学研究显示含生物碱0.06%~0.2%，主要为莨菪碱、阿托品及东莨菪碱；尚含脂肪油等。药理研究显示有抑制腺体分泌，缓解平滑肌痉挛，散瞳，升高眼压和使心率加速等作用。临床用于治疗胃肠痉挛，肾绞痛，盗汗，流涎，虹膜炎，睫状肌炎，迷走神经机能亢进所致的传导阻滞和心律失常等。

20 草蒿（青蒿）

【古籍原文】味苦，寒。主疥瘙痂痒，恶疮，杀虱。留热在骨节间，明目。一名青蒿，一名方溃。生川泽。

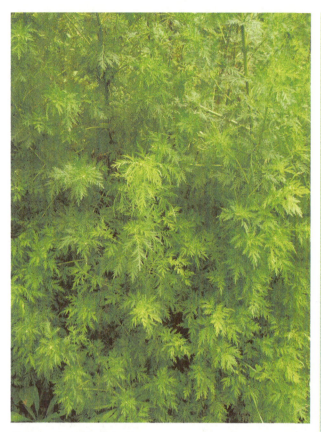

【来　　源】为菊科植物黄花蒿Artemisia annua L.的地上部分。

【形态特征】一年生草本。全株近无毛，具奇臭。茎直立，高达1.5m，上部多分支。单叶互生，三回羽状深裂，小裂片短而细，先端尖，上面深绿色，下面淡绿色，叶轴两侧具狭翅。头状花序球形；总苞片2~3层，平滑无毛，外层总苞片狭椭圆形，内层椭圆形，背面中央绿色，边缘膜质；管状花，淡黄色；外围雌花，雌蕊1枚；中央两性花，雄蕊5枚，花丝短，着生于花冠筒内面中部，雌蕊1枚，柱头2裂。瘦果卵形。

【性味功效】苦、辛，寒。清虚热，凉血，解暑热，截疟，退黄。

【古方选录】《温病条辨》青蒿鳖甲汤：青蒿三钱，鳖甲五钱，细生地四钱，知母二钱，丹皮三钱。用法：水煎服。功效：养阴透热。主治：温病后期，邪伏阴分证。夜热早凉，热退无汗，舌红少苔，脉细数。

【用法用量】煎服，6~12g，不宜久煎；或鲜品加倍，捣汁服。

【使用注意】脾胃虚弱肠滑者忌服。

【现代研究】化学研究显示含倍半萜类，黄酮类，香豆素类和挥发性成分等。药理研究显示青蒿乙醚提取物有显著抗疟作用，青蒿素、青蒿醚、青蒿琥酯有促进机体细胞免疫，减慢心率，降低冠脉流量，降血压，杀伤多种细菌、病毒，解热，镇痛，祛痰，镇咳和平喘等作用，青蒿酯钠在实验中显示胚胎毒作用。临床用于治疗疟疾，退热，急性黄疸型肝炎，日本血吸虫病和慢性支气管炎等。

21　旋复花（旋覆花）

【古籍原文】味咸，温。主结气胁下满，惊悸，除水，去五脏间寒热，补中，下气。一名金沸草，一名盛椹。生川谷。

【来　　源】为菊科植物旋覆花Inula japonica Thunb.或欧亚旋覆花Inula britannica L.的头状花序。

【形态特征】旋覆花：多年生草本。高30~80cm。根茎短，横走或斜生，具须根。茎单生或簇生，绿色或紫色，有细纵沟，被长伏毛。单叶互生，叶片长圆形或长圆状披针形，先端尖，基部渐狭而抱茎，全缘或有锯齿，无叶柄。头状花序顶生；舌状花黄色，舌片线性；管状花冠毛白色。瘦果圆柱形。

【性味功效】苦、辛、咸，微温。降气，消痰，行水，止呕。

【古方选录】《伤寒论》旋覆代赭汤：旋覆花、炙甘草各三两，人参二两，生姜五两，代赭石一两，半夏半升，大枣十二枚。用法：水煎服。功效：降逆化痰，益气和胃。主治：胃虚痰阻气逆证。心下痞硬，嗳气频作，或呕吐，呃逆，苔白腻，脉缓或滑。

【用法用量】煎服，3~9g，包煎。生用或蜜炙用。

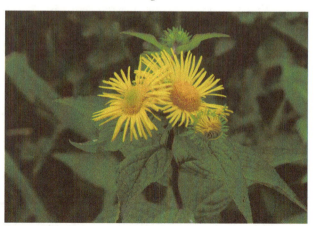

【使用注意】本品有绒毛，易刺激咽喉作痒而致呛咳、呕吐，须布包入煎。

【现代研究】化学研究显示含旋覆花素，槲皮素，异槲皮素，咖啡酸，绿原酸，菊糖，甾醇，旋覆花内酯和脱乙酰旋覆花内酯等。药理研究显示有镇咳、平喘，增加胃中盐酸分泌量，提高平滑肌张力，促进胆汁分泌，抗菌，杀虫和保肝等作用。临床用于治疗急、慢性支气管炎，顽固性呃逆，胃神经官能症，慢性胃炎和幽门不完全梗阻等。

22 藜芦

【古籍原文】味辛，寒。主蛊毒，咳逆，泄利，肠澼，头疡，疥瘙，恶疮，杀诸虫毒，去死肌。一名葱苒。生山谷。

【来　　源】为百合科植物藜芦 Veratrum nigrum L.的根及根茎。

【形态特征】多年生草本。高60~100cm。根多数，肉质。茎直立。叶互生，薄革质，椭圆形至卵状披针形，先端渐尖，全缘或带微波状，抱茎；两面均无毛，平行脉隆起。顶生大圆锥花序，总轴及枝轴均密被灰白色绵毛；雄花常生于花序轴下部，两性花多生于中部以上；花多数；花被6片；雄蕊6

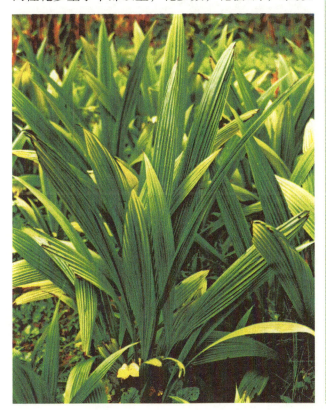

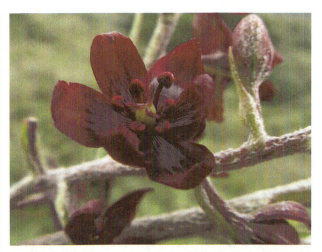

枚，花丝丝状；子房卵形，3室，花柱3裂。蒴果卵状三角形。种子多数。

【性味功效】苦、辛，寒；有大毒。涌吐风痰，杀虫疗疮。

【古方选录】《素问病机气宜保命集》藜芦散：大藜芦末半钱。用法：温水调下，以吐为度。主治：久疟不能饮食，胸中郁郁如吐，欲吐不能吐者。

【用法用量】入丸、散，0.3~0.9g。外用适量，研末，油调涂。

【使用注意】体虚者忌用。反细辛、芍药及人参、丹参、玄参、沙参、苦参等，不宜同用。使用过量易发生中毒，严重者血压下降，呼吸抑制，谵语，昏迷或惊厥，终因呼吸、心跳停止而死亡。

【现代研究】化学研究显示含原藜芦碱，藜芦碱，伪藜芦碱，红藜芦碱等。药理研究显示有促进骨折愈合，降血压，杀灭血吸虫成虫和幼虫等作用。临床用于治疗斑秃，狂躁型精神分裂症和骨折等。

23 钩吻

【古籍原文】味辛，温。主金创乳痓，中恶风，咳逆上气，水肿，杀鬼注蛊毒。一名野葛。生山谷。

【来　　源】为马钱科植物胡蔓藤 Gelsemium elegans（Gardn. et Champ.）Benth.的全草。

【形态特征】常绿藤本。枝光滑。叶对生，卵状长圆形或卵状披针形，先端渐尖，基部楔形或近圆形，全缘。3歧分支的聚伞花序顶生或腋生，花小，黄色；萼片5片，分离；花冠漏斗状，先端5裂；雄蕊5枚；子房上位，柱头4裂。蒴果卵状椭圆形；种子多数，有翅。花期8~11月。果期12月至翌

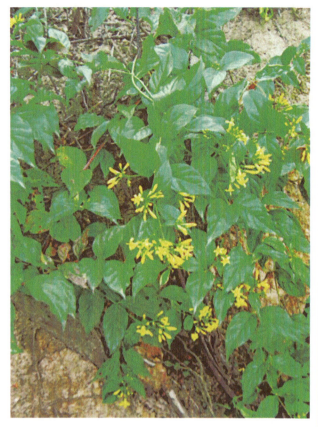

年2月。

【性味功效】辛、苦，温；有毒。祛风攻毒，散结消肿，止痛。

【临床用方】《广西药用植物图志》：钩吻30g，防风6g，独活3g。用法：共研粗末，用纸卷烧烟熏患处。功效：祛风除湿，散寒止痛。主治：风湿痹证关节疼痛。

【用法用量】外用适量，捣敷或研末调敷；或煎水洗；或烟熏。

【使用注意】本品有剧毒，只作外用，切忌内服。

【现代研究】化学研究显示全草含钩吻碱子、钩吻碱丑、钩吻碱寅、钩吻碱卯、钩吻碱丙、钩吻碱丁、钩吻碱戊；叶含钩吻碱子、钩吻碱丑、钩吻碱丁、钩吻碱辰和葫蔓藤碱甲、葫蔓藤碱乙、葫蔓藤碱丙、葫蔓藤碱丁等。药理研究显示有镇痛，镇静，散瞳和抗肿瘤等作用。临床用于治疗风湿病关节疼痛，骨结核，颈淋巴结结核和胃癌等。

24 射 干

【古籍原文】味苦，平。主咳逆上气，喉痹咽痛不得消息，散急气，浮肿邪逆，食饮大热。一名乌扇，一名乌蒲。生川谷。

【来　　源】为鸢尾科植物射干Belamcanda chinensis（L.）DC.的根茎。

【形态特征】多年生草本。高50~120cm。根茎鲜黄色，须根多数。茎直立。叶2列，扁平，嵌叠状广剑形，绿色带白粉，先端渐尖，基部抱茎，叶脉平行。总状花序顶生；膜质苞片卵形至卵状披针形；花被6片，2轮，内轮3片较小，花被片椭圆形，橘黄色而具有暗红色斑点；雄蕊3枚，花药向外；子房下位，3室，柱头浅3裂。蒴果椭圆形，具3棱，成熟时3瓣裂。种子黑色，近球形。

【性味功效】苦，寒。清热解毒，祛痰，利咽。

【古方选录】《奇效良方》射干丸：射干、炙甘草、杏仁各半两，木鳖子、升麻、大黄各一分。用法：水煎服。主治：悬痈肿痛，咽喉不利。

【用法用量】煎服，3~10g。

【使用注意】脾虚便溏者慎用。孕妇忌用。

【现代研究】化学研究显示含射干定，鸢尾苷，鸢尾黄酮苷，鸢尾黄酮，射干酮，紫檀素，草夹竹桃苷和苯酚类化合物等。药理研究显示有较强抑制常见致病性真菌、腺病毒、ECHO$_{11}$、致病性皮肤

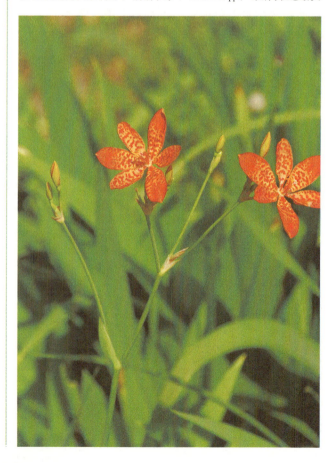

癣菌的作用；还有抗炎，抗肿瘤，解热和祛痰等作用。临床用于治疗腮腺炎，咽喉炎，慢性鼻窦炎，慢性支气管炎和白血病等。

25 蛇含（五匹风、蛇含委陵菜）

【古籍原文】味苦，微寒。主惊痫，寒热邪气，除热，金创，疽痔，鼠瘘，恶疮，头疡。一名蛇衔。生山谷。

【来　源】为蔷薇科植物蛇含委陵菜*Potentilla kleiniana* Wight *et* Arn.的全草。

【形态特征】多年生草本。高20~40cm。主根粗短，侧根如须状丛生。茎多数，细长，略匍匐，具毛。基生叶具长柄，茎生叶较小，柄短；掌状复叶；小叶3~5片，椭圆形或狭倒卵形，先端浑圆或钝尖，基部楔形，边缘上部有粗锯齿，下部全缘，下面脉间有绢状毛；托叶阔披针形。花小，成顶生圆锥状聚伞花序；萼片5片，卵状披针形；花瓣5片，黄色；雄蕊多数；雌蕊多数着生于花托上。瘦果有纵皱，无毛。

【性味功效】苦、辛，凉；有小毒。清热，解毒，消肿。

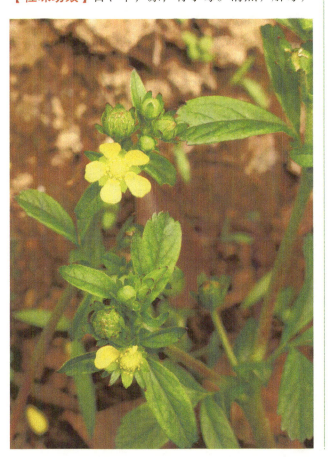

【临床用方】《四川中药志》：蛇含草15g，钩藤（后下）12g，蝉蜕6g，青蒿、银花藤各12g。用法：水煎服。主治：小儿风热夹惊。

【用法用量】煎服，5~15g，鲜品30~60g。外用适量，煎水洗，捣敷；或煎水含漱。

【使用注意】本品有毒，不可过服。

【现代研究】化学研究显示含仙鹤草素，鞣质和长梗马兜铃素等。临床用于治疗急、慢性气管炎，细菌性痢疾，阿米巴痢疾，疟疾，疔疮和流行性感冒等。

26 恒山（常山）

【古籍原文】味苦，寒。主伤寒，寒热，热发温疟，鬼毒，胸中痰结，吐逆。一名互草。生川谷。

【来　源】为虎耳草科植物黄常山*Dichroa febrifuga* Lour.的根。

【形态特征】落叶灌木。高1~2m。茎枝圆形，有节。叶对生，椭圆形，广披针形或长方状倒卵形，先端渐尖，基部楔形，边缘有锯齿，叶柄长

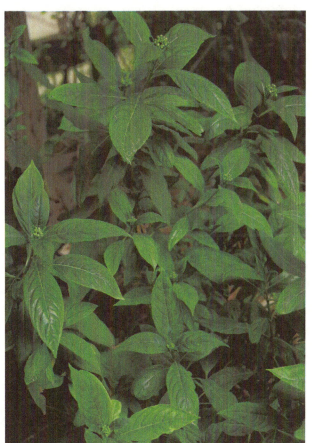

1~2cm。伞房花序着生于枝顶或上部的叶腋；花浅蓝色；花萼管状，淡蓝色；花瓣5~6片，蓝色；雄蕊10~12枚，花丝长短不等，花药蓝色；雌蕊1枚，子房1室，花柱4枚，柱头椭圆形。浆果圆形，蓝色，有宿存花萼和花柱。

【性味功效】苦、辛，寒；有毒。涌吐痰涎，截疟。

【古方选录】《易简方》截疟七宝饮：常山（酒炒）一钱，草果、槟榔、厚朴、青皮、陈皮、炙甘草各五分。用法：切细，酒水各半盏煎，寒多加酒，热多加水，空心冷服；忌热茶汤一日，至午食温粥。功效：燥湿祛痰，理气截疟。主治：痰湿疟疾，寒热发作。

【用法用量】煎服，5~9g；或入丸、散。治疟疾须在发病前2h饮服。

【使用注意】有催吐副作用，用量不宜过大，孕妇慎用。酒制、醋制可减少头昏、恶心、呕吐和腹泻等副作用。

【现代研究】化学研究显示含黄常山碱甲，黄常山碱乙，黄常山碱丙，黄常山定，4-喹唑酮和伞形花内酯等。药理研究显示有抗疟，抗阿米巴和解热等作用。临床用于治疗疟疾，蓝氏贾第鞭毛虫病等。

27 蜀 漆

【古籍原文】味辛，平。主疟及咳逆寒热，腹中癥坚痞结，积聚邪气，蛊毒，鬼注。生川谷。

【来　源】为虎耳草科植物黄常山*Dichroa febrifuga* Lour.的嫩枝叶。

【形态特征】见恒山。

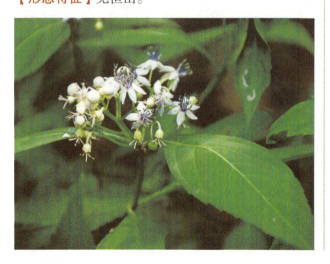

【性味功效】苦、平；有毒。截疟，退热，涌吐，祛痰。

【古方选录】《金匮要略》蜀漆散：蜀漆（洗去腥）、云母（烧二日夜）、龙骨各等分。用法：杵为散，未发前，以浆水服半钱匕。温疟加蜀漆半分，临发前服一钱匕。功效：祛痰截疟。主治：牝疟，疟疾寒多热少者。

【用法用量】煎服，3~6g；或研末服。

【使用注意】正气虚弱、久病体弱者及孕妇忌服。

【现代研究】化学研究显示含黄常山碱甲、黄常山碱乙和黄常山碱丙等生物碱，还含4-喹唑酮，常山素A，常山素B，草酸钙晶体和香草酸等。药理研究显示有抗疟，解热，降血压，抗流感病毒，抗癌和催吐等作用。蜀漆毒性反应表现为恶心、呕吐，腹泻及胃内黏膜充血、出血等。临床用于治疗疟疾，支气管炎和食物中毒等。

28 甘 遂

【古籍原文】味苦，寒。主大腹疝瘕，腹满，面目浮肿，留饮，宿食，破癥坚积聚，利水谷道。一名主田。生川谷。

【来　源】为大戟科植物甘遂*Euphorbia kansui* T. N. Liou ex T. P. Wang的块根。

【形态特征】多年生肉质草本。高25~40cm。全株含乳汁。茎直立，淡紫红色。单叶互生，叶片狭披针形或线状披针形，先端钝，基部阔楔形，全缘。杯状聚伞花序成聚伞状，通常5~9枝簇生于茎顶；花单性，无花被；雄花多数和雌花1枝生于同一总苞中；雄蕊1枚；雌蕊1枚，子房三角卵形，3室。蒴果圆形。种子卵形，棕色。

【性味功效】苦，寒；有毒。泻水逐饮，消肿散结。

【古方选录】《圣济总录》甘遂散：甘遂（炒）一两，木香一分。用法：研磨为散。每服一钱匕，温蜜酒调下，不拘时候。主治：大便不通。

【用法用量】内服宜醋制入丸、散，0.5~1.5g。外用适量，生用。

【使用注意】虚弱者及孕妇忌用。不宜与甘草同用。

【现代研究】化学研究显示含四环三萜类化合物α-大戟醇，γ-大戟醇，甘遂醇，大戟二烯醇，棕

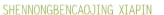

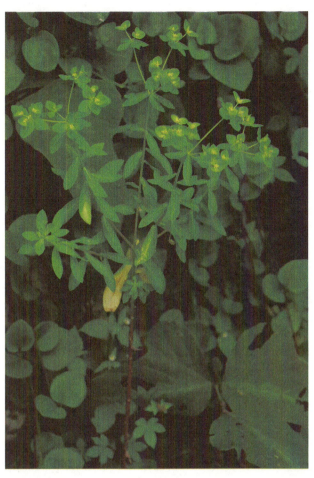

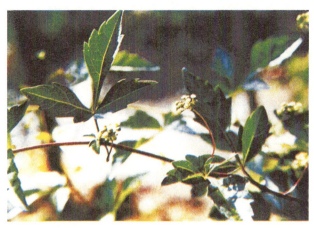

枚，花丝短；子房2室。浆果球形，蓝色或蓝紫色。

【性味功效】苦，微寒。清热解毒，消痈散结，敛疮生肌。

【古方选录】《太平圣惠方》白蔹散：白蔹、玄参、木香、赤芍、川大黄、甘草各半两。用法：诸药捣细罗为散，以醋调为膏，贴于患处，干即易之。主治：瘰疬生于颈腋，结肿寒热。

【用法用量】煎服，5~10g。外用适量，煎汤洗；或研成极细粉敷患处。

【使用注意】不宜与川乌、制川乌、草乌、制草乌、附子等配伍同用。

桐酸，柠檬酸，鞣质和树脂等。药理研究显示有刺激肠管，促进肠蠕动，加速肠内容物的推动，泻下，利尿，终止妊娠和免疫抑制等作用。临床用于治疗结核性胸膜炎，胸腔积液，腹水，单纯性肠梗阻和中期引产等。

29 白敛（白蔹）

【古籍原文】味苦，平。主痈肿疽疮，散结气，止痛，除热，目中赤，小儿惊痫，温疟，女子阴中肿痛。一名免核，一名白草。生山谷。

【来　源】为葡萄科植物白蔹*Ampelopsis japonica*（Thunb.）Makino的块根。

【形态特征】藤本植物，以卷须攀援他物上升。块根纺锤形或块状，深棕红色。小枝光滑，棕褐色，具纵纹。叶互生，掌状复叶，具柄；小叶片通常5片，掌状或羽状分裂；小叶裂片披针形或菱形，先端尖，基部楔形，边缘缺刻状粗齿；叶上面暗绿色，下面淡绿色。聚伞花序与叶对生，总花梗常缠绕；花小，淡黄色；花萼5片；花瓣5片，卵圆形；雄蕊5

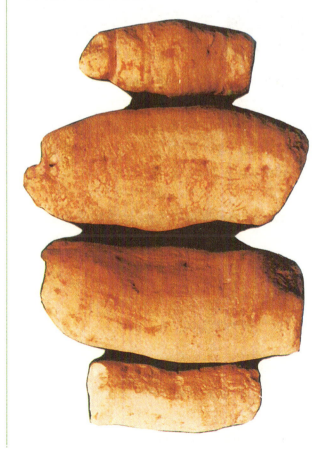

【现代研究】化学研究显示含黏液质，淀粉，酒石酸，龙脑酸，糖苷，脂肪酸和酚性化合物等。药理研究显示有抑制皮肤真菌、金黄色葡萄球菌、痢疾杆菌和抗肿瘤等作用。临床用于治疗急、慢性痢疾，水火烫伤，化脓性皮肤感染和尿路感染等。

30 青葙子

【古籍原文】味苦，微寒。主邪气，皮肤中热，风瘙身痒，杀三虫。子名草决明，疗唇口青。一名青蒿，一名萋蒿。生平谷。

【来　　源】为苋科草本植物青葙Celosia argentea L.的成熟种子。

【形态特征】一年生草本，全体无毛。茎直立，绿

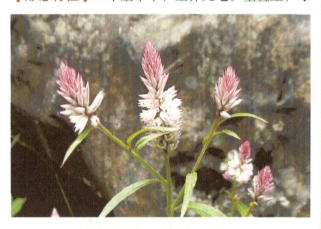

色或红紫色，通常分支。叶互生，披针形或椭圆状披针形，先端渐尖，基部下延成叶柄，全缘。穗状花序单生于茎顶或分支末端；花着生甚密，花被5片，雄蕊5枚，花药粉红色，"丁"字状着生；子房长圆形。胞果球形盖裂。种子数粒。

【性味功效】苦，微寒。清肝泻火，明目退翳。

【古方选录】《圣济总录》青葙子散：青葙子、炙甘草各一两，黄连、郁金、栀子仁、射干、川芎、防风、地骨皮各三分。用法：水煎服。主治：眼胎赤烂，日夜涩痛，畏日怕风，久医不愈。

【用法用量】煎服，9~15g。

【使用注意】本品有扩散瞳孔的作用，青光眼患者忌用。

【现代研究】化学研究显示含脂肪油，淀粉，烟酸及硝酸钾（KNO₃）等。药理研究显示有抑制铜绿假单胞菌，降血压，降血脂，抗动脉粥样硬化和扩瞳等作用。临床用于治疗高血压病，急性角膜炎，

湿疹，皮肤瘙痒，近视眼，视神经萎缩和卡他性结膜炎等。

31 ※蘼菌

【古籍原文】味咸平。主心痛，温中，去长患，白疬，蛲虫，蛇螫毒，癥瘕，诸虫。一名蘑芦。生池泽。

【古代研究】《名医别录》谓其能治"恶疮"，《药性论》谓其能治"白秃"。近代药物专著中多不收载，临床不用久矣。

32 白及（白芨）

【古籍原文】味苦，平。主痈肿、恶疮、败疽，伤阴，死肌，胃中邪气，贼风鬼击，痱缓不收。一名甘根，一名连及草。生川谷。

【来　　源】为兰科植物白及Bletilla striata（Thunb.）Reichb. f.的块茎。

【形态特征】多年生草本。高30~70cm。块茎肉质肥厚，连接成三角状卵形厚块，略扁平，黄白色；须根灰白色，纤细。叶3~5片，披针形或广披针形，先端渐尖，基部下延成长鞘状，全缘。总状花序顶生，花3~8朵；花淡紫红色或黄白色；唇瓣倒卵形，内面有5条隆起的纵线，上部3裂，中央裂片矩圆形；雄蕊与雌蕊结合为蕊柱，两侧有狭翅，柱头顶端着生1枚雄蕊，花粉块4对；子房下位。蒴果圆柱形。

【性味功效】苦、甘、涩、微寒。收敛止血，消肿生肌。

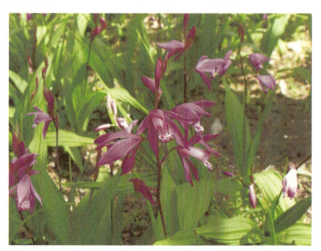

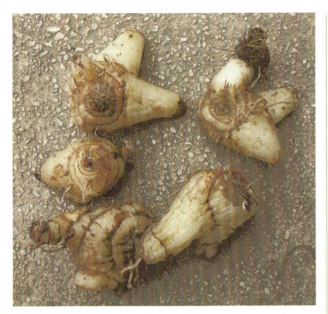

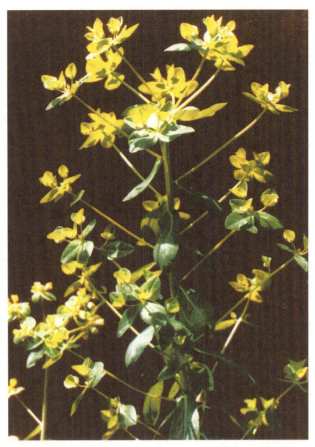

【古方选录】《赤水玄珠》白及散：白及一两，藕节五钱。用法：水煎服。主治：咯血。

【用法用量】煎服，6~15g；研末吞服，每次3~6g；外用适量。

【使用注意】不宜与川乌、制川乌、草乌、制草乌、附子等配伍同用。

【现代研究】化学研究显示含菲类衍生物，胶质和淀粉等。药理研究显示可明显缩短出血和凝血时间，明显保护胃黏膜不受损伤，促进烫伤、烧伤肉芽生长和疮面愈合，显著抑制人型结核杆菌等作用。临床用于治疗胃肠出血，吐血，便血，肺结核，支气管扩张咯血和烫伤等。

33 大戟（京大戟）

【古籍原文】味苦，寒。主蛊毒，十二水肿，满，急痛，积聚，中风，皮肤疼痛，吐逆。一名邛钜。

【来　　源】为大戟科植物大戟 *Euphorbia pekinensis* Rupr.的根。

【形态特征】多年生草本。高30~80cm，全株含白色乳汁。根细长，圆锥状。茎直立，上部分支，表面被白色短柔毛。单叶互生；几无柄，长圆形或披针形，全缘，下面稍被白粉。杯状聚伞花序；基部有叶状苞片5片；雌、雄花均无花被，花序基部苞叶近肾形；萼状总苞内有雄花多数，每花有雄蕊1枚，花丝细柱形；花序中央有雌花1片，雌蕊1枚，子房圆形，花柱3枚。蒴果三棱状球形，表面具疣

状凸起物。种子卵圆形，表面光滑，灰褐色。

【性味功效】苦，寒；有毒。泻水逐饮，消肿散结。

【古方选录】《圣济总录》大戟丸：大戟（炒）、陈皮（去白，焙）各一分，巴豆七粒（去皮，大麦内炒熟，不用大麦）。用法：研末，用大麦面糊丸，如梧桐子大。每服三丸，空心，日晚生姜汤送下。主治：水肿久不愈。

【用法用量】煎服，1.5~3.0g；入丸、散，每次1g。外用适量，生用。内服宜醋制，以降低毒性。

【使用注意】虚弱者及孕妇忌用。不宜与甘草配伍同用。

【现代研究】化学研究显示含大戟苷，京大戟素，大戟醇，大戟酸，生物碱，有机酸，鞣质，树脂胶和多糖等。药理研究显示有刺激肠管而导泻，兴奋妊娠离体子宫，镇痛，镇痉及抗肿瘤等作用。临床用于治疗急、慢性肾炎浮肿，肝硬化腹水和渗出性胸膜炎等。

34 泽　漆

【古籍原文】味苦，微寒。主皮肤热，大腹水气，

四肢面目浮肿，丈夫阴气不足。生川泽。

【来　　源】为大戟科植物泽漆Euphorbia helioscopia L. 的全草。

【形态特征】二年生草本。高10~30cm。全株含乳汁。茎无毛，分支多。单叶互生；倒卵形或匙形，先端钝圆或微凹，基部阔楔形；无柄或突狭而成短柄。杯状聚伞花序顶生；伞梗5枝，基部轮生叶状苞片5片；花单性；雄花多数和雌花1片同生于萼状总苞内，总苞先端4裂；雄蕊1枚；雌花子房3室，柱头3裂。蒴果表面平滑。种子卵圆形，熟时褐色。

【性味功效】辛、苦，微寒；有毒。利水消肿，化痰止咳，解毒散结。

【古方选录】《圣济总录》泽漆汤：泽漆叶五两，桑根白皮、郁李仁各三两，杏仁、人参各一两半，白术、陈皮各一两。用法：加生姜三片，水煎服，以小便利为度。主治：水肿盛满或痢后胀满，气急喘嗽，小便涩赤如血。

【用法用量】煎服，5~10g。外用适量。

【使用注意】苦寒易伤脾胃，脾胃虚寒者及孕妇慎用。不宜过量或长期使用。

【现代研究】化学研究显示含槲皮素-5,3-二-D-半乳糖苷，泽漆皂苷，丁酸，泽漆醇，β-二氢岩藻甾醇，葡萄糖和果糖等。药理研究显示有抑制结核杆菌、金黄色葡萄球菌、铜绿假单胞菌、伤寒杆菌的作用，能抑制支气管腺体中酸性黏多糖合成，从而使痰量减少等。临床用于治疗急、慢性支气管炎，急、慢性咽炎和乳糜尿等。

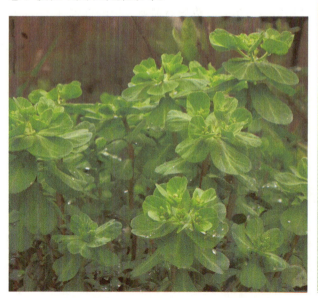

35 茵芋

【古籍原文】味苦，温。主五脏邪气，心腹寒热，羸瘦如疟状，发作有时，诸关节风湿痹痛。生川谷。

【来　　源】为芸香科植物茵芋Skimmia reevesiana Fortune的茎叶。

【形态特征】常绿灌木。高约1m。叶常集生于枝顶，狭长圆形或长圆形，两端渐尖，全缘，中脉在叶面微凸，且密被微柔毛；叶柄淡红色。花两性，圆锥花序顶生；苞小，卵形；萼片5片，广卵形；花瓣5片，白色，芳香；雄蕊与花瓣等长，花丝丝状，花药广椭圆形；子房4~5室，花柱短，柱头头状。果长圆形，红色。

【性味功效】辛、苦，温；有毒。祛风胜湿。

【古方选录】《太平圣惠方》茵芋散：茵芋、独活各一两半，枳壳、当归、荆芥、天麻、羚羊角屑各一两，细辛、桂心各三分。用法：加生姜半分，水煎服。主治：偏风，口眼不正，言语謇涩，四肢拘急。

【用法用量】浸酒或入丸剂，1~2g。

【使用注意】内服宜慎。阴虚而无风湿实邪者禁用。

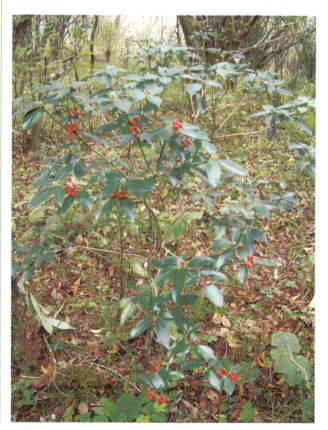

【现代研究】化学研究显示含茵芋苷，茵芋碱和蔗糖。药理研究显示有升高血压，兴奋中枢神经等作用。临床用于治疗风湿性关节炎，水肿等。

36 贯 众

【古籍原文】味苦，微寒。主腹中邪热气，诸毒，杀三虫。一名贯节，一名贯渠，一名百头，一名虎卷，一名扁符。生山谷。

【来　源】为鳞毛蕨科植物粗茎鳞毛蕨*Dryopteris crassirhizoma* Nakai的根茎和叶柄残基。

【形态特征】多年生草本。高50~100cm。根茎斜生，块状，粗大坚硬，叶柄残基及须根密生锈色或深褐色的大型鳞片，鳞片长披针形至线形。叶簇生于根茎顶端；叶柄自基部叶轴生棕色钻形狭鳞片；叶片草质，广倒披针形，二回羽状全裂或深裂；小裂片密接，长圆形，全缘或先端有钝锯齿，两面多少被锈色鳞片；侧脉羽状分叉。孢子囊群分布于叶片中部以上的羽片上，生于小脉中部以下，每裂片2~4对。囊群盖肾圆形，直径约1mm，棕色。

【性味功效】苦，微寒；有小毒。清热解毒，止血，杀虫。

【古方选录】《圣济总录》贯众丸：贯众一两，黄连、板蓝根、木香各半两，胡黄连一分，诃黎勒皮、肉豆蔻各三分。用法：水煎服。主治：伏热下痢脓血。

【用法用量】煎服，5~10g。清热解毒宜生用；止血宜炒炭用。

【使用注意】有小毒，用量不宜过大，忌油腻。孕妇慎用。

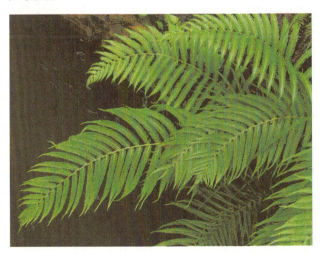

【现代研究】化学研究显示含绵马酸类，黄绵马酸类，微量白绵马素，绵马酚，挥发油，鞣质及树脂等。药理研究显示有抑制各型流行性感冒病毒、流行性乙型脑炎病毒、腮腺炎病毒、脊髓灰质炎病毒，抗早孕，抗肿瘤，止血和保肝等作用。临床用于治疗感冒，流行性感冒，上呼吸道感染，胆道蛔虫症，急性睾丸炎，上消化道出血，药物性肝炎及月经过多等。

37 芫华（芫花）

【古籍原文】味苦，平，寒。主伤寒温疟，下十二水，破积聚，大坚，癥瘕，荡涤肠胃中留癖饮食，寒热邪气，利水道。生川谷。

【来　源】为瑞香科植物芫花*Wikstroemia canescens* Meissn.的花蕾。

【形态特征】落叶灌木。高30~90cm。枝细长，小枝有丝状细毛。叶互生或对生，矩圆状披针形，先端急尖，基部阔楔形，全缘，上面绿色，近无毛或

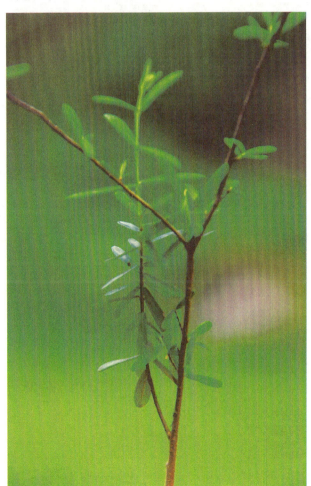

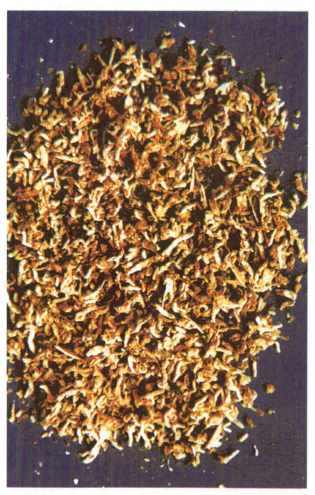

疏生短柔毛，下面灰绿色，密生柔毛，叶脉隆起；叶柄被细毛。花黄色；花萼管先端4裂；雄蕊2轮，花丝短；子房上位，花柱短，柱头球形。核果窄卵圆形，黑色，有丝状毛。

【性味功效】辛、苦，寒；有毒。泻水逐饮，破坚消积。

【古方选录】《备急千金要方》干枣汤：芫花、荛花各半两，甘草、甘遂、大戟、大黄、黄芩各一两，大枣十枚，用法：水煎，分4次，空心服，以快下为度。主治：水肿及支满癖饮。

【用法用量】煎服，2~5g；或入丸、散。

【使用注意】体虚无积滞者及孕妇忌用。

【现代研究】化学研究显示种子含正癸酸二萜原酸酯。临床用于治疗水肿，胸中痰滞胀满，咽喉肿痛及瘀血肿痛等。

38 牙子（狼牙）

【古籍原文】味苦，寒。主邪气热气，疗瘙，恶

疡，疮痔，去白虫。一名狼牙。生川谷。

【来　　源】为蔷薇科植物龙芽草*Agrimonia pilosa* Ledeb.带有不定芽的根茎。

【形态特征】多年生草本。高达1m。全体密生长柔毛。根茎横走，秋末自先端生1个圆锥形向上弯曲的白芽。奇数羽状复叶互生，小叶大小不等间隔排列，椭圆状倒卵形，边缘锯齿粗大，两面均被柔毛，茎上部托叶肾形，茎下部托叶披针形。总状花序顶生；花瓣5片；黄色，倒卵形；雄蕊约10枚。瘦果包于具钩的宿存萼筒内。

【性味功效】苦、涩，凉。杀虫。

【古方选录】《外台秘要》引《范汪方》：狼牙五两。用法：研粉吞服。主治：寸白虫。

【用法用量】内服研粉，晨起空腹1次顿服，成人30~50g，小儿按体重0.7~0.8g/kg。外用适量。

【使用注意】本品有效成分不溶于水，不宜入煎剂。偶见恶心、呕吐、头昏等副作用，停药后可自行缓解。

【现代研究】化学研究显示龙芽草根芽含鹤草酚、

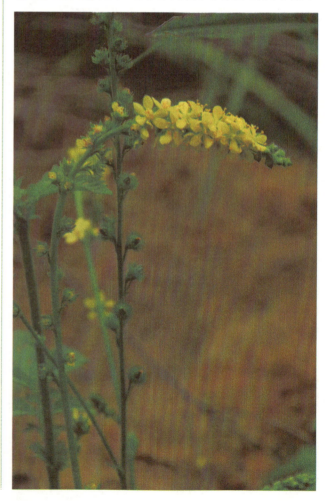

鞣质等。药理研究显示鹤草酚对感染动物及人的猪肉绦虫、牛肉绦虫均有良好的疗效，还有抑制阴道滴虫、血吸虫和鼠疟原虫等作用。临床用于治疗绦虫病，阴道滴虫病和滴虫性肠炎等。

39 羊踯躅（黄花杜鹃、闹羊花）

【古籍原文】味辛，温。主贼风在皮肤中，淫淫痛，温疟，恶毒，诸痹。生川谷。

【来　源】为杜鹃花科植物羊踯躅*Rhododendron molle*（Bl.）G.Don的花序。

【形态特征】落叶灌木。高1~2m。老枝光滑，带褐色，幼枝有短柔毛。单叶互生，叶柄短，被毛；叶片椭圆形至椭圆状倒披针形，先端钝而具短尖，基部楔形，边缘具向上微弯的刚毛。顶生短总状花序；萼5裂，被稀疏细毛；花金黄色，先端5裂，有绿色斑点；雄蕊5枚；雌蕊1枚，子房上位，5室。蒴果长椭圆形，熟时深褐色。种子多数，细小。

【性味功效】辛，温；有大毒。祛风，除湿，定痛。

【古方选录】《太平圣惠方》：羊踯躅花适量。用法：以酒拌蒸，取出晒干，研末吞服。主治：风湿痹，身体手足收摄不遂，肢节疼痛，言语謇涩。

【用法用量】煎服，0.3~0.6g。浸酒或入丸、散。外用适量，捣烂搽或敷。

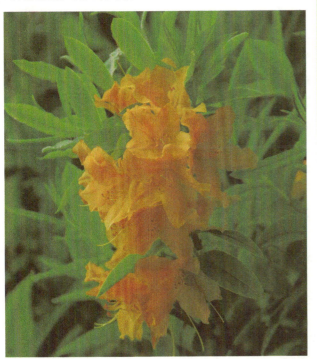

【使用注意】有毒不宜多服、久服，体虚者忌服。

【现代研究】化学研究显示含闹羊花毒素，杜鹃素，棂木毒素及日本羊踯躅素等。药理研究显示有镇痛，降低血压，减慢心率和杀虫等作用。临床用于治疗跌打损伤，关节肿痛，运动障碍和皮肤顽癣等。

40 商　陆

【古籍原文】味辛，平。主水张，疝瘕，痹，熨除痈肿，杀鬼精物。一名荡根，一名夜呼。生川谷。

【来　源】为商陆科植物商陆*Phytolacca acinosa* Roxb.或垂序商陆*Phytolacca americana* L.的根。

【形态特征】商陆：多年生草本。高1~1.5m。根粗壮，肉质，圆锥形。茎直立，上部多分支，绿色或紫红色。单叶互生，叶片椭圆形或卵状椭圆形，质柔嫩，先端急尖，基部楔形而下延，全缘。总状花序顶生或侧生；花两性，苞片1片或2片；花被片5片，白色或淡红色；雄蕊8枚，花药淡粉红色；心皮8枚，离生。浆果扁球形，熟时紫黑色。种子肾圆形，扁平，黑色。

【性味功效】苦，寒；有毒。逐水退肿，通利二便；外用解毒散结。

【古方选录】《济生方》疏凿饮子：泽泻、木通、赤小豆、大腹皮、商陆、羌活、椒目、秦艽、槟榔、茯苓皮各等分。用法：加生姜五片，水煎服。功效：泻下逐水，疏风发表。主治：水湿壅盛，遍身水肿，喘呼口渴，二便不利。

【用法用量】煎服，3~9g；内服宜醋制用，以降低毒性。外用适量，煎汤熏洗。

【使用注意】孕妇禁用。

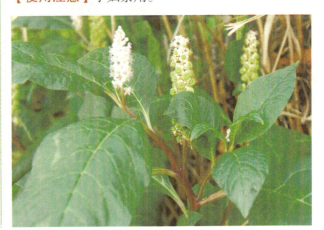

【现代研究】化学研究显示含商陆皂苷甲，商陆苷A～N，甾醇，萜类及多糖等。药理研究显示有促进胃肠蠕动，引起腹痛、腹泻、利尿、抗肾损伤、抗炎，祛痰，镇咳，抗肿瘤，抗生育，免疫调节和促进造血等作用。临床用于治疗腹水，银屑病，乳腺增生，慢性支气管炎和精神分裂症等。

41 羊 蹄

【古籍原文】味苦，寒。主头秃，疥瘙，除热，女子阴蚀。一名东方宿，一名连虫陆，一名鬼目。生川泽。

【来　　源】为蓼科植物羊蹄*Rumex japonicus* Houtt. 或尼泊尔羊蹄*R.nepalensis* Spreng的根及根茎。

【形态特征】羊蹄：多年生草本。根粗大，黄色。茎直立，高约1m。根生叶丛生，有长柄，叶片长椭圆形，先端钝，基部圆或带楔形，边缘呈波状；茎生叶较小。总状花序顶生；花被6片，淡绿色；雄蕊6枚，3对；子房具棱，1室，花柱3枚。瘦果三角形，先端尖，褐色，光亮；有3片增大的果被

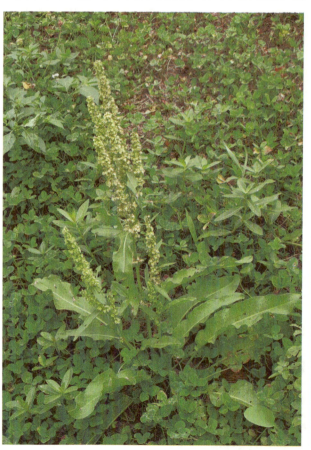

包裹。

【性味功效】苦、涩，寒。杀虫，疗癣，凉血，止血，清热解毒。

【古方选录】《医宗金鉴》羊蹄根散：羊蹄根（末）八钱，枯白矾二钱。用法：上为末，米醋调搽癣处。主治：诸癣。

【用法用量】煎服，10～15g；鲜品30～50g，也可绞汁去渣服用。外用适量，捣敷，磨汁涂或煎水洗。

【使用注意】脾胃虚寒、腹泻食少者忌服。部分患者服药后有轻度腹泻，停止服药后能自行消失。

【现代研究】化学研究显示含蒽醌衍生物，酸模素，鞣质，没食子酸和桂皮酸等。药理研究显示有缩短血凝时间，抑制多种革兰阳性、阴性菌及致病真菌，降血压和利胆等作用。临床用于治疗疥疮皮肤瘙痒，功能性子宫出血，宫颈炎和血小板减少性紫癜等。

42 萹 蓄

【古籍原文】味辛，平。主浸淫，疥瘙，疽痔，杀三虫。生山谷。

【来　　源】为蓼科植物萹蓄*Polygonum aviculare* L.的地上部分。

【形态特征】一年生或多年生草本。高30～60cm。茎平卧地上或斜向上伸展，基部分支，绿色，具明显沟纹，无毛。单叶互生，几无柄，托叶鞘抱茎，膜质；叶片狭长椭圆形或披针形，两面均无毛，侧脉明显。花小，常1～5朵簇生于叶腋；花被绿色，5裂，裂片椭圆形，边缘白色或淡红色，结果后呈覆瓦状包被果实；雄蕊8枚。瘦果三角状卵形，棕黑色或黑色。

【性味功效】苦，微寒。利尿通淋，杀虫，止痒。

【古方选录】《太平惠民和剂局方》八正散：车前子、瞿麦、萹蓄、滑石、山栀子仁、炙甘草、木通、大黄各一斤。用法：散剂，每服二至三钱，灯心草煎汤送服；汤剂，加灯心草，水煎服。功效：清热泻火，利水通淋。主治：湿热淋证，尿频尿急，溺时涩痛，舌苔黄腻，脉滑数。

【用法用量】煎服，9～15g，鲜品加倍。外用适量，局部浸洗或捣敷。

【使用注意】脾胃虚寒者慎用。

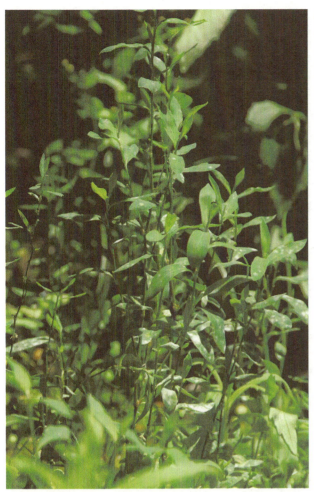

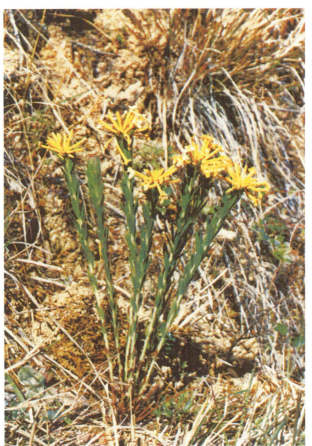

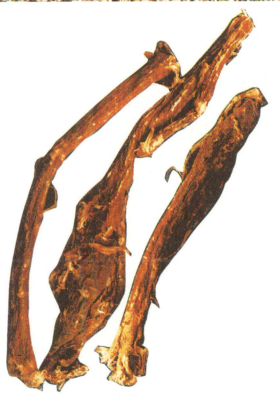

【现代研究】化学研究显示含槲皮素，萹蓄苷，槲皮苷，杨梅苷，萹蓄黄酮苷，香豆精类，阿魏酸，绿原酸，葡萄糖，果糖，水溶性多糖和钾盐等。药理研究显示有显著利尿，驱蛔虫、蛲虫，降血压，利胆，加速血液凝固，增强子宫张力，抑制葡萄球菌、福氏痢疾杆菌、铜绿假单胞菌及多种皮肤真菌等作用。临床用于治疗痢疾，腮腺炎，尿路结石，急性尿道炎和膀胱炎等。

43 狼 毒

【古籍原文】味辛，平。主咳逆上气，破积聚饮食，寒热，水气，恶疮，鼠瘘，疽蚀，鬼精蛊毒，杀飞鸟走兽。一名续毒。生山谷。

【来　源】为瑞香科植物狼毒*Stellera chamae jasme* L.的根。

【形态特征】多年生草本。高20~50cm。根圆柱形。茎丛生，下部几木质，褐色或淡红色。单叶互生，较密，狭卵形至线形，全缘，两面无毛，老时略带革质。头状花序顶生，花多数，花萼管状，白色或黄色，先端5裂；雄蕊10枚，2列；子房上位。果卵形，种子1粒。

【性味功效】苦、辛，平；有毒。逐水散结，破积杀虫，除湿止痒。

【古方选录】《肘后方》狼毒丸：狼毒四两，炮附子三两，防风二两。用法：水煎服。主治：阴疝。阴丸卒缩入腹，急痛欲死。

【用法用量】煎服，0.9~2.4g；或入丸、散。外用适量，熬膏外敷。

【使用注意】内服宜慎。体弱者及孕妇忌用。不宜与密陀僧同用。

【现代研究】化学研究显示含甾醇，酚性成分，氨基酸，三萜类和狼毒苷等。药理研究显示有抗菌，止痛和通便等作用。临床用于治疗淋巴结核，牛皮癣，肿瘤和慢性支气管炎等。

44 白头翁

【古籍原文】味苦，温。主温疟，狂易，寒热，癥瘕积聚，瘿气，逐血，止痛，疗金创。一名野丈人，一名胡王使者。生山谷。

【来　源】为毛茛科植物白头翁*Pulsatilla chinensis*（Bge.）Regel的根。

【形态特征】多年生草本。高10~40cm。全株密生白色长柔毛。根圆锥形，外皮黄褐色。基生叶具长柄，3全裂；中央裂片具短柄，3深裂；侧生裂片较小，不等3裂，裂片倒卵形。花茎1~2枚，总苞片通常3片，叶状；花单一，顶生；花被6片，紫色；雄蕊多数，花药黄色；雌蕊多数，花柱丝状，密被白色长毛。瘦果多数，密集成头状。

【性味功效】苦，寒。清热解毒，凉血止痢。

【古方选录】《金匮要略》白头翁汤：白头翁二两，黄连、黄柏、秦皮各三两。用法：水煎服。功效：清热解毒，凉血止痢。主治：热毒痢疾。下痢赤多白少，腹痛，里急后重，舌红苔黄，脉弦数。

【用法用量】煎服，9~15g。外用适量。

【使用注意】虚寒痢疾者忌用。

【现代研究】化学研究显示含三萜皂苷，葡萄糖，鼠李糖，白头翁素，23-羟基白桦酸和胡萝卜素等。药理研究显示有明显抑制金黄色葡萄球菌、铜绿假单胞菌、痢疾杆菌、枯草杆菌、伤寒杆菌、沙门杆菌及皮肤真菌，抗阿米巴原虫、阴道滴虫，镇静、镇痛，抗惊厥和强心等作用。临床用于治疗消

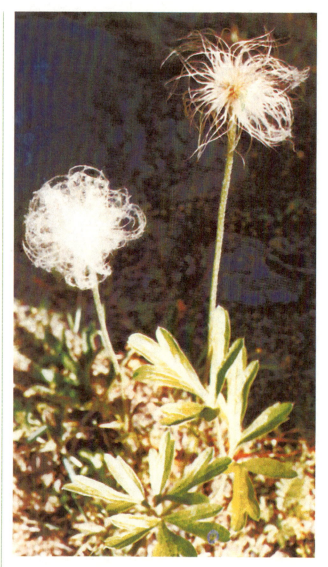

化性溃疡，细菌性痢疾，阿米巴痢疾和直肠癌等。

45 鬼　臼

【古籍原文】味辛，温。主杀蛊毒鬼注精物，辟恶气不祥，逐邪，解百毒。一名爵犀，一名马目毒公，一名九臼。生山谷。

【来　源】为小檗科植物六角莲*Dysosma pleiantha*（Hance）Woods.、八角莲*D. versipellis*（Hance.）M. Cheng ex Ying的根和根茎。

【形态特征】六角莲：多年生草本。高30~50cm。根茎粗壮，具结节。茎单一，直立。茎生叶常2片，盾状着生，近圆形或矩圆形，常有6~8浅裂，裂片宽三角形，边缘有细刺状齿。花5~10朵簇生于叶柄的交叉处，下垂；萼片6片，卵状或椭圆状长圆形；花瓣6片，红紫色，长圆形，先端钝；雄蕊

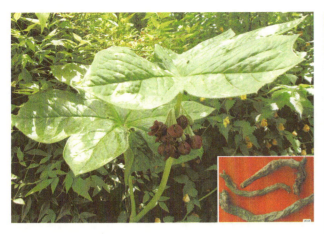

6枚，花药长圆形；子房单一。浆果近球形。八角莲：与六角莲形态相似，茎生叶多为1片；花深红色，5~8朵着生于叶柄的上方近叶基处，花瓣常有不平褶皱。

【性味功效】苦、辛，凉；有毒。清热解毒，化痰散结，祛瘀消肿。

【临床用方】《实用抗癌手册》：八角莲末1.5g。用法：吞服。功效：清热化痰，祛瘀散结。主治：肺癌。

【用法用量】煎服，3~10g；或磨汁；或入丸、散。外用适量，磨汁涂、捣敷或研末调敷。

【使用注意】孕妇忌用。

【现代研究】化学研究显示根茎含鬼臼毒素，山荷叶素，山柰酚和槲皮素等；根含左旋箭毒素，小檗胺，异粉防己碱，轮环藤酚碱和轮环藤新碱等。药理研究显示有兴奋心脏，抑制小肠平滑肌收缩，广谱抑菌，显著抑制胃腺癌细胞和细胞毒等作用。临床用于治疗跌打损伤，风湿病关节疼痛，腮腺炎，乙型脑炎，胃痛，淋巴结炎，肺癌及食管癌等。

46 ※羊 桃

【古籍原文】味苦，寒。主熛热，身暴赤色，风水，积聚，恶疡，除小儿热。一名鬼桃，一名羊肠。生川谷。

【性味功效】苦，寒。清热解毒，祛风，利水。

【古方选录】《太平圣惠方》：羊桃根、桑白皮、木通、大戟（炒）各半斤。用法：水煎，空心服一匙。二便利，食粥补之。主治：水气臌胀，大小便涩。

【现代研究】药用的基原不明确，近代有学者提出为猕猴桃，但性味功效不吻合，有待考证。

47 ※女 青

【古籍原文】味辛，平。主蛊毒，逐邪恶气，杀鬼温疟，辟不祥。一名雀瓢。

【性味功效】辛，平。解毒，祛邪。

【古方选录】《肘后备急方》：女青适量。用法：研末，三角绛囊盛，系帐中。大吉。主治：辟禳温疫。

【现代研究】药用的基原不明确，近代有学者提出可能是萝摩科或蔷薇科植物，有待考证。

48 连 翘

【古籍原文】味苦，平。主寒热，鼠瘘，瘰疬，痈肿，恶疮，瘿瘤，结热，蛊毒。一名异翘，一名兰华，一名折根，一名轵，一名三廉。生山谷。

【来　　源】为木樨科植物连翘*Forsythia suspensa*（Thunb.）Vahl的果实。

【形态特征】落叶灌木。高2~4m。枝开展或伸长，常着地生根，小枝稍成四棱形，节间中空。单叶对生，或3小叶；叶片卵形、长卵形至圆形，先端渐尖，基部楔形或圆形，边缘有锯齿；半革质。花先叶开放，腋生；花萼4深裂，椭圆形；花冠基

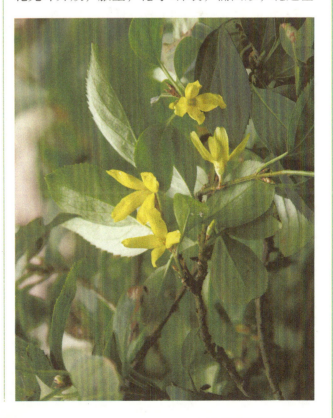

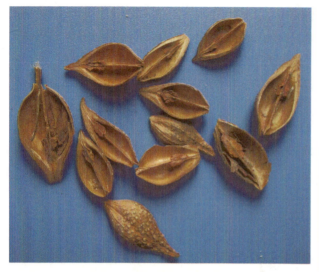

部管状，上部4裂，金黄色；雄蕊2枚；雌蕊1枚，子房卵圆形。蒴果狭卵形略扁。种子多数。

【性味功效】苦，微寒。清热解毒，消肿散结，疏散风热。

【古方选录】《温病条辨》银翘散：连翘、银花各一两，苦桔梗、薄荷、牛蒡子各六钱，荆芥穗、竹叶各四钱，淡豆豉、生甘草各五钱。用法：水煎服。功效：辛凉透表，清热解毒。主治：温病初起，发热，微恶寒，咽痛，口渴，舌尖红，苔薄白或薄黄，脉浮数。

【用法用量】煎服，6~15g。

【使用注意】气虚疮疡脓清者不宜用。

【现代研究】化学研究显示含甾醇，连翘酚，生物碱，皂苷，齐墩果酸，香豆精类，丰富的维生素P及少量挥发油等。药理研究显示有广谱抗菌，解热，强心，利尿，降血压，降低血管通透性及脆性，防止溶血，镇吐，抗肝损伤和抗肿瘤等作用。临床用于治疗乳腺炎，银屑病，紫癜，细菌性痢疾和皮肤痈疮等。

49 ※兰茹（闾茹）

【古籍原文】味辛，寒。主蚀恶肉，败创，死肌，杀疥虫，排脓恶血，除大风热气，善忘，不乐。生川谷。

【性味功效】辛，寒；小毒。杀虫，拔毒，祛腐，除湿。

【临床用方】《肘后备急方》：白兰茹适量。用法：研末，外敷患处。主治：痈疽生臭恶肉。

【使用注意】内服宜慎，孕妇禁用。

【现代研究】药用的基原不明确，近代有学者提出可能是大戟科植物，有待考证。

50 乌　韭

【古籍原文】味甘，寒。主皮肤往来寒热，利小肠、膀胱气。生山谷石上。

【来　　源】为鳞始蕨科植物乌蕨Stenoloma chusana（L.）Ching的全草。

【形态特征】多年生草本，高达65cm。根茎短，横走。叶对生，有光泽；叶片长圆状披针形，三回羽状深裂，羽片10~15对；二回羽片6~10对，羽片近卵形。孢子囊群小，生于裂片先端的小脉先端，每裂片1~2片，囊群盖厚纸质。

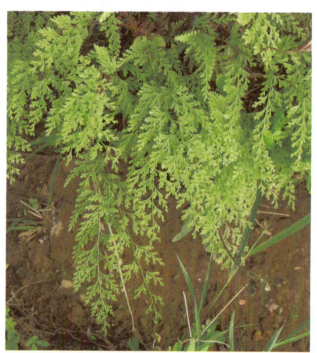

【性味功效】微苦，寒。清热解毒，利湿，止血。

【临床用方】《安徽中草药》：乌韭、柿树叶各等分。用法：研细末，麻油调敷。主治：水火烫伤。

【用法用量】煎服，30~60g；或捣汁饮。外用适量，捣敷或研末撒患处。

【现代研究】化学研究显示叶含牡荆素，丁香酸，山柰酚，原儿茶醛和原儿茶酸等。药理研究显示有抑制金黄色葡萄球菌、痢疾杆菌、铜绿假单胞菌、伤寒杆菌等作用。临床用于治疗感冒咳嗽，黄疸型肝炎，扁桃体炎，流行性腮腺炎和水火烫伤等。

51 鹿藿

【古籍原文】味苦，平。主蛊毒，女子腰腹痛，不乐，肠痈，瘰疬，疡气。生山谷。

【来　源】为豆科植物鹿藿*Rhynchosia volubilis* Lour.的根或茎叶。

【形态特征】多年生草质缠绕藤本。全株密被淡黄色柔毛。茎蔓长。三出羽状复叶，顶生小叶近圆形，先端尖；侧生小叶斜阔卵形，先端急尖，基部圆形；叶纸质；托叶线状披针形。总状花序腋生，花10余朵；花萼钟状，5裂；花冠黄色；雄蕊10枚；子房上位。荚果短，长圆形，红紫色，有光泽。

【性味功效】苦、辛，平。祛风，活血，止痛，凉血，解毒。

【临床用方】《福建药物志》：鹿藿30~45g。用法：水煎服；或加猪脚1个，水炖服。主治：风湿

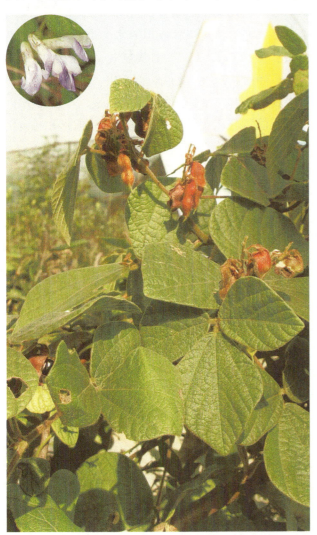

关节痛、腰肌劳损。

【用法用量】煎服，6~15g。外用，捣敷。

【现代研究】临床用于治疗头痛，腰疼腹痛，产褥热，瘰疬，痈肿和流注等。

52 蚤休（重楼、七叶一枝花）

【古籍原文】味苦，微寒。主惊痫，摇头，弄舌，热气在腹中，癫疾，痈疮，阴蚀，下三虫，去蛇毒。一名蚩休。生川谷。

【来　源】为百合科植物七叶一枝花*Paris polyphylla* Smith var. *chinensis*（Franch.）Hara或云南重楼*Paris polyphylla* Smith var. *yunnanensis*（Franch.）Hand.-Mazz.的根茎。

【形态特征】云南重楼：多年生草本。高30~80cm。全株光滑无毛。根茎肥厚，结节明显。茎单一，青紫或紫红色。叶6~10片轮生，叶片披针形、卵状长圆形至倒卵形。花单生于茎端，外轮花被片绿色，内轮花被片黄色；雄蕊8~10枚，排成2~3轮；花丝比花药短。蒴果球形。

【性味功效】苦，微寒；有小毒。清热解毒，消肿止痛，凉肝定惊。

【古方选录】《丹溪治法心要》：金线重楼适量。用法：水磨少许外敷伤处，或为细末调敷之。主治：一切蛇咬伤。

【用法用量】煎服，3~9g。入丸、散，每次3g，每日3次。外用适量，研末调敷。

【使用注意】本品有毒，用量不宜过大。体虚、阴证疮疡者及孕妇忌用。

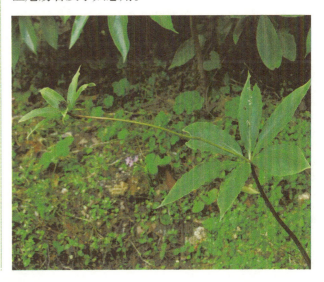

【现代研究】化学研究显示含蚤休苷，薯蓣皂苷，黄酮，甾酮，肌酐酸及氨基酸等。药理研究显示有广谱抗菌，镇静，镇痛，镇咳，平喘，抗炎，抗癌，止血，收缩子宫和杀灭精子等作用。临床用于治疗流行性腮腺炎，急性扁桃体炎，慢性支气管炎，子宫出血，肺癌，胃癌和子宫颈癌等。

53 石长生（铁线蕨）

【古籍原文】味咸，微寒。主寒热，恶疮，火热，辟鬼气不祥。一名丹草。生山谷。

【来　源】为铁线蕨科植物单盖铁线蕨*Adiantum monochlamys* Eaton的全草。

【形态特征】多年生草本。高16~30cm。根茎横生，连同叶柄基部被紫棕色、线状披针形鳞片。叶近生，或散生；叶片薄革质，无毛，狭卵形，先端尖，基部圆楔形；叶脉为多回二叉分支，直达小羽片大锯齿尖端，两面均明显。孢子囊群近圆形，背生于羽片先端凹缺内，每羽片1个；囊群盖近圆形或长圆形，红褐色，全缘或呈波状，宿存。

【性味功效】咸，微寒；小毒。清热化痰，解毒。

【临床用方】《中国药用孢子植物》：石长生、鱼腥草各15g，大青叶10g。用法：水煎服。主治：肺热咳嗽，感冒。

【用法用量】煎服，9~15g。外用适量，捣敷患处。

【使用注意】不宜长期或过量使用。

【现代研究】化学研究显示全草含铁线蕨烯，5-铁线蕨烯臭氧化物，7-羊齿烯，雁齿烯，羟基铁线蕨酮，金丝桃苷，紫云英苷和洋李苷等。临床用于治疗感冒，肺结核咯血，高热和痢疾等。

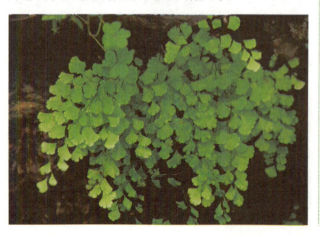

54 陆英（接骨草）

【古籍原文】味苦，寒。主骨间诸痹，四肢拘挛疼酸，膝寒痛，阴痿，短气不足，脚肿。生川谷。

【来　源】为忍冬科植物接骨草*Sambucus chinensis* Lindl.的茎、叶及根。

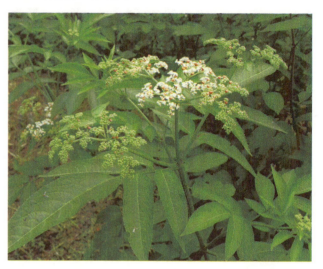

【形态特征】高大草本或半灌木。高达3m。茎有棱条，髓部白色。奇数羽状复叶对生，小叶5~9片；小叶片披针形，先端长而渐尖，基部钝圆形，边缘具小锯齿。大型复伞房花序顶生；花小而密，白色至淡黄色；萼筒杯状；花冠裂片卵形；雄蕊5枚；子房3室。浆果近球形，红色。

【性味功效】甘、苦，平。祛风利湿，活血止痛，利水退肿。

【古方选录】《卫生简易方》：接骨草叶适量。用法：捣烂罨患处，日换1次。主治：打扑伤损，闪肭骨节。

【用法用量】煎服，6~12g，鲜品30~60g。外用煎水洗浴或捣敷。

【使用注意】孕妇慎用。

【现代研究】化学研究显示含黄酮类，酚类，鞣质，糖类和绿原酸等。药理研究显示有镇痛作用。临床用于治疗风湿性关节炎，痛风，跌打损伤，骨折，黄疸，湿疹痒痛，风疹瘙痒，丹毒和创伤出血等。

55 荩草

【古籍原文】味苦，平。主久咳上气喘逆，久寒，

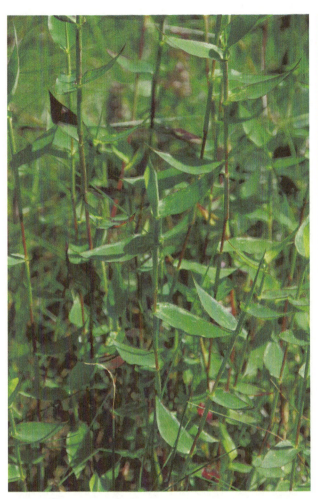

56 牛扁（牛蒑）

【古籍原文】味苦，微寒。主身皮疮，热气。可作浴汤，杀牛虱小虫，又疗牛病。生川谷。

【来　　源】为毛茛科植物牛蒑*Aconitum ochranthum* C. A. Mey. 的根。

【形态特征】多年生草本，具直根。茎高60~110cm，被反曲的微柔毛。基生叶1~5片，与下部茎生叶同具长柄；叶片圆肾形，两面被短伏毛，3裂，中央裂片菱形，在中部3裂，二回裂片具狭卵形小裂片。总状花序顶生；小苞片生花梗中部，条形；萼片5片，黄色；花瓣2片，具长爪，距与瓣片近等长；雄蕊多数；心皮3枚。蓇葖果3枚。

【性味功效】苦，微寒。清热，杀虫。

【使用注意】脾胃虚弱者慎用。

【现代研究】化学研究显示含生物碱。临床少用。

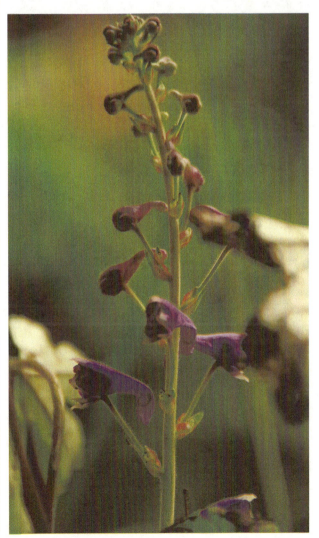

惊悸，痂疥，白秃，疡气，杀皮肤小虫。生川谷。

【来　　源】为禾本科植物荩草*Arthraxon hispidus*（Thunb.）Makino的全草。

【形态特征】一年生草本。秆细弱无毛，基部倾斜，高30~45cm，分支多节。叶鞘短于节间，有短硬疣毛；叶片膜质，边缘具纤毛；叶片卵状披针形。总状花序细弱；穗轴节间无毛，小穗孪生；第1颖边缘带膜质，第2颖近膜质，舟形；雄蕊2枚，花黄色或紫色。颖果长圆形。

【性味功效】甘、微苦，凉。清热解毒，润肺止咳。

【临床用方】《全国中草药汇编》：荩草60g。用法：水煎外洗。主治：疥癣，皮肤瘙痒，痈疖。

【用法用量】煎服，6~15g。外用适量，煎水洗或捣敷。

【现代研究】化学研究显示含乌头酸，木樨草素，木樨草素-7-葡萄糖苷和荩草素等。临床用于治疗感冒咳嗽，慢性支气管炎咳喘，发热口渴和皮肤痈疡等。

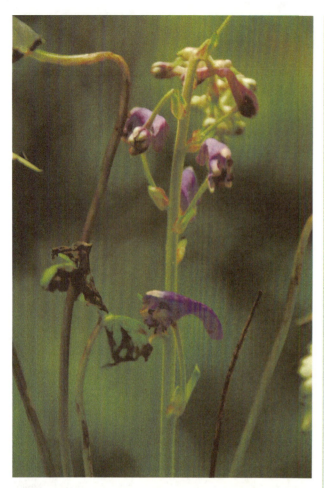

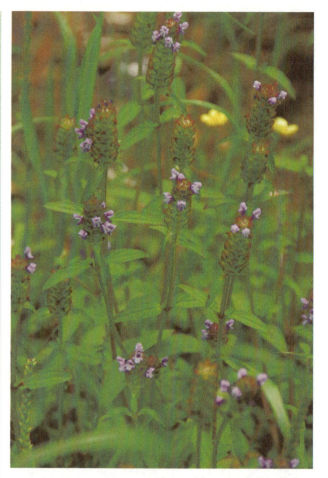

【现代研究】 化学研究显示含三萜皂苷，芸香苷，金丝桃苷，熊果酸，咖啡酸，游离齐墩果酸，飞燕草素，矢车菊素，d-樟脑和d-小茴香酮等。药理研究显示有降血压，抗炎，抑制痢疾杆菌、伤寒杆菌、霍乱弧菌、大肠杆菌、变形杆菌及人型结核杆菌和降血糖等作用。临床用于治疗急性黄疸型肝炎，甲状腺肿大，细菌性痢疾，高血压病，淋巴瘤，颈淋巴结核，乳腺增生和肝癌等。

57 夏枯草

【古籍原文】 味苦、辛，寒。主寒热，瘰疬，鼠瘘，头疮，破癥，散瘿，结气，脚肿，湿痹，轻身。一名夕句，一名乃东。生川谷。

【来　　源】 为唇形科植物夏枯草*Prunella vulgaris* L.的果穗或地上部分。

【形态特征】 多年生草本。茎方形，高约39cm。全株密生细毛，叶对生，近基部的叶有柄，上部叶无柄；叶片椭圆状披针形。轮伞花序呈穗状；苞片肾形；花萼唇形，上唇长椭圆形，3裂，下唇2裂；花冠紫色或白色，唇形，下部管状；雄蕊4枚；子房4裂。小坚果褐色。

【性味功效】 苦、辛，寒。清肝泻火，明目，散结消肿。

【古方选录】 《本草汇言》：夏枯草、蒲公英各等分。用法：酒煎服；或作丸用。主治：乳痈初起。

【用法用量】 煎服，9~15g；熬膏或入丸、散。

【使用注意】 虚寒证慎用。

58 芫华（芫花）

【古籍原文】 味辛，温。主咳逆上气，喉鸣，喘，咽肿，短气，蛊毒，鬼疟，疝瘕，痈肿，杀虫鱼。一名去水。生川谷。

【来　　源】 为瑞香科植物芫花*Daphne genkwa* Sieb. *et* Zucc.的花蕾。

【形态特征】 落叶灌木。高可达1m。茎细长而直立。叶通常对生，偶为互生，叶片椭圆形至长椭圆形，略为革质，全缘，先端尖；叶柄短，密被短柔毛。花先叶开放，淡紫色，3~7朵簇生；花两

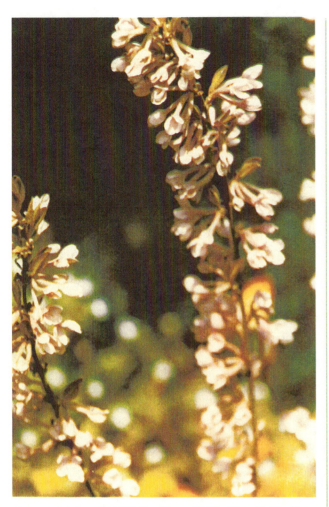

59 巴 豆

【古籍原文】味辛，温。主伤寒，温疟，寒热，破癥瘕结聚，坚积，留饮，淡癖，大腹水胀，荡涤五脏六腑，开通闭塞，利水谷道，去恶肉，除鬼毒蛊疰邪物，杀虫鱼。一名巴椒。生川谷。

【来　源】为大戟科植物巴豆 *Croton tiglium* L.的成熟果实。

【形态特征】常绿乔木。高6~10m。幼枝绿色，二年生枝灰绿色。叶互生，叶片卵圆形或长圆状卵形，先端渐尖，基部圆形或阔楔形，边缘有稀疏锯齿，两面均有稀疏星状毛；主脉三出；托叶早落。花单性，雌雄异株；总状花序顶生，上部生雄花，下部生雌花；雄花绿色，花萼5裂；花瓣5片；雄蕊15~20枚；雌花花萼5裂，无花瓣；子房圆形，3室。蒴果长圆形至卵圆形。

【性味功效】辛，热；有大毒。内服峻下冷积，逐水退肿，祛痰利咽。外用蚀疮。

【古方选录】《金匮要略》三物备急丸：大黄、干姜、巴豆（去皮心，炒，研为脂）各一两。用法：

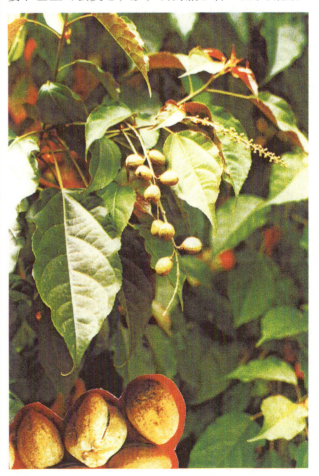

性，无花瓣；萼圆筒状而细，先端4裂；雄蕊8枚，2轮；雌蕊1枚，子房上位。核果革质，白色。种子1粒，黑色。

【性味功效】苦、辛，温；有毒。内用泻水逐饮，外用杀虫疗疮。

【古方选录】《太平圣惠方》芫花膏：猪脂五两，芫花一两。用法：二药同煎熬，去滓，日用涂搽患处。主治：湿疥久不愈。

【用法用量】煎服，1.5~3.0g；或入丸、散；醋芫花研末吞服，每次0.6~0.9g。

【使用注意】虚弱者及孕妇禁用。不宜与甘草配伍同用。

【现代研究】化学研究显示含芫花酯甲，芫花酯乙，芫花酯丙，芫花酯丁，芫花酯戊，芫花素，羟基芫花素，芹菜素，谷甾醇和苯甲酸等。药理研究显示能引起剧烈水泻和腹痛，增加尿量，抑制肺炎杆菌、溶血性链球菌、流感杆菌，镇静，镇咳，祛痰，抗肿瘤和抗生育等作用。临床用于治疗慢性支气管炎，冻疮，淋巴结核，肝炎和头癣等。

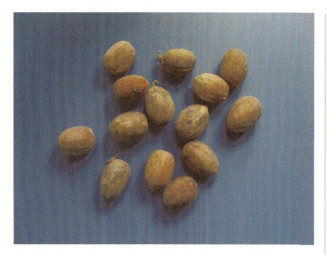

炼蜜为丸，豆大，成人每服三至四丸，用温水或酒送下。功效：攻逐寒积。主治：寒实冷积，卒然心腹胀痛，痛如锥刺，气急口噤，大便不通。

【用法用量】入丸、散，每次0.1~0.3g。大多制成巴豆霜用，以降低毒性。外用适量。

【使用注意】孕妇及体弱者禁用。不宜与牵牛同用。

【现代研究】化学研究显示含巴豆油酸，巴豆酸，棕榈酸，月桂酸，巴豆醇，巴豆毒素，巴豆苷及巴豆异鸟嘌呤等。药理研究显示有泻下，促进平滑肌运动，抗肿瘤，抗菌和抗炎等作用。临床用于治疗胆绞痛，胆道蛔虫症，骨结核，胃癌和疟疾等。

60 蜀菽（川椒、花椒）

【古籍原文】味辛，温。主邪气咳逆，温中，逐骨节，皮肤死肌，寒湿痹痛，下气，久服之，头不白，轻身增年。生川谷。

【来　源】为芸香科植物青椒*Zanthoxylum schinifolium* Sieb. et Zucc. 或花椒*Z. bungeanum*

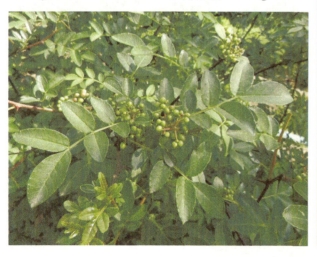

Maxim.的成熟果皮。

【形态特征】青椒：落叶灌木。高1~3m。枝有短小皮刺。羽状复叶互生，小叶11~21片，椭圆状披针形，边缘有细锯齿，背面疏生油点。伞房状圆锥花序顶生；花单性；花被5片；雄蕊5枚，退化心皮细小；雌花中雄蕊退化为鳞片状，心皮1~3枚。蓇葖果绿色或褐色，腺点色深呈点状下陷。种子黑色，有光泽。

【性味功效】辛，温。温中止痛，杀虫止痒。

【古方选录】《太平圣惠方》川椒丸：川椒（微炒）、桑根白皮（锉）、芫花根皮、款冬花、紫菀、代赭石、细辛、伏龙肝各一两。用法：水煎服。主治：积年咳嗽。

【用法用量】煎服，3~6g。外用适量，煎汤熏洗，或研末调敷。

【使用注意】热证及阴虚火旺者忌用。孕妇慎用。

【现代研究】化学研究显示果皮中含挥发油，α-蒎烯，β-蒎烯，香桧烯，紫苏烯，芳樟醇，爱草脑，香草木宁碱，茵芋碱和单叶芸香品碱等。药理研究显示有抗溃疡，保肝，止泻，兴奋和抑制肠平滑肌，镇痛，抗炎，抑制多种细菌、皮肤癣菌，杀疥、螨和抗血栓形成等作用。临床用于治疗蛔虫性肠梗阻，急性胃痛，脂溢性皮炎和疥疮等。

61 皂荚（皂角）

【古籍原文】味辛、咸，温。主风痹，死肌，邪气，风头，泪出，利九窍，杀精物。生川谷。

【来　源】为豆科植物皂荚*Gleditsia sinensis* Lam. 的果实。

【形态特征】落叶乔木。高达15m。分支圆柱形，有圆锥形棘刺，粗壮坚挺，上有互生分支。偶数羽状复叶簇生，小叶3~8对，先端钝，顶有细尖，基部宽楔形或近圆形，边缘有细锯齿。总状花序腋生，杂性花约20朵；花萼钟状，先端4裂；花瓣4片，椭圆形；雄蕊6~8枚。荚果直而扁平，长7.5~30cm，深棕色，被白色粉霜。种子多数。

【性味功效】辛、咸，温；有小毒。祛痰开窍，散结消肿。

【古方选录】《太平圣惠方》皂荚丸：皂荚十两，独活、天麻、薄荷各五两，防风二两。用法：水煎

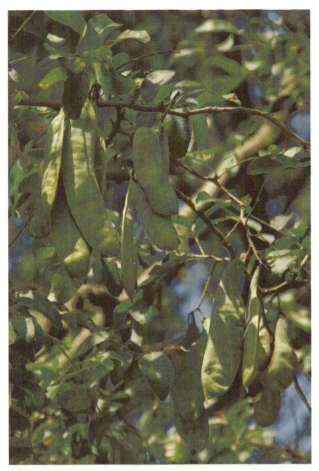

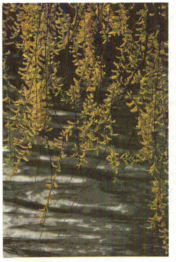

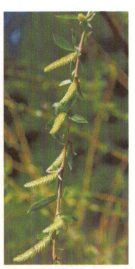

的枝，小枝褐色无毛。叶披针形至线状披针形，先端长渐尖，基部楔形，边缘具细锯齿，上面绿色，下面带白色。花单性，雌雄异株；荑黄花序先叶开放或与叶同时开放；雄花序长1.5~2cm，雌花序长达5cm；苞片圆形至线状披针形；雄蕊2枚，分离；雌花有1个腺体，子房无毛，柱头2裂。蒴果绿褐色，成熟后2裂。种子有绵毛。

【性味功效】苦，寒。祛风利湿，止血散瘀。

【古方选录】《小儿卫生总微论方》：柳华、麝香各适量。用法：柳华烧存性，入麝香少许，外搽。主治：走马牙疳。

【用法用量】内服，捣汁或研末，3~10g。外用适量，研末或烧存性，外撒患处。

【现代研究】化学研究显示柳叶含鞣质4.93%（干重），木质部含水杨酸苷。临床用于治疗慢性支气管炎，膀胱结石，高血压病，急性黄疸型肝炎，烧烫伤和脚癣等。

服。主治：肝肺风毒，项生结核，痒痛，遍身顽痹。

【用法用量】入丸、散，1.0~1.5g。外用适量，研末吹鼻取嚏或研末调敷患处。

【使用注意】内服剂量过大则引起呕吐、腹泻。辛散走窜之性极强，非顽痰证实体壮者不宜轻投。孕妇及咯血、吐血患者禁用。

【现代研究】化学研究显示含三萜皂苷，鞣质，蜡醇，廿九烷和豆甾醇等。药理研究显示有祛痰，抗菌和杀虫等作用。临床用于治疗哮喘，急性乳腺炎，急性肠梗阻和小儿厌食症等。

62 柳华（柳絮）

【古籍原文】味苦，寒。主风水黄疸，面热黑。一名柳絮。叶主马疥痂创。实主溃痈，逐脓血。子汁疗渴。生川泽。

【来　　源】为杨柳科植物垂柳*Salix babylonica* L.的花序。

【形态特征】落叶乔木。高10~12m。有长而下垂

63 楝实（川楝子、金铃子）

【古籍原文】味苦，寒。主温疾伤寒，大热烦狂，杀三虫，疥疡，利小便水道。生山谷。

【来　　源】为楝科植物川楝*Melia toosendan* Sieb. et Zucc.的成熟果实。

【形态特征】落叶乔木。高达10m。树皮灰褐色。二至三回奇数羽状复叶互生；羽片4~5对，小叶卵形或狭卵形，先端渐尖或长渐尖，基部圆形，全缘或有疏锯齿。圆锥花序腋生；花瓣淡紫色；花萼片灰绿色；雄蕊2倍于花瓣数，花丝合成筒状。核果

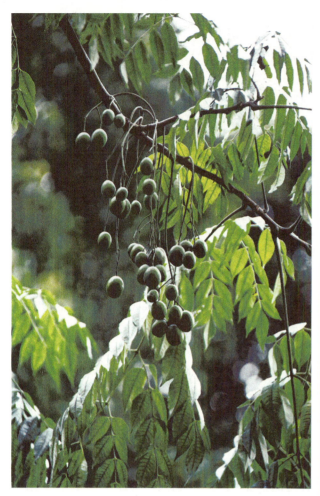

大，椭圆形或近球形，黄色或栗棕色，内果皮坚硬木质。种子长椭圆形，黑色。

【性味功效】苦，寒；有小毒。行气止痛，疏肝泄热，杀虫。

【古方选录】《太平圣惠方》金铃子散：金铃子、延胡索各一两。用法：水煎服。功效：疏肝泄热，活血止痛。主治：肝郁化火证。胸腹胁肋诸痛，口苦，舌红苔黄，脉弦数。

【用法用量】煎服，5~10g。外用适量。炒用寒性降低。驱虫宜生用；行气止痛多炒用。

【使用注意】不宜过量或持续服用。脾胃虚寒者禁用。

【现代研究】化学研究显示含川楝素，楝树碱，山萘醇及脂肪油等。药理研究显示对猪蛔虫、蚯蚓、水蛭有明显杀灭作用，还有松弛奥狄氏括约肌，收缩胆囊，促进胆汁排泄，兴奋肠管平滑肌，抑制金黄色葡萄球菌、多种致病性真菌，抗炎和抗癌等作用。临床用于治疗头癣，胃痛，胆结石，鞘膜积液，急性乳腺炎和蛔虫病等。

64 郁李仁

【古籍原文】味酸，平。主大腹水肿，面目四肢浮肿，利小便水道。根主齿龈肿，龋齿，坚齿。一名爵李。生川谷。

【来　源】为蔷薇科植物欧李Prunus humilis Bge.、郁李P. japonica Thunb. 或长柄扁桃P. pedunculata Maxim.的成熟种子。

【形态特征】郁李：落叶灌木。高1~1.5m。老枝灰褐色，小枝纤细，光滑。单叶互生；叶片长卵形或卵圆形，下部最宽，先端长尾状，基部圆形，边缘有尖锐重锯齿；沿主脉具短柔毛；托叶线形，呈篦状分裂。花先叶开放或与叶同时开放；花萼钟状，萼片5片；花瓣5片，粉红色或近白色；雄蕊多数，花丝丝状；雌蕊1枚，子房1室，花柱被柔毛。核果近球形，暗红色，光滑。

【性味功效】辛、苦、甘，平。润肠通便，下气利水。

【古方选录】《圣济总录》：郁李仁（炒）、桑根白皮（锉）、川芎、细辛（去苗叶）各一两。用

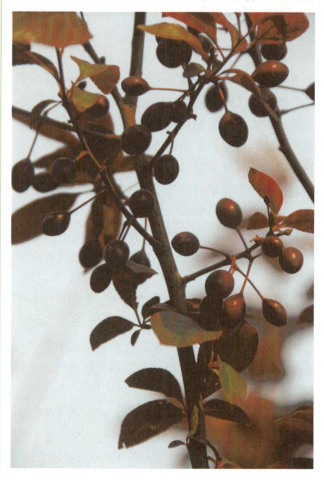

法：捣为细末，每服五钱匕，水煎，入盐一钱匕，去滓，热漱冷吐。主治：牙齿疳，挺出疼痛。

【用法用量】煎服，6~10g。

【使用注意】孕妇慎用。

【现代研究】化学研究显示含郁李仁苷，苦杏仁苷，脂肪油，挥发性有机酸，皂苷和植物甾醇等。药理研究显示有缓泻，抗炎，镇痛，镇咳祛痰及降压等作用。临床用于治疗便秘等。

捣罗为末，以鸡子白和涂于帛上贴之，一日二易。主治：瘰疬，发肿而坚，结成核。

【用法用量】外用适量，研末调敷、煎水洗或含漱。

【使用注意】不可内服，不可入目。

【现代研究】药理研究显示其枝、叶、根、果均有毒，其毒害作用是直接刺激消化道黏膜，经吸收后麻痹运动神经末梢，严重损伤大脑。临床用于治疗痈肿，皮肤麻痹，乳痈，癣疥和牙痛等。

65 莽 草

【古籍原文】味辛，温。主风头，痈肿，乳痈，疝瘕，除结气，疥瘙，杀虫鱼。生山谷。

【来　　源】为木兰科植物狭叶茴香*Illicium lanceotatum* A. C. Smith的叶。

【形态特征】常绿灌木或小乔木。高3~10m。树皮灰褐色。单叶互生或聚生于小枝上部；叶革质，披针形、倒披针形或椭圆形，先端尖，基部窄楔形，全缘，边缘稍反卷，上面绿色，下面淡绿色。花腋生或近顶生；花被片10~15片，数轮；雄蕊6~11枚。蓇葖果木质，顶端有长而弯曲的尖头。种子淡褐色，有光泽。

【性味功效】辛，温；有毒。祛风止痛，消肿散结，杀虫止痒。

【古方选录】《太平圣惠方》：莽草一两。用法：

66 雷 丸

【古籍原文】味苦，寒。主杀三虫，逐毒气，胃中热，利丈夫，不利女子。作摩膏，除小儿百病。生山谷。

【来　　源】为白蘑科真菌雷丸*Omphalia lapidescens* Schroet.的菌核。

【形态特征】腐生菌类。菌核通常为不规则的坚硬块状至球形或近卵形，直径0.8~2.5cm，稀达4cm；表面黑棕色，具细密纹理或细皱纹，内面为紧密交织的菌丝体。质地坚硬，断面蜡样白色，半透明，具白色纹理，略带黏性。越冬后，由菌核发出新子实体。

【性味功效】微苦，寒。杀虫消积。

【古方选录】《杨氏家藏方》雷丸散：雷丸、使君

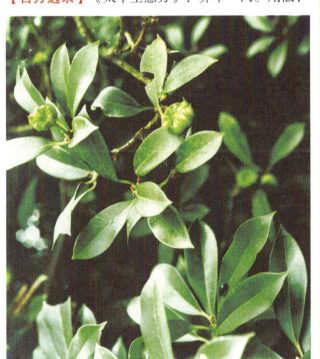

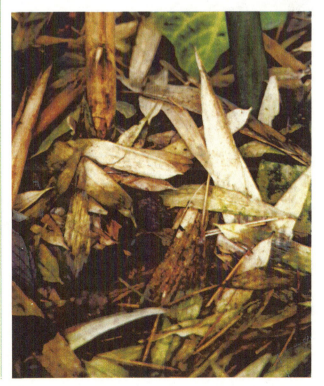

子、鹤虱、榧子肉、槟榔各等分。用法：上药为细末，每服一钱，温米饮调下，乳食前。主治：虫积。

【用法用量】入丸、散或研粉，饭后温开水调服或吞服，一次5~7g，一日3次，连服3日。

【使用注意】不入煎剂。虫积而脾胃虚寒者慎服。

【现代研究】化学研究显示含蛋白酶，雷丸素，雷丸多糖及钙、铝、镁等。药理研究显示其蛋白酶有明显杀灭胆道蛔虫、钩虫、阴道滴虫、兰氏贾第鞭毛虫及囊虫等作用；雷丸多糖有抗炎，提高动物免疫功能，抑制小鼠S_{180}肉瘤等作用。临床用于治疗绦虫病，钩虫病，阴道滴虫病，脑囊虫病和急性胆道蛔虫病等。

67 桐叶

【古籍原文】味苦，寒。主恶蚀，疮著阴。皮主五痔，杀三虫。华（花）主傅猪疮，饲猪肥大三倍。生山谷。

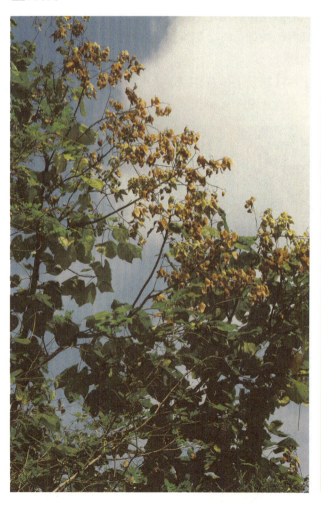

【来　　源】为梧桐科植物梧桐Firmiana platanifolia（L. f.）Marsili的叶。

【形态特征】落叶乔木。高达16m。树皮青绿色，平滑。单叶互生，3~5掌状深裂，基部心形，裂片三角形，顶端渐尖，脉掌状。圆锥花序顶生；花单性，淡黄绿色；萼片5片；花梗与花近等长；雄蕊花药15枚；雌花心皮5枚，基部分离。蓇葖果膜质，成熟时开裂成叶状，每个蓇葖果有种子2~4粒。种子圆球形，表面有皱纹。

【性味功效】苦、微辛，凉。祛风除湿，清热解毒。

【古方选录】《医林正宗》：梧桐叶适量。用法：醋蒸贴于患处。功效：退热止痛，收敛生肌。主治：痈疽发背大如盘，臭腐不可近。

【用法用量】煎服，10~15g。外用鲜叶敷贴，煎水洗或研末调敷。

【现代研究】化学研究显示含甜菜碱，胆碱，β-香树脂醇，β-香树脂醇乙酸酯，β-谷甾醇，三十一烷及芸香苷等。药理研究显示有降血压，镇静等作用。临床用于治疗感冒，头痛，高血压病和银屑病等。

68 梓白皮

【古籍原文】味苦，寒。主热，去三虫。叶捣傅猪疮，饲猪肥大三倍。生山谷。

【来　　源】为紫葳科植物梓Catalpa ovata G. Don.的树皮及根皮韧皮部。

【形态特征】落叶乔木。高达15m。树干伞形，主干通直，树皮灰褐色。叶对生或近对生；叶片阔卵形，先端渐尖，基部心形，全缘或微波状。顶生圆

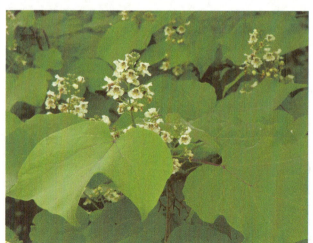

锥花序，花萼2唇开裂，绿色或紫色；花冠钟状，淡黄色；能育雄蕊2枚，退化雄蕊3枚；子房上位，棒状，柱头2裂。蒴果线形。种子长椭圆形。

【性味功效】苦，寒。清热解毒，利湿，杀虫止痒。

【古方选录】《伤寒论》麻黄连翘赤小豆汤：麻黄、连翘、生姜、甘草各二两，杏仁四十个，赤小豆、生梓白皮一升，大枣十二枚。用法：水煎服，先煮麻黄，后下诸药。功效：解表散邪，除湿退黄。主治：伤寒瘀热在里，身发黄（湿热发黄而又兼有表证）。

【用法用量】煎服，5~10g。外用：煎水洗或研末调敷。

【现代研究】化学研究显示含羽扇豆醇，三十烷酸，阿魏酸，梓果苷和对香豆酸等。药理研究显示有显著抗诱变的作用。临床用于治疗黄疸，肾炎水肿，呕吐，疥疮，湿疹和皮肤瘙痒等。

69 石南（石楠）

【古籍原文】味辛，苦。主养肾气，内伤，阴衰，利筋骨皮毛。实，杀蛊毒，破积聚，逐风痹。一名鬼目。生山谷。

【来　　源】为蔷薇科植物石楠*Photinia serrulata* Lindl.的茎叶。

【形态特征】常绿灌木或小乔木。高达12m。树冠圆形，多分支。叶互生，叶片革质，长椭圆形或长倒卵形，先端急尖或渐尖，基部圆形或阔楔形，边缘有细密而尖锐的锯齿。顶生圆锥状伞房花序，花萼钟状，裂片5片，三角形；花瓣5片，白色；雄蕊

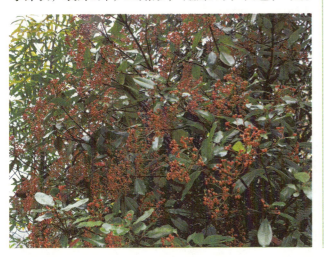

多数；子房半下位。梨果红色，近球形。

【性味功效】辛、苦，平；有小毒。祛风除湿，通络止痛，益肾。

【古方选录】《圣济总录》石南酒：生石南叶三两。用法：捣罗为末。加酒煎煮。主治：风瘾疹经旬不解。

【用法用量】煎服，5~10g；或入丸、散。外用，研末撒或吹鼻。

【使用注意】阴虚火旺者忌用。

【现代研究】化学研究显示叶含叶绿素，类胡萝卜素，鞣质，樱花苷，山梨醇，氢氰苷和苯甲醇等。药理研究显示有杀灭钉螺、日本血吸虫尾蚴，降低实验动物血压等作用。临床用于治疗牙龈肿痛，风湿病肌肉麻痹，关节疼痛，风疹和妇女偏头痛等。

70 ※黄　环

【古籍原文】味苦，平。主蛊毒鬼注，鬼魁，邪气在脏中，除咳逆寒热。一名凌泉，一名大就。生山谷。

【现代研究】《本草纲目》尚有"消水肿，利小便"的记载。目前研究品种未定，中药有关著作无收载，有待考证。

71 溲　疏

【古籍原文】味辛，寒。主身皮肤中热，除邪气，止遗溺，可作浴汤。生山谷及田野故丘墟地。

【来　　源】为虎耳草科植物溲疏*Deutzia scabra* Thunb.的果实。

【形态特征】落叶灌木。高达3m。小枝中空，赤褐色。叶对生；有短柄；叶片卵形至卵状披针形，先端尖，基部稍圆，边缘具小齿。圆锥花序直立；萼杯状，5齿；花瓣5片，白色或外面有粉红色斑点；雄蕊10枚；子房下位，花柱3枚。蒴果近球形，先端扁平，有多数细小种子。

【性味功效】苦、辛，寒；有小毒。清热，利尿。

【古方选录】《备急千金要方》承泽丸：溲疏二两，梅核仁、辛夷各一升，葛上亭长七枚，泽兰子五合，藁本一两。用法：研末，蜜合为丸，先食，服如大豆两丸，日三，不知稍增。主治：妇人下焦

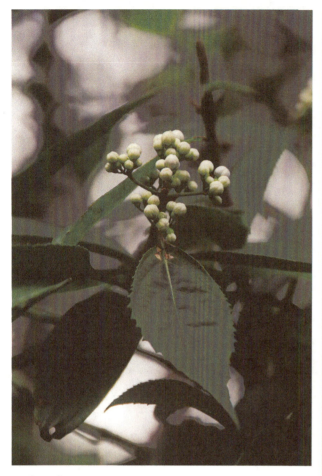

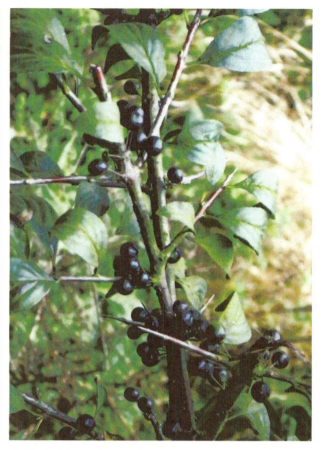

三十六疾。

【用法用量】煎服，3~10g。

【使用注意】本品有毒，不可过服。脾胃虚寒者慎用。

【现代研究】化学研究显示叶和花含山柰酚-7-葡萄糖苷，槲皮素-3-葡萄糖苷等黄酮类化合物；叶还含溲疏苷，卯花苷，溲疏醇和卯花醇等。临床用于治疗发热、小便不利等。

72 鼠李

【古籍原文】主寒热，瘰疬疮。生田野。

【来源】为鼠李科植物冻绿*Rhamnus utilis* Decne.的果实。

【形态特征】落叶灌木或小乔木。高达4m。幼枝无毛，小枝褐色或紫红色，枝端常有针刺。叶对生；叶柄具沟；叶片纸质，椭圆形或倒卵状椭圆形，先端尖，基部楔形，边缘具细锯齿。花单性，雌雄异株；花萼4裂；花瓣4片，黄绿色；雄花雄蕊4枚；雌花子房球形，退化雄蕊4枚。核果近球形，

成熟时黑色。种子近球形，背面具纵沟。

【性味功效】甘、微苦，凉；有小毒。利湿消积，祛痰止咳，解毒杀虫。

【古方选录】《太平圣惠方》：生鼠李适量。用法：捣敷患处。主治：诸疮寒热，毒痹。

【用法用量】煎服，6~12g；或研末熬膏。外用适量捣敷或煎水含漱。

【使用注意】本品有毒，不宜过用。孕妇忌服。

【现代研究】化学研究显示种子含芸香苷。临床用于治疗水肿腹胀痛，腹部包块，淋巴结核肿大和疮疡等。

73 ※药实根

【古籍原文】味辛，温。主邪气，诸痹疼酸，续绝伤，补骨髓。一名连木。生山谷。

【临床用方】《神农本草经贯通》：鲜药实根、苎麻根各适量。用法：捣敷患处，亦可内服。功效：续绝伤。主治：骨折。

【现代研究】《新修本草》云："《本经》用根，恐误载根字。子：味辛，平；无毒。主破血，止

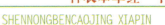

痢，消肿，除蛊疰蛇毒。"目前研究品种未定，中药有关著作无记载，有待考证。

74 栾华

【古籍原文】 味苦，寒。主目痛，泪出，伤眦，消目肿。生川谷。

【来　源】 为无患子科植物栾树*Koelreuteria paniculata* Laxm.的花。

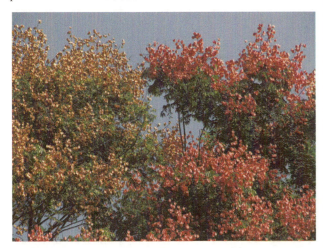

【形态特征】 落叶乔木或灌木。树皮厚，灰褐色至灰黑色。叶丛生于当年生枝上，无柄或具极短的柄，对生或互生，卵形至卵状披针形，先端尖，基部钝，边缘有钝锯齿。花杂性同株或异株，聚伞圆锥花序；苞片狭披针形；花淡黄色，稍芬芳；花瓣4片；雄蕊8枚；子房三棱形。蒴果圆锥形，具3棱，外面有网纹，内面平滑略有光泽。种子近球形。

【性味功效】 苦，寒。清肝明目。

【临床用方】《神农本草经贯通》：栾华10g，龙蛋15g，菊花、密蒙花、黄芩各12g，银花20g。用法：水煎服。主治：迎风流泪。

【用法用量】 煎服，3~10g。

【使用注意】 脾胃虚寒者慎用。

【现代研究】 化学研究显示叶含槲皮苷-2-没食子酸。临床用于治疗急性结膜炎，红眼病等。

75 蔓椒（猪椒、两面针）

【古籍原文】 味苦，温。主风寒湿痹，历节疼，除四肢厥气，膝痛。一名家椒。生川谷。

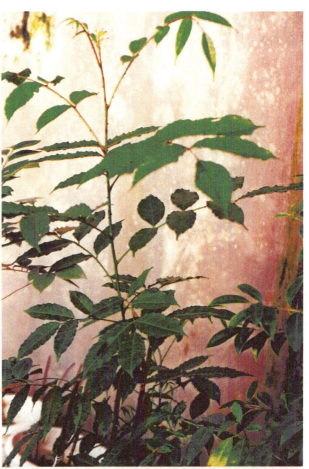

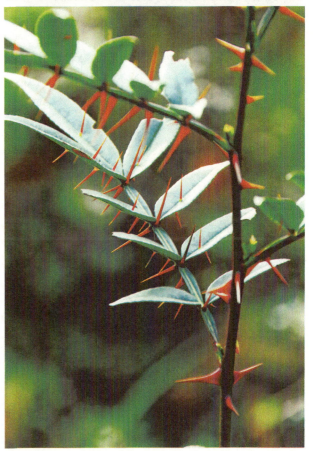

【来　　源】为芸香科植物两面针Zanthoxylum nitidum（Roxb.）DC.的根或枝叶。

【形态特征】常绿木质藤本，幼枝、叶轴背面和小叶两面中脉上都有钩状皮刺。根黄色，味辛辣。羽状复叶互生，革质，卵形至卵状长圆形，有油点，边缘微具波状疏锯齿。伞房状圆锥花序腋生，花小，单性；萼片4片；花瓣4片；雄花雄蕊4枚，退化心皮先端4叉裂；雌花退化雄蕊短小，心皮4枚，柱头头状。蓇葖果紫红色。种子近球形，黑色光亮。

【性味功效】苦、辛，温；有小毒。祛风除湿，行气止痛，散瘀消肿。

【临床用方】《云南中草药选》：两面针根30g，泡酒0.5kg，7天后可饮，每次5~10ml，每日3次；或两面针根3~15g，煎服。主治：跌打劳伤，风湿骨痛。

【用法用量】煎服，9~15g；研末，1.5g；亦可浸酒、熬膏。外用适量，煎水洗，捣敷或研末调敷。

【使用注意】内服过量，可出现头晕、呕吐或腹泻的毒性反应，当立即停药。不宜与酸性食物同服。

【现代研究】化学研究显示含光叶花椒碱，光叶花椒酮碱，二氢光叶花椒碱，氧化白屈菜红碱，菌芋碱和香叶木苷等。药理研究显示有镇静、强心、降血压，抑菌，抗肿瘤和解除平滑肌痉挛等作用。临床用于治疗风湿关节痛，胃及十二指肠溃疡，疝痛和龋齿等。

76 豚　卵

【古籍原文】味苦，温。主惊痫癫疾，鬼注蛊毒，除寒热，贲豚，五癃，邪气挛缩。一名豚颠。悬蹄主五痔，伏热在肠，肠痈内蚀。

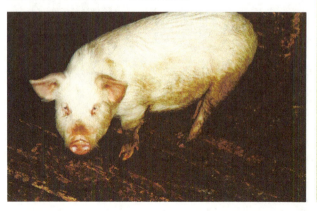

【来　　源】为猪科动物猪Sus scrofa domesticam Brisson的睾丸。

【形态特征】动物体身躯肥胖，头大。鼻与口吻皆长，略向上屈。眼小。耳壳有的大而下垂，有的较小而前挺。四肢短小，4趾，前2趾有蹄，后2趾有悬蹄。颈粗，项背疏生鬃毛。尾短小，末端有毛丛。毛色有纯黑、纯白，或黑白混杂等。

【性味功效】甘，温。补肾纳气，镇惊定痛。

【古方选录】《普济方》：豚卵一双（细切），当归二分。用法：酒煎服。主治：惊痫中风，壮热癥疾，吐舌出沫。

【用法用量】内服，煮食或煎汤，2个。

【现代研究】化学研究显示含睾丸酮。药理研究显示有调节生殖系统、代谢功能，促进造血，延缓衰老，抗冠心病及抗早孕等作用。临床用于治疗哮喘，睾丸肿痛等。

77 麋　脂

【古籍原文】味辛，温。主痈肿，恶疮，死肌，寒风湿痹，四肢拘缓不收，风头肿气，通腠理。一名官脂。生山谷。

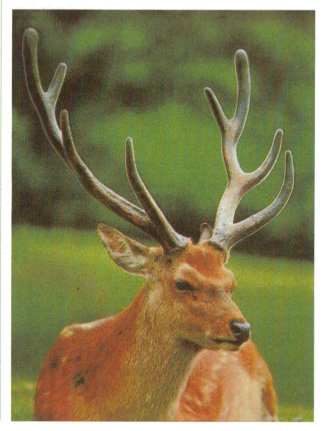

【来　　源】为鹿科动物麋鹿*Elaphurus davidianus* Milne-Edwards的脂肪。

【形态特征】动物体长约2m，肩高1m余；雄者体重约200kg，雌者约100kg。头似马、身似驴、蹄似牛、角似鹿，故称"四不像"。雄者具角，雌者无角。尾生有长束毛，尾端超过后肢踝关节。四肢粗大，主蹄宽大能分开，侧蹄显著。毛色灰棕。鼻孔上方有一白色斜纹，下颏与耳壳内面均呈白色，颈下长毛黑褐色，体侧下部灰白色，四肢内侧及腹部黄色；幼兽红褐色，杂有黄色，体有白色斑点。

【性味功效】辛，温。通血脉，祛风寒，润皮肤，解毒。

【古方选录】《肘后方》：麋脂适量。用法：涂敷患处。主治：年少气盛，面生疮疱。

【用法用量】内服，烊化冲。外用适量，涂患处或入面脂使用。

78 鼺鼠（鼯鼠）

【古籍原文】主堕胎，令人产易。生平谷。

【来　　源】为鼯鼠科动物棕鼯鼠*Petaurista peturista*（Pallas）.的全体。

【形态特征】动物体长达40~50cm。尾圆形，其长超过体长。吻圆而短。耳小，眼大。体背毛色黑褐，腹面为浅橙红色，颈下黑褐色，并有褐色纵纹向下延伸到胸部。鼠蹊部至尾基为灰褐色，尾除基部下面外皆黑褐色。飞膜背面色如体背，但略深，腹面色较红，两者分界线甚明显。眼周具黑圈，耳壳背部具一黑斑。耳与眼之黑圈间为橙黄色。后足趾端黑色或灰白色。

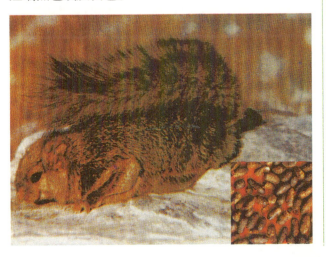

【性味功效】甘，温；有毒。催产，止痛。

【使用注意】血虚无瘀滞者慎用，孕妇忌用。

【现代研究】古代有用，现代不用。

79 六畜毛蹄甲（猪蹄甲）

【古籍原文】味咸，平。主鬼注蛊毒，寒热，惊痫，癫痓狂走。骆驼毛尤良。

【来　　源】六畜指六种家畜。据陶弘景云："六畜为马、牛、羊、猪、狗、鸡。"毛指六畜体毛，蹄指六畜的足。以猪蹄为例：为猪科动物猪*Sus scrofa domesticam* Brisson的足蹄。

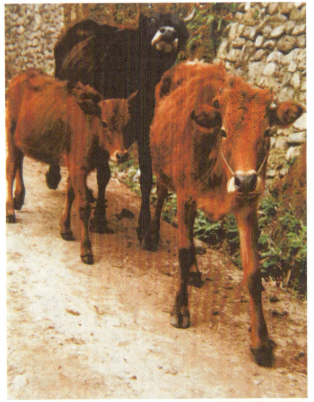

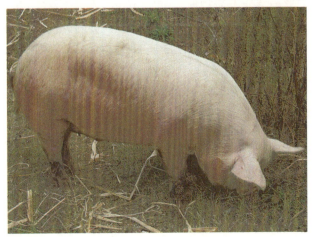

【形态特征】猪的身躯肥胖，头大。鼻与口吻皆长，略向上屈。眼小。耳壳有的大而下垂，有的较小而前挺。四肢短小，4趾，前2趾有蹄，后2趾有悬蹄。颈粗，项背疏生鬃毛。尾短小，末端有毛丛。毛色有纯黑、纯白，或黑白混杂等。

【古方选录】《太平圣惠方》：大猪蹄一枚。用法：以水二升，清浆水一升，煮令烂如胶。夜用涂面，晓以水洗之，令面皮光洁也。

【用法用量】煎熬，或炖煮，100~250g。

【现代研究】化学研究显示含脂肪、胶原蛋白等。临床用于治疗产后缺乳或乳汁不下，血栓闭塞性脉管炎等。

80 虾蟆（蛤蟆）

【古籍原文】味辛，寒。主邪气，破癥坚血，痈肿，阴疮。服之不患热病。生池泽。

【来　　源】为蛙科动物泽蛙 *Rana limnocharis* Boie 的全体。

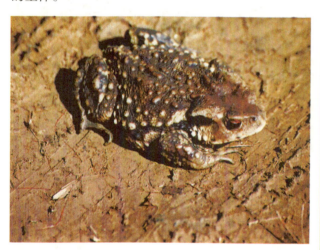

【形态特征】动物体长44~55mm，雄者略小。头部略呈三角形。口阔，吻端尖圆；口内有助骨齿2团。近吻端有小型鼻孔2个。眼大而突出，眼间距窄。体背面皮肤有不规则纵皱纹，腹面皮肤光滑，生活时颜色有变异。前肢细长，第一指发达；后肢粗壮，胫跗关节前达眼部附近。

【性味功效】甘，寒。清热解毒，健脾消积，消痰散结。

【古方选录】《本草纲目》：大黑色虾蟆一枚。用法：去肠，焙研，油调敷之。主治：瘰疬溃烂。

【用法用量】入丸、散，6~15g。外用适量。

81 马　刀

【古籍原文】味辛，微寒。主漏下赤白，寒热，破石淋，杀禽兽贼鼠。生池泽。

【来　　源】为蛏科动物长竹蛏 *Solen gouldii* Conrad 的贝壳。

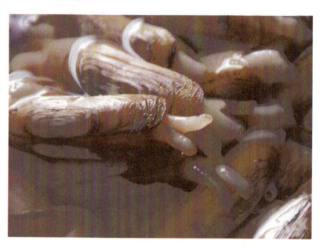

【形态特征】动物贝壳2片，长形，质薄，两壳相等。壳长5~11cm，长度为高度的6~7倍。壳顶位于贝壳的最前端，腹缘中部微凹，壳前端呈截形，后端圆，前端较后端略粗大。贝壳表面光滑，被黄褐色外皮，生长线明显，后端有褶襞。壳内面白色或淡黄色。铰合部小。前闭壳肌痕极细长。外套痕明显，前端向背缘凹入。足发达，细长，呈柱状。

【性味功效】咸，凉。散结消痰，通淋。

【临床用方】《神农本草经贯通》：马刀、王不留行各15g，海金沙10g，石韦30g，冬葵子20g，乌药6g。用法：水煎服。主治：尿路结石。

【用法用量】内服：煅研末，5~15g；或煎汤，15~50g。

82 蛇蜕（蛇皮、蛇退）

【古籍原文】味咸，平。主小儿百二十种惊痫，瘛疭，癫疾，寒热，肠痔，虫毒，蛇痫。火熬之良。一名龙子衣，一名蛇符，一名龙子单衣，一名弓皮。生川谷及田野。

【来　　源】为游蛇科动物王锦蛇 *Elaphe carinata* （Guenther）、红点锦蛇 *Elaphe rufodorsata* （Cantor）、黑眉锦蛇 *Elaphe taeniurus* Cope 等多种蛇蜕下的皮膜。

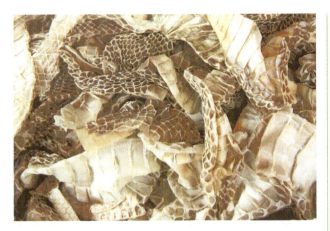

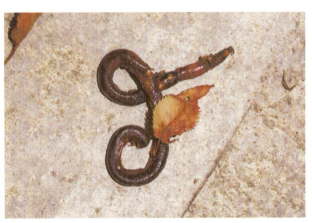

【形态特征】王锦蛇：动物体粗壮，全长2m左右。全身黑色，杂以黄色花斑，形似菜花，体前部有若干黄色横纹，头背棕黄色，鳞缘黑色，散以黑色斑，在尾下形成黑色纵纹。眶前鳞1片，其下方常有1~2片小鳞，眶后鳞2（3）；颊鳞2（3、1）+3（2、4），上唇鳞3-2-3式，背鳞23（25）-23（21）-19（17）行，除最外1~2行平滑，余均具强棱；腹鳞203~224片；肛鳞2分，尾下鳞69~102对。

【性味功效】咸、甘，平。祛风，定惊，退翳，解毒。

【古方选录】《仁斋直指方》开障散：蛇蜕（洗焙，剪细）、蝉蜕（洗焙）、黄连（去须）各半两，绿豆一两，甘草（生）二钱。用法：锉细，每服二钱，食后，临卧新水煎服。主治：诸障翳。

【用法用量】煎服，2~3g；研末服，0.3~0.6g；或入丸、散；或浸酒。外用适量。

【使用注意】孕妇忌用。

【现代研究】化学研究显示含骨胶原等。药理研究显示有抗炎，抑制白细胞游走，对抗血管通透性和抑制红细胞热溶血等作用。临床用于治疗风湿痹证，中风后遗症，跌打损伤和心脑血管疾病等。

83 蚯蚓（地龙）

【古籍原文】味咸，寒。主蛇瘕，去三虫，伏尸，鬼注，蛊毒，杀长虫，仍自化作水。生平土。

【来　　源】为钜蚓科动物参环毛蚓 *Pheretima aspergillum*（E. Perrier）、通俗环毛蚓 *Pheretima vulgaris* Chen、威廉环毛蚓 *Pheretima guillelmi*（Michaelsen）、栉盲环毛蚓 *Pheretima pectinifera* Michaelsen 的全体。

【形态特征】动物全体具环节，背部棕褐色至灰紫色，腹部浅黄棕色。体前端稍尖，尾端钝圆，刚毛圈粗糙而硬，色稍浅。雄性生殖孔在第18环节刚毛腹侧的小孔上，雄性交配腔不翻出，外缘有数个环绕的浅皮孔。内侧刚毛隆起。受精囊孔2对。体轻，略呈革质，不易折断。药材呈长条状薄片，弯曲，边缘略卷，长15~20cm，宽1~2cm。

【性味功效】咸，寒。清热定惊，平喘，通络，利尿。

【古方选录】《太平圣惠方》地龙散：地龙末（微炒）、好茶叶、白僵蚕（微炒）各一两。用法：捣为末，每服不计时候，温酒调下二钱。主治：白虎风疼痛不可忍。

【用法用量】煎服，5~10g；鲜品10~20g；研末吞服，每次1~2g。

【使用注意】脾胃虚寒者不宜服，孕妇忌用。

【现代研究】化学研究显示含多种氨基酸，胆甾醇，游离脂肪酸，甘油三酯，胆碱缩醛磷脂，磷脂酰乙醇胺，脱氢同功酶和酯化同功酶等。药理研究显示有解热，镇静，抗惊厥，抗肿瘤，抗溃疡，利尿，退黄，抑制血栓形成和使骨质软化、溶解、吸收等作用。临床用于治疗流行性腮腺炎，化脓性中耳炎，带状疱疹，百日咳，高血压病，偏瘫，慢性支气管炎，消化性溃疡，腮腺炎，烧伤，慢性荨麻疹和血尿等。

84 蠮螉（细腰蜂）

【古籍原文】味辛，平。主久聋，咳逆，毒气，出刺，出汗。生川谷。

【来　　源】为蜾蠃科昆虫蜾蠃 *Eumenes pomifomis*

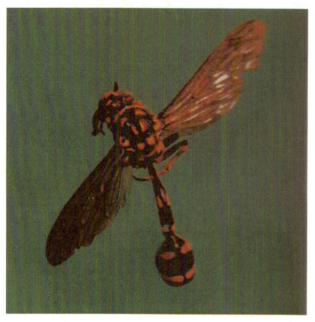

Fab. 的全体。

【形态特征】体青黑色，长约1.5cm，展翅宽约3cm。头部略呈球状。复眼1对，略呈肾脏形。触角1对，呈棍棒状。翅2对，膜质。足3对，跗节5，腹呈纺锤形，第1、第2节细小，呈细腰状。

【性味功效】辛，平。解毒，止咳。

【古方选录】《普济方》：蠮螉一枚。用法：烧干，油和，敷咬疮上。主治：蜘蛛咬伤。

【用法用量】入丸、散，2~5g。外用适量。

85 蜈 蚣

【古籍原文】味辛，温。主鬼注蛊毒，啖诸蛇虫鱼毒，杀鬼物老精，温疟，去三虫。生川谷。

【来　源】为蜈蚣科动物少棘巨蜈蚣*Scolopendra subspinipes mutilans* L. Koch的全体。

【形态特征】成熟虫体长110~140mm。头板和第1

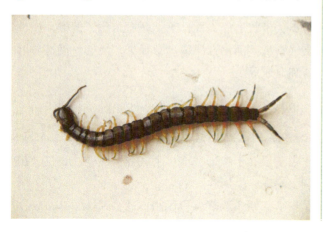

背板金黄色，自第2背板起墨绿色或暗绿色，末背板有时近于黄褐色，胸腹板和步足淡黄色。背板自4~9节起有2条不显著的纵沟。腹板在第2~19节间有纵沟。体节两侧各具气门共9对。头板前部的两侧各有4个单眼，集成左、右眼群。颚肢内部有毒腺。步足21对，最末步足最长，伸向后方，呈尾状；基侧板后端有2小棘；前腿节腹面外侧有2棘，内侧有1棘；背面内侧有1棘和1隅棘；隅棘顶端有2小棘。

【性味功效】辛，温；有毒。熄风止痉，攻毒散结，通络止痛。

【古方选录】《疡医大全》蜈蚣散：大蜈蚣一条，全蝎七个，雄黄三钱。用法：共为末，用鸡子清调敷患处，外以猪胆皮套上。主治：蛇头疔初起，红肿发热，疼痛彻心者。

【用法用量】煎服，或入丸、散；或浸酒，3~5g。外用适量。

【使用注意】孕妇禁用。

【现代研究】化学研究显示含蜈蚣毒，蚁酸，溶血性蛋白质，油酸，亚油酸，谷氨酸，天门冬氨酸，脂肪酸，胆甾醇，蛋白质，糖类及锌、钙、镁等。药理研究显示有抗肿瘤，抗惊厥，镇痛，抗炎，较强抑制金黄色葡萄球菌、大肠杆菌、各种致病真菌和部分肿瘤细胞，提高巨噬细胞吞噬能力，对抗戊四氮、纯烟碱和士的宁引起的惊厥等作用。临床用于治疗癌症晚期，周围性面神经麻痹，慢性肾炎，无名肿毒，鸡眼，百日咳，软组织感染和阳痿等。

86 水 蛭

【古籍原文】味咸，平。主逐恶血，瘀血，月闭，破血瘕积聚，无子，利水道。生池泽。

【来　源】为水蛭科动物蚂蟥*Whitmania pigra* Whitman或其他近缘同属动物的全体。

【形态特征】动物体长大，略呈纺锤形，扁平，长6~13cm。背面通常暗绿色，具5条细密的黄黑色斑点组成的纵线，中线色较深。腹面淡黄色，杂有许多茶绿色斑点。体环数107，环带明显占15环。雄性生殖孔在33~34环沟间，雌性生殖孔在38~39环沟间。前吸盘小，颚齿不发达。生于水田、河流、湖沼中。不吸血，吸食水中浮游生物或小昆虫等。

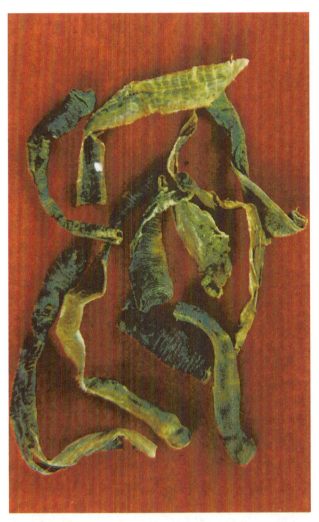

【性味功效】咸、苦，平；有小毒。破血通经，逐瘀消癥。

【古方选录】《金匮要略》抵当汤：水蛭（熬）三十个，虻虫（去翅、足，熬）三十个，桃仁（去皮、尖）二十个，大黄（酒浸）三两。用法：研末，以水五升，煮取三升，去滓，温服一升。主治：妇人经水不利下，亦治男子膀胱满急有瘀血。

【用法用量】入丸、散，1~3g。

【使用注意】孕妇及无瘀血者禁用。

【现代研究】化学研究显示含蛋白质，肝素，抗凝血酶，组胺样物质及钠、钾、钙等；新鲜水蛭唾液中含有水蛭素。药理研究显示有抗血栓、抗凝血、抑制血小板聚集，改善血液流变性，降血脂，增加心肌营养性血流量，促进血肿吸收，保护脑组织及促进神经功能恢复，抑制肿瘤细胞和终止妊娠等作用。临床用于治疗高脂血症，急性脑出血，颅内血肿，脑血栓，脑梗死，肺源性心脏病，急性结膜炎和前列腺肥大等。

87 斑猫（斑蝥）

【古籍原文】味辛，寒。主寒热，鬼注，蛊毒，鼠瘘，恶疮，疽蚀，死肌，破石癃。一名龙尾。生川谷。

【来　源】为芫青科动物南方大斑蝥*Mylabris phalerata* Pallas或黄黑小斑蝥*Mylabris cichorii* Linnaeus的虫体。

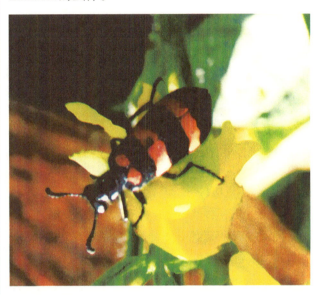

【形态特征】南方大斑蝥：动物体长15~30mm，底色黑，被黑色绒毛；鞘翅具棕黄或黄色斑纹及横带。头具粗密刻点，额中央具1条光滑纵纹；复眼大。触角11节。前胸长稍大于阔，前端狭于后端；前胸背板密被刻点，中央具1条光滑纵纹。小翅片长形，末端圆钝。鞘翅端部阔于基部，底色黑色；每翅基部各有2个大黄斑；翅中央前后各有1条黄色波状横带。体腹面及足具黑色长绒毛。

【性味功效】辛、热；有大毒。破血逐瘀，散结消癥，攻毒蚀疮。

【古方选录】《杨氏家藏方》必捷丸：斑蝥（去头、翅、足，糯米炒）一分，薄荷叶三分。用法：研末，乌鸡子汁和丸梧桐子大，清茶送下两丸，午食后服三丸，临睡前服四丸。脐下痛，小便中取恶物是效。主治：瘰疬多年不效者。

【用法用量】炮制后多入丸、散用，0.03~0.06g。外用适量，研末或浸酒醋，或制油膏涂敷患处，不宜大面积用。

【使用注意】本品有大毒，内服慎用，孕妇禁用。

【现代研究】南方大斑蝥含斑蝥素，脂肪，树脂，蚁酸，色素和磷、镁、钙、铁、铝、锌、铬、锰、镉、锶等。药理研究显示有抗肿瘤，刺激骨髓，引起白细胞增高，抗病毒，增强免疫功能，抗炎，抗致病性皮肤真菌等作用。斑蝥素有局部刺激雌激素样作用。人口服斑蝥的中毒量为1g，致死量约为3g，斑蝥素口服对人的致死量为30mg。临床用于治疗肝炎，肺结核，风湿性关节炎疼痛，痛经，过敏性鼻炎，神经性皮炎和银屑病等。

88 贝子（白贝齿）

【古籍原文】味咸，平。主目翳，鬼注，蛊毒，腹痛下血，五癃，利水道。烧用之良。生池泽。

【来　　源】为宝贝科动物货贝*Monetaria moneta*（Linnaeus）的贝壳。

【形态特征】动物贝壳小型坚固，略成卵圆形；壳长约2.8cm，高1~1.4cm。背部中央高凸，两侧坚厚而低平；贝壳表面被珐琅质，有光泽，呈鲜黄色、黄白色或稍带灰绿色；背部具2~3条灰绿色横带及不明显的橘红色细环纹。螺层完全为珐琅质遮盖。基部平，黄白色；内外两唇各有细白齿12~14枚。体柔软。外套膜两侧伸展呈片状，上有许多分支的触手。头宽，吻短，触角长而尖，眼突出，位于触角的外侧；足部发达。

【性味功效】咸，平。清热，利尿。

【古方选录】《太平圣惠方》贝齿散：贝齿一（二）两，葵子三两，石燕二两，滑石二两。用法：研为散，食前以葱白汤调下一钱。主治：妇人热结成淋，小便引痛，或时溺血，或如小豆汁。

【用法用量】煎服，宜先煎，6~15g。外用适量，研末外敷。

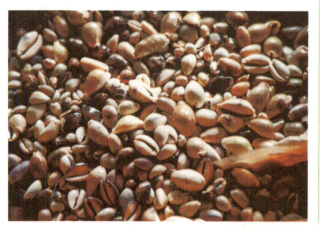

【使用注意】脾胃虚寒者不宜。

89 石蚕

【古籍原文】味咸，寒。主五癃，破五淋，堕胎。内解结气，利水道，除热。一名沙虱。生池泽。

【来　　源】为石蚕科昆虫石蛾*Phryganea japonuica* Ml.或其近缘昆虫的幼虫。

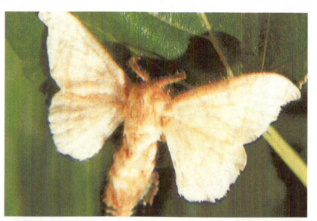

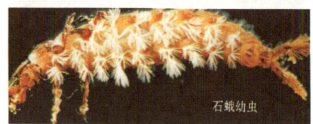

石蛾幼虫

【形态特征】动物体形如蛾，黄褐色，长约2cm，展翅阔6cm。头部略呈卵形，黄色，头顶密被黄色及白色刚毛。复眼1对，单眼3个。口器退化。触角1对，基节及末端均为黄色，其中央则呈黑褐色。前胸短小，前胸背密生黄色及白色刚毛。翅2对，密生短毛，不透明，后翅大于前翅；前翅的前缘黄褐色，后翅深黄色，外缘暗黑色。足3对，黄色，腿节及跗节的大部为黑褐色。尾端有突出长刺2条。幼虫略似蚕，有胸足3对，腹部有原足1对，并有腮。

【性味功效】甘、淡、微涩，凉。润肺止咳，清热凉血。

【临床用方】《神农本草经贯通》：生黄芪、白芍各20g，冬葵子、怀牛膝各30g，石韦50g，石蚕、穿山甲各15g。用法：水煎服。主治：尿路结石。

【用法用量】水煎服，10~15g。

【使用注意】脾胃虚寒者不宜。

90 雀瓮

【古籍原文】味甘，平。主小儿惊痫，寒热结气，蛊毒，鬼注。一名躁舍。

【来　源】为刺蛾科昆虫黄刺蛾*Monema flavescens* Walker带有石灰质硬茧的蛹。

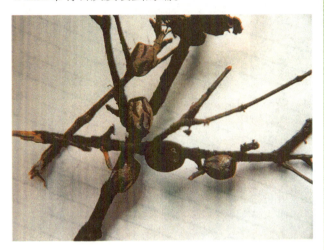

【形态特征】昆虫体黄褐色，长约15mm，翅展约35mm；头部褐色，复眼1对，黑褐色；触角鞭状，暗黄色；胸部密被细毛。翅2对，前翅自翅顶向后方伸出暗褐色斜线2条；内侧呈黄色；后翅为淡黄褐色。足3对，内侧略现黑褐色。腹部雄虫较小，雌者肥大。幼虫初孵化时为黄色，成熟时变为黄绿色，头小，腹部肥大，体两侧各节有小突起。7~8月间结茧，呈椭圆形，长约15mm，灰白色，质甚坚硬。

【性味功效】甘，平。清热定惊。

【古方选录】《太平圣惠方》：雀瓮一枚。用法：研末，和奶汁研灌之。主治：小儿急慢惊风。

【用法用量】入丸、散，1~2个。

【现代研究】药理研究显示有抗缺氧，抗惊厥，催眠，镇静，抗炎和抗溃疡等作用。临床少用。

91 蜣 螂

【古籍原文】味咸，寒。主小儿惊痫，瘛疭，腹胀寒热，大人癫疾狂易。一名蛣蜣。火熬之良。生池泽。

【来　源】金龟子科昆虫蜣螂*Catharsius modossus*（Linnaeus）的成虫。

【形态特征】昆虫全体黑色，稍带光泽。雌虫较雄

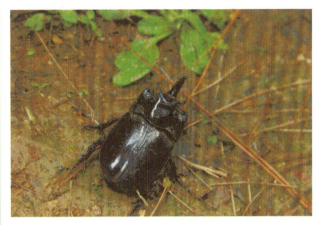

虫略小，体长约3cm。雄虫头部中央有一基部大而向上逐渐尖细并略呈方形的角突，后方两侧有复眼。前胸背板密被匀称的小圆突；前翅为鞘翅，隆起，后翅膜翅，黄色或黄棕色。口部、胸部下方有很多褐红色或褐黄色纤毛。雌虫与雄虫相似，惟头部中央不呈角状突起，而为后面平、前面扁圆形的突起。

【性味功效】咸，寒；有毒。定惊，破瘀，攻毒，通便。

【古方选录】《本草纲目》：蜣螂一枚。用法：杵烂，以水一小盏，于百沸汤中烫热，去滓服之。主治：小儿惊风，不拘急慢。

【用法用量】煎服；或入丸、散，1.5~3.0g。外用适量，研粉敷或油调搽患处。

【使用注意】孕妇忌用。

【现代研究】化学研究显示含蜣螂毒素等。药理研究显示有降血压，增加呼吸幅度，抑制心脏、肠管和子宫等作用。临床用于治疗麻痹性肠梗阻，泌尿道结石等。

92 蝼 蛄

【古籍原文】味咸，寒。主产难，出肉中刺，溃痈肿，下哽噎，解毒，除恶疮。一名蟪蛄，一名天蝼，一名蛄。夜出者良。生平泽。

【来　源】为蝼蛄科动物蝼蛄*Gryllotalpa africana* Palisot.et Beaurois及华北蝼蛄*Gryllotalpa unispina* Saussure的全体。

【形态特征】蝼蛄：动物成虫全体长圆形，淡黄褐色或暗褐色，全身密被短小软毛。雌虫长约3cm，雄虫略小。头圆锥形，前尖后钝；触角丝状；复眼

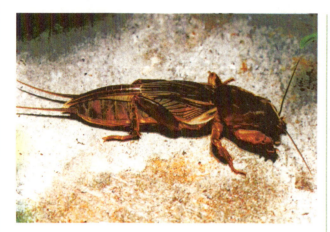

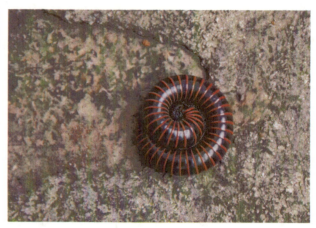

1对,卵形,黄褐色。口器发达,咀嚼式。翅2对,前翅革质,黄褐色;后翅大,膜质透明,淡黄色。足3对,前足发达,扁铲状;中足较小;后足长大,腿节发达,在胫节背侧内缘有3~4根能活动的刺,是本种的主要特征。腹部纺锤形,柔软,尾毛1对。

【性味功效】咸,寒;有小毒。利水消肿,软坚散结。

【临床用方】《救急方》:带壳蝼蛄七枚,生取肉,入丁香七粒。用法:于壳内烧过,与肉同研,用纸花贴之。主治:颈项瘰疬。

【用法用量】入丸、散,每次1~2g。外用:研末撒或捣敷。

【使用注意】体虚者及孕妇忌服。

【现代研究】化学研究显示蝼蛄睾丸中含有丙氨酸,天门冬氨酸,谷氨酸,甘氨酸,组氨酸等多种游离氨基酸。临床用于治疗肾炎水肿,肝硬化腹水,泌尿道结石,颈淋巴结结核和龋齿牙痛等。

93 马 陆

【古籍原文】味辛,温。主腹中大坚癥,破积聚,息肉,恶疮,白秃。一名百足。生川谷。

【来　源】为圆马陆科动物宽附陇马陆Kronopolites svenhedini(Verhoeff)的全体。

【形态特征】动物体长圆形,表面光滑。长约12cm,宽约7mm,全体由多数环节组成,从颈板到肛节约有体节54个。头部两侧有多数单眼,集合似复眼。触角1对,有毛。口器包括大小额各1对。体背面黑褐色,后缘淡褐色。雄虫在第7节上的步肢变为生殖肢。幼虫环节少,足仅3对,随着脱皮次数增

多,肢节和足陆续增加。

【性味功效】辛,温;有毒。破积,解毒,和胃。

【临床用方】《中国动物药》:马陆适量。用法:研粉。每服2g,每日3次。主治:传染性肝炎。

【用法用量】入丸、散,每次1~2g。外用适量:熬膏、研末或捣敷。

【使用注意】本品有毒,内服宜慎。孕妇忌用。

【现代研究】化学研究显示含芳香醛,酮类,多糖类物质,氨基酸,多肽,蛋白质,挥发油,油脂,醌类物质和碳酸钙($CaCO_3$)等。药理研究显示有抗菌,抗炎,短暂升高血压,兴奋肠、子宫平滑肌等作用。临床用于治疗多发性疖肿和传染性肝炎等。

94 地 胆

【古籍原文】味辛,寒。主鬼注,寒热,鼠瘘,恶疮,死肌,破癥痕,堕胎。一名蚖青。生川谷。

【来　源】为蚖青科昆虫地胆Meloe coarctatus Motschulsky.和长地胆Meloe violcews Linnaeus.的全虫。

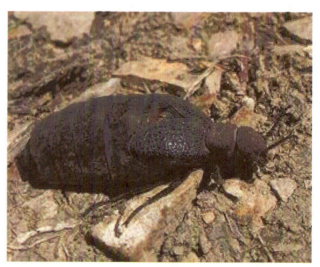

【形态特征】地胆：动物体细长，长1.8~2.3cm。蓝黑色，有光泽。头部有稀疏的刻点，额前端有复眼1对。触角11节，雄虫的触角中央甚膨大。前胸背细，略呈圆柱形，中央束窄狭，有稀疏的小刻点。鞘翅短，柔软，蓝色，翅端尖细，不达尾端，翅面多直皱。足3对。具2爪。

【性味功效】辛，微温；有毒。攻毒，逐瘀，消癥。

【古方选录】《太平圣惠方》：生地胆十枚，细辛、白芷（末）各半分。用法：以地胆压去汁，和药末，涂于息肉之上，取消为度。主治：鼻中息肉肿大，气息闭塞不通。

【用法用量】入丸、散，0.3~0.6g，或1~2只。外用适量，研末敷贴、发泡或酒煮汁涂。

【使用注意】有剧毒，内服宜慎。体虚者及孕妇忌服。

【现代研究】临床用于治疗皮肤痈疮、疖肿，外伤感染等。

95 鼠 妇

【古籍原文】味酸，温。主气癃，不得小便，女人月闭血瘕，痛痹，寒热，利水道。一名负蟠，一名蚜蛾。生平谷。

【来　　源】为平甲虫科动物平甲虫 *Armadillidium vulgare*（Latreille）的全体。

【形态特征】动物体呈长椭圆形，体长10mm左右，宽约6mm，表面有光泽，卷曲时呈球形。体节上有

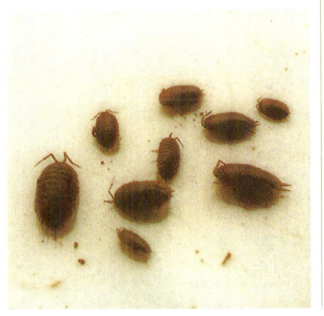

多少不等的弯曲条纹，胸肢7对，腹肢5对，胸部各节后侧锐尖，尾节呈三角形，尾肢呈棒状，长于尾节。体色有时灰色或暗褐色，具有光亮斑点。

【性味功效】酸，温。破瘀消癥，通经，利水，解毒，止痛。

【临床用方】《备急千金要方》：鼠妇七枚。用法：熬为屑，做一服，酒调下。主治：产后小便不利。

【用法用量】煎服，3~6g；研末，0.3~1.0g。外用适量，捣敷。

【使用注意】孕妇忌用。

【现代研究】化学研究显示含蛋白质，蚁酸和钙等。药理研究显示有镇静，止痛等作用。临床用于治疗癌症疼痛，慢性支气管炎，口腔炎和扁桃体炎等。

96 荧火（萤火、萤火虫）

【古籍原文】味辛，微温。主明目，小儿火疮伤，热气，蛊毒，鬼注，通神。一名夜光。生池泽。

【来　　源】为萤科昆虫萤火虫 *Luciola vitticollis* Kies的全体。

【形态特征】动物体形狭长，长1.5~2cm，雌雄相等。体黑褐色，前胸背及尾端的2节暗黄色或桃色。头隐于前胸下，口尖，能咀嚼；触角鞭状。前胸背中央有暗褐色直条纹，后缘角突出。翅2对，前翅为革质之鞘翅，有隆起的直纹4条；后翅膜质稍大。足3对，前、中两肢基节为圆柱形，后肢基

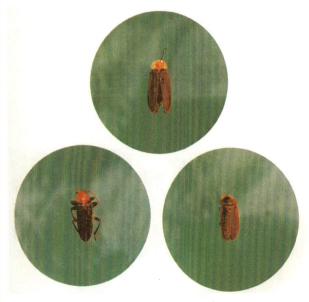

节内有圆锥状突起，胫节无刺。腹6~7节。尾节黄白色部分能发光。发光力雄虫较强，雌虫较弱。

【性味功效】辛，微温。明目，泻火，乌须发。

【古方选录】《太平圣惠方》：萤火虫二七枚。用法：用鲤鱼胆二枚，纳萤火虫于胆中，阴干百日，捣罗为末。每用少许点之。主治：劳伤肝气，目暗。

【用法用量】煎服或入丸、散，3~6g。外用适量。

【现代研究】现代少用。

97 衣鱼

【古籍原文】味咸，温；无毒。主妇人疝瘕，小便不利，小儿中风，项强起背，摩之。一名白鱼。生平泽。

【来　源】为衣鱼科昆虫衣鱼*Lepisam saccharina* Linnaeus.和毛衣鱼*Ctenolepisma villosa* Fabr.的全虫。

【形态特征】衣鱼：动物长而扁，长约1cm。外被银色细鳞，头、胸、腹之区别不甚明显；头小，复眼细小，单眼缺如；触角细长，多节，呈鞭状；口器退化，善于咀嚼。胸部最阔，中胸及后胸各有气门1对；无翅，胸下有足3对。腹部10节，至尾部渐细，第1~8腹节各有气门1对。腹部末端有尾须3条，由多数环节组成。

【性味功效】咸，温。利尿通淋，祛风明目，解毒散结。

【古方选录】《圣济总录》衣鱼散：衣鱼适量。用法：烧作灰，敷舌上。主治：重舌。

【用法用量】内服，煎汤或研末，5~10只。外用适量，研末撒、调敷或点眼。

【现代研究】化学研究显示含脂质，碳水化合物，葡萄糖和游离氨基酸等。临床用于治疗淋病，瘢痕疙瘩等。

98 桃核仁（桃仁）

【古籍原文】味苦，平。主瘀血，血闭，瘕，邪气，杀小虫。桃花杀注恶鬼，令人好颜色。桃枭微温，主杀百鬼精物。桃毛主下血瘕寒热，积聚无子。桃蠹杀鬼邪恶不祥。生川谷。

【来　源】为蔷薇科植物桃*Prunus persica*（L.）Batsch或山桃*P.davidiana*（Carr.）Franch.的成熟种仁。

【形态特征】桃：落叶乔木，高3~8m。树皮暗红褐色，光滑。叶互生；叶柄长圆状披针形，先端渐尖，基部阔楔形，边缘有细密锯齿。花单生，先叶开放；萼筒钟状，裂片5片；花瓣5片，粉红色，罕有白色；雄蕊多数；子房上位，1室，花柱细长。核果肉质多汁；果核木质，扁卵圆形。种子1粒，扁卵状心形，种皮棕红色。

【性味功效】苦、甘，平。活血祛瘀，润肠通便，止咳平喘。

【古方选录】《伤寒论》桃核承气汤：桃仁五十个，大黄四两，桂枝、炙甘草、芒硝各二两。用法：先煎前四味，再用芒硝冲服。功效：逐瘀泻热。主治：下焦蓄血证，少腹急结，小便自利，甚则烦躁谵语，神志如狂，至夜发热，妇女血瘀经闭，痛经，脉沉实而涩。

【用法用量】煎服，5~10g，捣碎入煎。

【使用注意】孕妇、便溏者慎用。不可过量。

【现代研究】化学研究显示含苦杏仁苷，苦杏仁酶，挥发油，脂肪油和少量亚油酸甘油酯。药理研究显示有明显增加脑血流量，促进胆汁分泌，抗血栓形成，润滑肠道，镇痛，抗炎，抗菌，抗过敏和

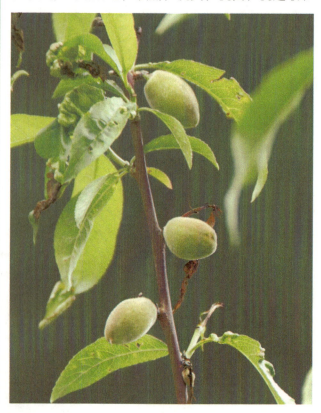

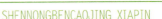

保肝等作用。临床用于治疗血栓闭塞性脉管炎，小儿支气管炎，急性气管炎，肋间神经痛，神经性头痛，脑血栓形成和肝硬化等。

99 杏核仁（苦杏仁、杏仁）

【古籍原文】味甘，温。主咳逆上气，雷鸣，喉痹，下气，产乳，金疮，寒心，贲豚。生川谷。

【来　　源】为蔷薇科植物杏 *Prunus armeniaca* L.及同属多种的成熟种仁。

【形态特征】落叶乔木。高5~10m。树皮暗灰褐色，有光泽。叶互生，宽卵形或近圆形，先端具短尖头，边缘具细锯齿。花单生小枝顶端，先叶开放；花萼筒钟形，萼裂片5片；花瓣5片，白色或粉红色；雄蕊多数，短于花瓣；子房1室，被柔毛。核果心状卵圆形，略扁。种子味苦。

【性味功效】苦，微温；有小毒。降气止咳平喘，润肠通便。

【古方选录】《太平惠民和剂局方》三拗汤：麻黄、杏仁、甘草各等分。用法：加姜五片，水煎服。以衣被盖覆睡，取微汗为度。功效：宣肺解表。主治：外感风寒，肺气不宣证，鼻塞声重，语音不出，咳嗽胸闷。

【用法用量】煎服，5~10g，宜打碎入煎。

【使用注意】阴虚咳喘及大便溏泻者忌用。有毒，内服不宜过量。婴儿慎用。

【现代研究】化学研究显示含苦杏仁苷，脂肪油，蛋白质，游离氨基酸，苦杏仁酶，苦杏仁苷酶，绿原酸，肌醇，苯甲醛和芳樟醇等。药理研究显示有镇咳，平喘，祛痰，抗溃疡，润滑性通便，抗炎，镇痛，驱虫，抑菌，抗病毒，抗肿瘤和抗突变等作

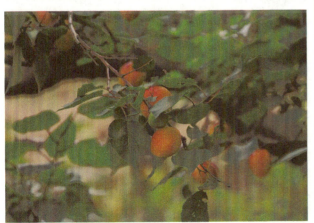

用。临床用于治疗慢性气管炎，便秘，脓疱疮和蛲虫病等。

100 腐婢

【古籍原文】味辛，平。主痎疟寒热，邪气，泄利，阴不起，病酒头痛。生汉中。

【来　　源】为马鞭草科植物豆腐柴 *Premna microphylla* Turcz.的茎、叶。

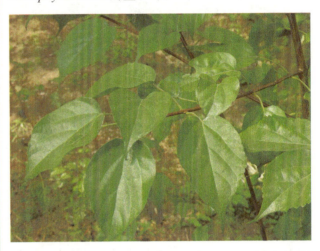

【形态特征】落叶直立灌木。高2~6m。树皮淡褐色，嫩枝密被短柔毛。单叶对生，叶片卵圆形或矩圆形，先端尖，基部楔形，全缘；叶有臭味。聚伞花序顶生，花多数；花萼杯状，浅5裂，绿色或带紫色；花冠淡黄色，裂片4片；雄蕊4枚；雌蕊1枚。核果球形至倒卵形，紫色。

【性味功效】苦、涩，寒。清热解毒。

【临床用方】《江西草药》：腐婢茎叶21g，车前草15g。用法：水煎服。主治：肝火头痛。

【用法用量】煎服，9~15g。外用，捣敷、研末调敷或煎水洗。

【使用注意】脾胃虚寒者慎服。

【现代研究】化学研究显示含臭梧桐碱，正廿七烷和正卅五烷等。药理研究显示有一定抑制金黄色葡萄球菌、宋氏痢疾杆菌和抗眼镜蛇毒的作用。临床用于治疗风湿性关节炎，月经不调，水肿，烧伤，无名肿毒，毒蛇咬伤，丹毒及细菌性痢疾等。

101 苦瓠（小葫芦）

【古籍原文】味苦，寒。主大水，面目四肢浮肿，

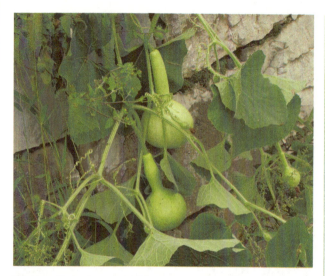

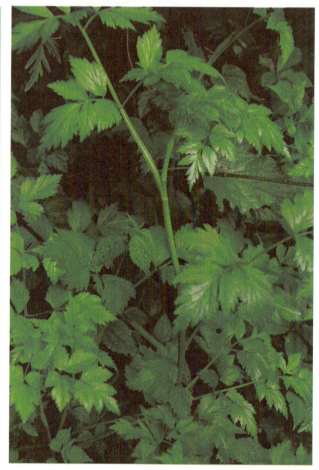

下水，令人吐。生川泽。

【来　　源】为葫芦科植物小葫芦Lagenaria siceraria（Molina）Standl. var. microcarpa（Naud.）Hara的果实。

【形态特征】一年生攀援草本。被黏质长柔毛。叶互生，叶片卵状心形或肾状卵形，先端锐尖，边缘有不规则齿，基部心形，两面均被微柔毛。卷须纤细，上部分2歧。雌雄同株，雌、雄花均单生；花萼齿锥形；花冠白色；子房椭圆形，有绒毛。果实初为绿色，后变白色至带黄色，呈哑铃状，成熟后果皮变木质。种子白色，倒卵形或三角形。

【性味功效】苦，寒。利水消肿，解毒疗疮。

【古方选录】《圣济总录》杏仁丸：杏仁、苦瓠各一两。用法：水煎服，以水出为度。主治：石水，四肢瘦，腹肿。

【用法用量】煎服，6~15g。外用适量，煎水洗。

【使用注意】虚寒体弱者忌服。

【现代研究】化学研究显示含22-去氧葫芦苦素D、22-去氧异葫芦苦素D等。临床用于治疗肾炎水肿，小便淋漓涩痛等。

无毛，茎圆形，中空，多分支，具纵棱。叶片一至二回羽状复叶或分裂，互生；顶端尖，基部楔形，侧裂片基部常偏斜；基生叶叶鞘明显，茎生叶几无柄。伞形花序顶生，无总苞；花梗10~25枚；萼齿5枚，短尖；花瓣5片，倒卵形；雄蕊5枚；子房下位，2室。双悬果椭圆形或近圆柱形，果棱显著隆起。

102 水薪（水芹）

【古籍原文】味甘，平。主女子赤沃。止血，养精，保血脉，益气，令人肥健，嗜食。一名水英。生池泽。

【来　　源】为伞形科植物水芹Oenanthe javanica（Bl.）DC.的全草。

【形态特征】多年生草本。高15~80cm。全株光滑

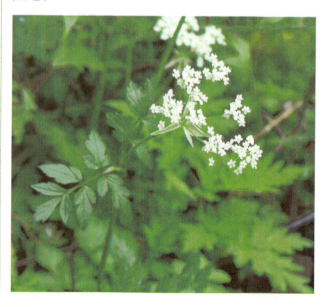

【性味功效】苦，凉。清热，利尿，凉血解毒。

【古方选录】《太平圣惠方》：鲜水芹白根适量。用法：去叶捣，井水和服。主治：小便淋痛。

【用法用量】煎服，30~60g；或捣汁饮，每次20~50ml。

【使用注意】脾胃虚寒者慎服。

【现代研究】化学研究显示含 α-蒎烯，β-蒎烯，月桂烯，苄醇，水芹素，欧芹酸和多种游离氨基酸等。药理研究显示有保肝，抗心律失常，降血脂和抗过敏等作用。临床用于治疗高血压病头痛、眩晕，痈疽，急性腮腺炎，痢疾，消化不良，带下和泌尿道感染等。

103 彼子（榧子）

【古籍原文】味甘，温。主腹中邪气，去三虫，蛇螫，蛊毒，鬼注，伏尸。生山谷。

【来　　源】为红豆杉科植物榧 *Torreya grandis* Fort. 的成熟种子。

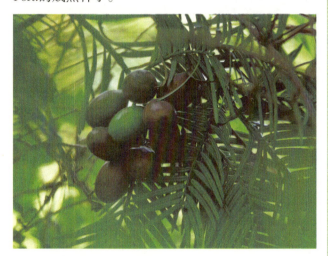

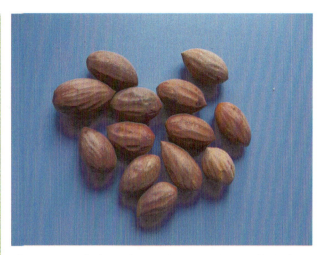

【形态特征】常绿乔木。高达25m以上。树皮灰褐色，无毛。叶片质坚硬，条状披针形，先端急尖，基部圆，上面深绿色，有光泽，下面淡绿色。花单性，雌雄异株；雄球花单生叶腋，雌球花成对生于叶腋，1朵花发育，胚珠1枚。种子椭圆形，先端具小短尖，红褐色；胚乳微皱。花期4月。种子成熟期为次年10月。

【性味功效】甘，平。杀虫消积，润肺止咳，润肠通便。

【临床用方】《浙江药用植物志》：榧子15~30g，槟榔、芜荑各3~9g。用法：水煎服。主治：绦虫病。

【用法用量】煎服，9~15g。

【使用注意】大便溏薄、肺热咳嗽痰多者不宜。

【现代研究】化学研究显示含亚油酸，硬脂酸，油酸，麦朊，甾醇，草酸，葡萄糖，多糖，挥发油和鞣质等。药理研究显示能驱猫绦虫，榧子油有驱钩虫作用。临床用于治疗绦虫病，蛔虫病，蛲虫病，钩虫病和虫积腹痛等。

中文药名索引

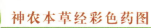

十一画

十二画

方剂名索引

拉丁学名索引

A

Acanthopanax gracilistylus W. W. Smith 细柱五加 / 057

Achillea alpina L. 高山蓍 / 027

Achyranthes bidentata Bl. 牛膝 / 014

Aconitum carmichaeli Debx. 乌头 / 153,155

Aconitum kusnezoffii Reichb. 北乌头 / 154

Aconitum ochranthum C. A. Mey. 牛扁 / 179

Acorus tatarinowii Schott 石菖蒲 / 010

Acropora pulchra（Brook）佳丽鹿角珊瑚 / 153

Adenophora stricta Miq. 沙参 / 046

Adenophora tetraphylla（Thunb.）Fisch. 轮叶沙参 / 046

Adiantum monochlamys Eaton 单盖铁线蕨 / 178

Agrimonia pilosa Ledeb. 龙芽草 / 170

Agriolimax agrestis（Linnaeus）野蛞蝓 / 137

Akebia quinata（Thunb.）Decne 木通 / 093

Akebia trifoliata（Thunb.）Koidz. var. *australis*（Diels）Rehd. 白木通 / 093

Akebia trifoliata（Thunb.）Koidz. 三叶木通 / 093

Albizia julibrissin Durazz. 合欢 / 128

Alisma orientalis（Sam.）Juzep. 泽泻 / 021

Alligator sinensis Fauvel 扬子鳄 / 137

Allium fistulosum L. 葱 / 144

Allium chinense G. Don 薤 / 144

Allium macrostemon Bge. 小根蒜 / 144

Amaranthus tricolor L. 苋 / 077

Ampelopsis japonica（Thunb.）Makino 白蔹 / 165

Anemarrhena asphodeloides Bge. 知母 / 098

Angelica pubescens Maxim.f. *biserrata* Shan *et* Yuan 重齿毛当归 / 018

Angelica dahurica（Fisch. *ex* Hoffm.）Benth. *et* Hook. f. 白芷 / 099

Angelica sinensis（Oliv.）Diels 当归 / 092

Anser albifrons（Sopoli）白额雁 / 066

Apis cerana Fabricius 中华蜜蜂 / 067,068

Apis mellifera Linnaeus 意大利蜂 / 067,068

Arisaema amurense Maxim. 东北天南星 / 156

Arisaema erubescens（Wall.）Schott 天南星 / 156

Arisaema heterophyllum Bl. 异叶天南星 / 156

Aristolochia fangchi Y. C. Wu *ex* L. D. Chow *et* S. M. Hwang 广防己 / 112

Arnebia euchroma（Royle）Johnst. 新疆紫草 / 103

Armadillidium vulgare（Latreille）平甲虫 / 199

Artemisia annua L. 黄花蒿 / 160

Artemisia capillaris Thunb. 茵陈蒿 / 045

Artemisia keiskeana Miq. 菴闾 / 026

Artemisia scoparia Waldst. *et* Kit. 滨蒿 / 045

Artemisia sieversiana Ehrhart. *ex* Willd. 大仔蒿 / 025

Arthraxon hispidus（Thunb.）Makion 荩草 / 179

Asarum forbesii Maxim. 杜衡 / 046

Asarum heterotropoides Fr. Schmidt var. *mandshuricum*（Maxim.）Kitag. 北细辛 / 023

Asparagus cochinchinensis（Lour.）Merr. 天门冬 / 012

Aster fastigiatua Fisch. 女菀 / 115

Aster tataricus L. f. 紫菀 / 103

Astragalus membranaceus（Fisch.）Bge. var. *mongholicus*（Bge.）Hsiao 蒙古黄芪 / 033

Atractylodes macrocephala Koidz. 白术 / 013

Atylotus bivittateinus Takahasi 复带虻 / 138,139

Aucklandia lappa Decne. 木香 / 019

B

Beauveria bassiana（Bals.）Vaillant 白僵菌 / 136

Belamcanda chinensis（L.）DC. 射干 / 162

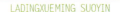